普通高等医学院校五年制临床医学专业第二轮教材

医学遗传学

（第2版）

（供基础医学、临床医学、预防医学、检验医学、口腔医学等专业用）

主　编　李永芳　罗　兰
副主编　李　莉　成细华　杨军厚
编　者　（以姓氏笔画为序）
史海龙（陕西中医药大学）
邢永华（青海大学医学院）
成细华（湖南中医药大学）
杨　军（四川大学生命科学学院）
杨军厚（滨州医学院）
杨榆玲（昆明医科大学）
李　莉（山西医科大学）
李永芳（山东第一医科大学）
何光志（贵州中医药大学）
宋小青（河北北方学院基础医学院）
宋少娟（长治医学院）
张　静（蚌埠医学院）
罗　兰（昆明医科大学）
赵　静（山东第一医科大学）
夏金蝉（河南中医药大学）

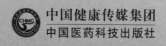 中国健康传媒集团
中国医药科技出版社

内 容 提 要

　　本教材是"普通高等医药院校五年制临床医学专业第二轮教材"之一，内容上主要包括遗传病的物质基础、遗传病的种类、临床遗传学等，共分为 17 章。本教材与国家执业医师资格考试、住院医师规范化培训、职称考试和研究生入学考试相对接；注重吸收行业发展的新知识、新技术、新方法，紧跟医学遗传学和临床医学发展的步伐。

　　本教材可供全国普通高等医学校临床医学及相关专业教学使用，也可作为执业医师、计划生育和优生优育工作者以及相关社会科学工作者和管理人员的参考用书。

图书在版编目（CIP）数据

医学遗传学/李永芳，罗兰主编．—2 版．—北京：中国医药科技出版社，2022.12
普通高等医学院校五年制临床医学专业第二轮教材
ISBN 978 – 7 – 5214 – 3652 – 5

Ⅰ.①医… 　Ⅱ.①李… ②罗… 　Ⅲ.①医学遗传学 – 医学院校 – 教材 　Ⅳ.①R394

中国版本图书馆 CIP 数据核字（2022）第 234066 号

美术编辑 　陈君杞
版式设计 　友全图文

出版 　**中国健康传媒集团** | 中国医药科技出版社
地址 　北京市海淀区文慧园北路甲 22 号
邮编 　100082
电话 　发行：010 – 62227427 　邮购：010 – 62236938
网址 　www.cmstp.com
规格 　889 × 1194mm $\frac{1}{16}$
印张 　15
字数 　432 千字
初版 　2016 年 8 月第 1 版
版次 　2022 年 12 月第 2 版
印次 　2022 年 12 月第 1 次印刷
印刷 　三河市万龙印装有限公司
经销 　全国各地新华书店
书号 　ISBN 978 – 7 – 5214 – 3652 – 5
定价 　**55.00 元**

获取新书信息、投稿、为图书纠错，请扫码联系我们。

出版说明

为了贯彻《中共中央、国务院中国教育现代化2035》"加强创新型、应用型、技能型人才培养规模"的战略任务要求，落实《国务院办公厅关于加快医学教育创新发展的指导意见》，紧密对接新医科建设对医学教育改革的新要求，满足新时代医疗卫生事业对人才培养的新需求，中国医药科技出版社在教育部、国家药品监督管理局的领导下，通过走访主要院校对2016年出版的"全国普通高等医学院校五年制临床医学专业'十三五'规划教材"进行了广泛征求意见，有针对性的制定了第二版教材的出版方案，旨在赋予再版教材以下特点。

1.立德树人，融入课程思政

把立德树人贯穿、落实到教材建设全过程的各方面、各环节。课程思政建设应体现在知识技能传授中厚植爱国主义情怀，加强品德修养、增长知识见识、培养奋斗精神灌输，不断提高学生思想水平、政治觉悟、道德品质、文化素养等。医学教材着重体现加强救死扶伤的道术、心中有爱的仁术、知识扎实的学术、本领过硬的技术、方法科学的艺术的教育，培养医德高尚、医术精湛的人民健康守护者。

2.精准定位，培养应用人才

坚持体现《中共中央、国务院中国教育现代化2035》"加强创新型、应用型、技能型人才培养规模"的战略任务，落实《国务院办公厅关于加快医学教育创新发展的指导意见》中"立足基本国情，以服务需求为导向，以新医科建设为抓手，着力创新体制机制，分类培养研究型、复合型和应用型人才"的医学教育目标，结合医学教育发展"大国计、大民生、大学科、大专业"的新定位，注重人才培养应从疾病诊疗提升拓展为预防预防、诊疗和康养，以健康促进为中心，服务生命全周期、健康全过程的转变，精准定位教材内容和体系。教材编写应体现以医疗卫生事业需求为导向，以岗位胜任力为核心，以培养医工、医理、医文学科交叉融合的高素质、强能力、精专业、重实践的本科医学人才培养目标。

3.适应发展，优化教材内容

必须符合行业发展要求。构建教材内容结构，要体现医疗机构对医学人才在临床实践能力、沟通交流能力、服务意识和敬业精神等方面的要求；体现临床程序贯穿于教学的全过程，培养学生的整体临床意识；体现国家相关执业资格考试的有关新精神、新动向和新要求；注重吸收行业发展的新知识、新技术、新方法，体现学科发展前沿，并适当拓展知识面，为学生后续发展奠定必要的基础；满足以学生为中心而开展的各种教学方法的需要，充分发挥学生的主观能动性。

4.遵循规律，注重"三基""五性"

遵循教材规律。针对普通高等医学院校本科医学类专业教学需要，教材内容应注重"三基"（基本知识、基础理论、基本技能）、"五性"（思想性、科学性、先进性、启发性、适用性）；内容成熟、术语规范、文字精炼、逻辑清晰、图文并茂、易教易学；注意"适用性"，即以普通高等学校医学教育实际和学生接受能力为基准编写教材，满足多数院校的教学需要。

5.创新模式，提升学生能力

加强"三基"训练，着力提高学生分析问题和解决问题的能力。在不影响教材主体内容的基础上要保留"案例引导""学习目标""知识链接""目标检测"模块，去掉知识拓展模块。进一步优化各模块的内容，培养学生理论联系实践的实际操作能力、创新思维能力和综合分析能力；增强教材的可读性和实用性，培养学生学习的自觉性和主动性。

6.丰富资源，优化增值服务内容

搭建与教材配套的中国医药科技出版社在线学习平台"医药大学堂"（数字教材、教学课件、图片、视频、动画及练习题等），实现教学信息发布、师生答疑交流、学生在线测试、教学资源拓展等功能，促进学生自主学习。

本套教材凝聚了省属院校高等教育工作者的集体智慧，体现了凝心聚力、精益求精的工作作风，谨此向有关单位和个人致以衷心的感谢！

尽管所有参与者尽心竭力、字斟句酌，教材仍然有进一步提升的空间，敬请广大师生提出宝贵意见，以便不断修订完善！

普通高等医学院校五年制临床医学专业第二轮教材

建设指导委员会名单

李建华（青海大学医学院）　　　　李春辉（中南大学湘雅医学院）

杨　征（四川大学华西口腔医　　　杨少华（桂林医学院）
　　　学院）　　　　　　　　　　杨军平（江西中医学大学）

邱丽颖（江南大学无锡医学院）　　何志巍（广东医科大学）

邹义洲（中南大学湘雅医学院）　　张　闻（昆明医科大学）

张　敏（河北医科大学）　　　　　张　燕（广西医科大学）

张秀花（江南大学无锡医学院）　　张晓霞（长治医学院）

张喜红（长治医学院）　　　　　　陈万金（福建医科大学附属第一医院）

陈云霞（长治医学院）　　　　　　陈礼刚（西南医科大学）

武俊芳（新乡医学院）　　　　　　林友文（福建医科大学）

林贤浩（福建医科大学）　　　　　明海霞（甘肃中医药大学）

罗　兰（昆明医科大学）　　　　　周新文（华中科技大学基础医学院）

郑　多（深圳大学医学院）　　　　单伟超（承德医学院）

赵幸福（南京医科大学附属　　　　郝少峰（长治医学院）
　　　无锡精神卫生中心）　　　　郝岗平（山东第一医科大学）

胡　东（安徽理工大学医学院）　　姚应水（皖南医学院）

夏　寅（首都医科大学附属北京　　夏超明（苏州大学苏州医学院）
　　　天坛医院）　　　　　　　　高凤敏（牡丹江医学院）

郭子健（江南大学无锡医学院）　　郭崇政（长治医学院）

郭嘉泰（长治医学院）　　　　　　黄利华（江南大学附属无锡五院）

曹玉萍（中南大学湘雅二医院）　　曹颖平（福建医科大学）

彭鸿娟（南方医科大学）　　　　　韩光亮（新乡医学院）

韩晶岩（北京大学医学部）　　　　游言文（河南中医药大学）

数字化教材编委会

主　编　李永芳　罗　兰
副主编　李　莉　成细华　杨军厚
编　者　（以姓氏笔画为序）
　　　　史海龙（陕西中医药大学）
　　　　邢永华（青海大学医学院）
　　　　成细华（湖南中医药大学）
　　　　杨　军（四川大学生命科学学院）
　　　　杨军厚（滨州医学院）
　　　　杨榆玲（昆明医科大学）
　　　　李　莉（山西医科大学）
　　　　李永芳（山东第一医科大学）
　　　　何光志（贵州中医药大学）
　　　　宋小青（河北北方学院基础医学院）
　　　　宋少娟（长治医学院）
　　　　张　静（蚌埠医学院）
　　　　罗　兰（昆明医科大学）
　　　　赵　静（山东第一医科大学）
　　　　夏金蝉（河南中医药大学）

　　医学遗传学主要研究遗传病的发生机制、遗传规律、流行病学、诊断、治疗和预防等问题，是基础医学的一门重要分支学科。随着我国医疗卫生技术的迅速发展，一些危害人民健康的传染病和营养病已基本得到控制，这些疾病在人群中的发病率逐渐降低，而遗传性疾病和出生缺陷等发生率相对升高，遗传病对人类健康的危害严重。种类繁多、错综复杂的遗传病，必须利用遗传学的理论和方法来研究和治疗，所以医学遗传学既是基础医学和临床医学之间的桥梁学科，也是现代医学不可分割的一部分。本书主要包括遗传病的物质基础、遗传病的种类、临床遗传学等，前后章节顺序上做了调整，注重"三基五性"，遵循循序渐进的原则，由浅入深、由易到难，更符合教学规律和学生的认知特点。具体分为17章，主要有医学遗传学概论、遗传的分子基础、遗传的细胞基础、染色体畸变与染色体病、单基因遗传病、多基因遗传病、线粒体遗传病、分子病与遗传性代谢缺陷、群体遗传、药物遗传、免疫遗传、肿瘤遗传、表观遗传、出生缺陷、遗传病的诊断、遗传病的治疗和遗传病的预防。分别从分子水平、细胞水平、个体水平和群体水平阐述了医学遗传学的基本原理和最新研究成果。本版教材增加了课程思政内容；引入了"案例引导"内容，并设计了"学习目标""知识链接""本章小结"及"目标检测"模块，内容以普通高等医学院校教育教学实际和学生接受能力为基准，文字精炼、逻辑清晰、图文并茂、易教易学。本书还有与之配套的"医药大学堂"在线学习平台，如PPT课件、微课、习题库、本章小结、目标检测答案等，能更好地实现教学信息发布、师生答疑交流、学生在线测试、教学资源拓展等功能，能充分发挥学生的主观能动性，极大地促进学生的自主学习。本书可供基础医学、临床医学、预防医学、医学检验、口腔医学及医学护理等专业的教学使用，也可以作为执业医师等规范化培训、研究生入学考试等的参考用书。

　　本教材由李永芳和罗兰担任主编，负责全书的通稿和定稿工作。编写分工如下：李永芳编写第一章、第十六章；宋小青编写第二章；杨军编写第三章；杨榆玲编写第四章；罗兰编写第五章、第十四章；成细华编写第六章；史海龙编写第七章；张静编写第八章；邢永华编写第九章；宋少娟编写第十章；杨军厚编写第十一章；李莉编写第十二章；赵静编写第十三章；夏金婵编写第十五章；何光志编写第十七章。本教材的编写得到了所有编者及其所在单位领导的大力支持，在此一并表示衷心感谢！

　　虽然编者对该书编写力求做到精益求精，但由于受学识水平所限，疏漏和不足之处在所难免。希望使用本书的广大读者提出宝贵意见，使之不断提高和完善。

编　者
2022 年 8 月

目录 CONTENTS

第一章　医学遗传学概论

PPT

📖 **学习目标**

1. **掌握**　医学遗传学、遗传病等概念；遗传病的特征及其分类。
2. **熟悉**　遗传性疾病与先天性疾病和家族性疾病的联系和区别。
3. **了解**　医学遗传学发展简史及其主要分支学科。
4. 学会遗传性疾病的辨别方式，初步具备医学遗传学知识框架的建立能力，培养学生发展的科学史观和爱国主义情怀。

随着生命科学和医学科学的发展，人们逐渐认识到绝大多数疾病的发生、发展和转归都是遗传和环境因素综合作用的结果。医学与遗传学的结合即形成了医学遗传学，它是一门重要的基础医学课程，也是基础医学与临床医学之间的桥梁学科。

第一节　医学遗传学的概念及其发展简史

一、医学遗传学的概念 📱 微课 1

医学遗传学（medical genetics）是应用遗传学的理论和方法研究人类遗传性疾病和人类疾病发生的遗传学问题的一门综合性学科。它主要研究遗传病的发生机制、传递方式、流行病学、诊断、治疗、预后和预防等问题，为控制遗传病的发生和其在群体中的流行提供理论依据，并提供遗传病诊断、治疗与预防的方法和措施，为改善人类健康，提高人口素质作出贡献。对遗传病的研究不仅涉及医学遗传学的许多分支学科，也涉及了生物化学、细胞生物学、分子生物学、免疫学、生理学、药理学等。众多相关学科的基础理论和新技术方法与医学遗传学相互渗透交织，大力推动了医学遗传学的发展。

二、医学遗传学的发展简史

人类对遗传病的认识可以追溯到古希腊的 Hippocrates 时代，那时就已经注意到某些疾病可以在家族中传递。犹太法典（Talmud）有对"易出血"家族的幼儿免除割礼的规定。500 年前，Talmud 提到血友病的遗传。18 世纪中期，Maupertuis 对多指和白化病做了家系调查。1859 年 Boedeker 报道了黑尿病，这是最早报道的遗传性代谢病。1865 年，Galton 发表人类遗传研究的调查统计材料，提出用双生子法分析人类的遗传性状，认为一卵双生子具有相同的遗传结构，但在不同环境中生长可有不同的表型。

有不少人对遗传的原因做过种种猜测，但第一个揭开遗传奥秘的人是 Mendel。1865 年 Mendel 根据对豌豆杂交试验结果，发表了"植物杂交试验"论文，揭示了生物遗传性状的分离和自由组合规律。但是，孟德尔这一超越时代的重要发现当时并未引起学术界的重视。直到 1900 年，他的工作才被 de Vries H，Correns C 和 Tschermak E 分别重新发现，并总结成孟德尔第一定律和第二定律，从而奠定了现代遗传学的基础，为医学遗传学的建立和发展创造了条件。

1900 年瑞典学者 Landsteiner K 发现了 ABO 血型系统并认为是由遗传决定的。此后 Bernstein F 阐明

ABO 血型是受一组复等位基因控制。这是孟德尔定律在医学中应用的第一个例子，由此奠定了免疫遗传学的基础。

1902 年德国医生 Garrod A 研究黑尿病、白化症、戊糖尿症等疾病，首次提出先天性代谢病概念，并认为这些疾病按孟德尔定律隐性方式遗传。

1903 年，Farabee 证实短指为显性性状，这是第一例报道的人类显性遗传病。

1908 年 Hardy GH 和 Weinberg W 研究人群中基因频率的变化，提出遗传平衡定律，奠定了群体遗传学研究的基础。

1909 年 Nilsson - Ehle H 研究数量性状的遗传，提出多基因遗传理论，用多对基因的加性效应和环境因素的共同作用，阐明数量性状的遗传规律，为研究常见的多基因遗传病奠定了基础。

1910 年摩尔根（Morgan TH）及其学生发现果蝇的连锁遗传，将遗传学研究与细胞学研究相结合，创立了"染色体遗传学说"。1926 年摩尔根发表了"基因论"。

1944 年 Avery OT 首次证明 DNA 是遗传物质。之后随着新技术、新理论和新方法的不断发展，对遗传病的发生机制和人类疾病发生的遗传因素研究逐渐深入，医学遗传学的发展突飞猛进，取得了很多丰硕成果，诞生了许多分支学科。

⊕ 知识链接

中国的摩尔根

"谈家桢生命科学奖"是我国生命科学领域的最高奖项。谈家桢（1909—2008），国际知名遗传学家、我国现代遗传学奠基人之一。1934 年他赴美国加州理工学院攻读博士，进入了世界著名的摩尔根实验室，师从遗传学奠基人摩尔根。1936 年，他的博士论文《果蝇常染色体的遗传图》通过答辩，并受到了摩尔根等导师和同学的普遍赞赏，为中国科学界赢得了荣誉。1937年夏，怀有一颗赤子之心的谈家桢，毅然决然地选择返回战火纷飞的祖国，为祖国的遗传学发展奉献自己平生所学。回国后，他为遗传学研究培养了大批优秀人才。他在复旦大学建立了中国第一个遗传学专业，创建了第一个遗传学研究所，组建了第一个生命科学学院。他首次将"基因"一词带入中文，被誉为"中国的摩尔根"。他发现了瓢虫色斑遗传的"镶嵌显性现象"，被认为是经典遗传学发展的重要补充和现代综合进化理论的关键论据。由于在遗传学领域内的卓越贡献，谈家桢先后当选为中科院院士、美国国家科学院外籍院士、第三世界科学院院士、意大利国家科学院外籍院士、纽约科学院名誉终身院士。

第二节　医学遗传学的主要分支学科及其地位

一、医学遗传学的主要分支学科

随着新技术和新方法的不断建立，从不同侧面和层次对遗传病及相关问题进行研究，从而构成了医学遗传学的完整体系。其中主要的分支学科如下。

（一）人类细胞遗传学

人类细胞遗传学（human cytogenetics）是研究人类染色体的正常形态结构和染色体数目、结构异常与染色体病关系的学科。1923 年 Painter TS 用组织连续切片分析法研究人类细胞染色体，首次提出人类体细胞中染色体数目为 48 条，性染色体为 XX 或 XY。1952 年徐道觉用低渗法处理分裂细胞，制备出分散良好的染色体标本，使染色体制备方法得到重大改进。1956 年，蒋有兴和 Levan A 用秋水仙素处理分裂中期细胞，破坏纺锤丝以阻止细胞进入分裂后期，结果获得较多的中期细胞；同年利用低渗技术确定人类体细胞染色体数目为 46 条，而非 48 条。1960 年，Nowell 等用植物凝集素（PHA）刺激体外培养的人淋巴细胞，使其进入有丝分裂；同年，Moorhead 等建立外周血体外培养和染色体制片技术。这些新技术的建立，极大地促进了人类细胞遗传学的发展。

1959 年 Lejune J 发现 Down 综合征（先天愚型）是由于体细胞中多了一条 21 号染色体——21 三体。Ford CF 发现 Turner 综合征的核型为 45，X；Jacob PA 发现 Klinefelter 综合征的核型为 47，XXY。随后又迅速发现了其他染色体异常——Patau 综合征（13 三体）、Edward 综合征（18 三体）等。

1959 年，Nowell P 在美国费城研究慢性粒细胞白血病时发现了 Ph 染色体。这是染色体异常与肿瘤关系的第一个例证。1960 年在美国丹佛市召开了第一届国际人类染色体会议，共同制定了人类染色体命名法的"丹佛体制"，对人类染色体研究的发展起了重要作用。1961 年 Lyon M 在研究小鼠斑色遗传时，提出了"Lyon（赖昂）假说"，认为在具有两条 X 染色体的雌鼠体细胞中，1 条 X 染色体在胚胎发育早期随机失活，形成了 X 染色质，起剂量补偿作用。

1969 年，Caspersson T 用氮芥喹吖因处理细胞染色体后，在荧光显微镜下的染色体纵轴上出现一条条荧光强弱不同的带纹，称为 Q 显带，开辟了染色体显带的研究。1971 年，Seabright 建立了用胰酶处理和 Giemsa 染色的显带方法（G 显带）。以后相继出现 C 显带、T 显带和 N 显带等技术。显带技术可以准确地鉴别每条染色体。1975 年 Yunis JJ 利用同步化培养制备分裂早中期和晚前期的染色体，并进行高分辨显带，对染色体的分析达到了亚带及次亚带水平，由此形成微细胞遗传学。

1986 年，Penkel 用特异的 DNA 片段作为探针与中期染色体上的 DNA 进行原位分子杂交，建立了荧光原位杂交（fluorescence in situ hybridization，FISH）技术，可准确检测染色体微小片段改变和基因定位，并可直接检测间期细胞核，从而使细胞水平的研究与分子水平的探索相结合，产生了分子细胞遗传学，大大推动了细胞遗传学的发展。

（二）生化遗传学

生化遗传学（biochemical genetics）是研究人类遗传物质的性质和遗传物质对蛋白质合成与对机体代谢的调节控制。在 1902 年，Archibald Garrod 在皇家伦敦医学院公布了人类四种罕见疾病——黑尿症、胱氨酸尿症、白化症、戊糖尿症的研究结果，率先提出了"先天性代谢缺陷"（inborn erroes metabolism）的概念，但是这一发现的重要性迟迟未得到普遍认可。直到 1941 年 Beadle GW 和 Tatum EL 研究链孢霉的营养缺陷型突变种，提出了"一个基因一种酶"学说以后，对基因通过控制酶的合成影响代谢过程才有了深入理解。1952 年 Cori GT 首先发现糖原贮积病 I 型是由于缺乏葡萄糖 - 6 - 磷酸酶。1953 年 Jervis GA 发现苯丙酮尿症患者缺乏苯丙氨酸羟化酶（phenylalanine hydroxylase，PAH）；Bickel 等采取控制新生儿苯丙氨酸摄入的方法，取得了控制苯丙酮尿症发展的良好效果，开创了遗传病防治的先河。此后陆续发现了多种代谢病缺乏的酶，为阐明先天性代谢病发病机制提供了依据。1963 年 Guthrie R 提出了遗传性代谢病的新生儿筛查法，为控制某些遗传性代谢病的发生提供了有效手段。

Pauling L 于 1949 年发现，镰形细胞贫血症患者的血红蛋白在电泳时，与正常血红蛋白迁移率不同，他认为这是由于两种血红蛋白分子结构不同所致，首次提出"分子病"的概念。1956 年 Ingram VM 用"指纹图"法证明镰状细胞贫血症患者血红蛋白分子中，β 链第 6 位氨基酸由谷氨酸变为缬氨酸，导致其电泳迁移率改变。现已报道异常血红蛋白病 600 多种，大多由于单个氨基酸改变所致。血红蛋白病是研究分子病的良好材料，除血红蛋白病以外，还有各种血浆蛋白异常、免疫球蛋白异常和受体异常等多种分子病。

（三）分子遗传学

分子遗传学（molecular genetics）是在分子水平上研究生物遗传和变异规律的一门学科。它是生化遗传学的新发展，从基因水平对遗传病或疾病发生的遗传性因素进行研究，揭示基因突变与疾病发生的关系，是建立在分子水平上对遗传病的基因诊断方法，进一步实现对遗传病的基因治疗，达到从根本上治愈遗传病的目的。

1953 年，Watson JD 和 Crick FHC 研究 DNA 分子结构，提出了双螺旋结构模型，开创了分子遗传学研究的新纪元。1957 年 Jacob F 和 Monad J 研究大肠埃希菌的乳糖代谢，提出了"操纵子模型"，建立了基因调控的概念。1967 年，Khorana HG 等破译了全部遗传密码。遗传密码的破译是 20 世纪最伟大的生物学发现之一，为医学遗传学奠定了分子基础。1968 年 Arber W 和 Nathans D 发现了限制性核酸内切酶，为 DNA 重组提供了工具酶。1970 年 Baltimore D 和 Temin HM 发现了反转录酶，这是由 mRNA 合成 cD-NA 的工具酶。1975 年 Khorana HG 首先人工合成了酵母丙氨酸 tRNA 基因。1977 年 Sanger F 提出了 DNA 序列分析方法。这样在 20 世纪 70 年代以后，已可能对基因进行直接分析，重组 DNA 技术（基因工程）已开始应用于遗传病的基因诊断和基因治疗。1978 年简悦威（Yuet Wai Kan）用限制性片段长度多态性（rstriction fragment length polymorphism，RFLP）连锁分析法首先对镰形细胞贫血症进行产前基因诊断。1990 年 Anderson 首先用反转录病毒介导法对腺苷酸脱氨酶缺乏症患儿进行了基因治疗。1985 年 Saiki 创建了聚合酶链反应（polymerase chain reaction，PCR）方法，能在体外迅速扩增 DNA 分子，大大促进了基因诊断和基因治疗工作的开展。

20 世纪 90 年代，国际协作研究"人类基因组计划（human genome project，HGP）"计划在 15 年时间（1990—2005）内测定组成人类基因组的碱基对，并对人类基因进行定位。这是一项跨世纪的国际合作研究项目，其意义重大不亚于"阿波罗登月计划"，HGP 对生命科学和医学的发展产生巨大的推动作用。

2001 年 2 月 12 日，中、美、日、德、法、英等 6 国科学家公布人类基因组图谱及初步分析结果。初步分析表明，人类基因组由 31.647（≈32）亿个碱基对组成，共有 2.6383（≈3）万～3.9114（≈4）万个基因。

2004 年 10 月，国际人类基因组测序协作组（IHGSC）公布了人类基因组序列精细图，表明人类基因的数量仅为 2 万～2.5 万个。最近公布的研究数据表明，人类结构基因的数量只有 1.9 万个，能编码 10 余万种蛋白。结构基因在人类基因组中只占少于 1.5% 的比例。全球的人类拥有共同的基因组，个体之间的差异只有万分之一。

2010 年 9 月 11 日，世界各国已经对近 200 种复杂疾病和性状开展 600 多项全基因组关联研究（genome – wide association study，GWAS），发现 3000 多个与疾病/性状相关的 SNPs，确定的疾病/性状相关的易感基因或位点达 700 多个。

2015 年 10 月 7 日，诺贝尔化学奖得主是瑞典科学家托马斯·林达尔、美国科学家保罗·莫德里奇和阿齐兹·桑贾尔。三位科学家在分子水平描绘了细胞修复受损 DNA 并进行遗传信息维护的路径。从此我们有可能对基因突变进行控制，给遗传病尤其是体细胞遗传病——癌症的治疗带来了曙光。

（四）药物遗传学

药物遗传学（pharmacogenetics）也称药理遗传学，是遗传学和药物学结合而发展起来的一门边缘学科，主要研究遗传学因素对人体药物反应能力在个体间的影响。它对于临床工作中的合理用药，减少不良反应，达到有效的治疗目的起着十分重要的作用。近年来，这一学科还得到了进一步扩展，形成了以研究群体中不同基因型个体对各种环境因素的特殊反应及适应特点为主要内容的生态遗传学。随着基因组学发展而建立起来的药物基因组学，是指在基因组水平研究不同个体及种族或民族对药物反应的差异，并探讨新的用药方法和开发新的药物。

（五）免疫遗传学

免疫遗传学（immunogenetics）是免疫学与遗传学相互渗透发展起来的一门边缘学科，主要研究免疫反应的遗传基础与遗传调控。例如抗原的遗传控制、抗体多样性产生的遗传机制、补体的遗传基础等，为控制免疫过程、阐明免疫缺陷病提供手段。

（六）发育遗传学

发育遗传学（development genetics）主要研究个体发育过程中，基因表达的时序及作用机制，阐明发育异常的遗传基础。

（七）群体遗传学

群体遗传学（population genetics）研究人群中的遗传结构及其变化的规律。医学群体遗传学或遗传流行病学（genetic epidemiology）则研究人群中遗传病的种类、发病率、遗传方式、基因频率、携带者频率以及影响其变化的因素，例如突变、选择、迁移、隔离、婚配方式等，以控制遗传病在人群中的流行。

（八）肿瘤遗传学

肿瘤遗传学（cancer genetics）是应用遗传学的理论、技术与方法研究肿瘤发生、发展中的遗传基础、癌基因与抑癌基因的致病机制，以及肿瘤诊断、治疗和预防等问题的一门分支学科。

（九）表观遗传学

表观遗传学（epigenetics）是一门新兴的医学遗传学分支学科，它研究遗传信息改变之外的、可遗传变化的基因表达和调控问题，或者说是研究从基因演绎为表型的过程和机制。即基因型未发生变化表型却发生了改变，而且这种改变在发育和细胞增殖过程中能稳定传递。表观遗传学研究包括染色质重塑、DNA甲基化、X染色体失活，非编码RNA调控等，其中某一方面的异常都将影响染色质结构和基因表达，导致复杂综合征、多因子疾病以及癌症。与DNA的改变所不同的是，许多表观遗传的改变是可逆的，这就为疾病的治疗提供了乐观的前景。

（十）体细胞遗传学

体细胞遗传学（somatic genetics）用细胞的体外培养方法建立细胞系，研究DNA复制、基因突变、表达、基因调控、细胞分化和肿瘤细胞的形成机制等遗传学基本问题的一门分支学科。通过细胞融合完成体细胞杂交，产生杂种体细胞等，在单克隆抗体的制备和基因定位上有重要作用。

（十一）遗传伦理学

遗传伦理学（genetic ethics）主要研究有关医学遗传学和基因组学发展中所引起的伦理、法律和社会等问题。如对于"克隆人"问题引起的争议。人类基因组计划中包含着一个子计划，称为伦理、法律和社会影响研究项目（ethical, legal and social implications, ELSI），每年都有专项研究基金给予资助。人类基因组计划的管理者认为，ELSI研究计划对人类基因组计划的成功至关重要。

（十二）优生科学

优生科学（healthy birth science）是一门综合性科学，现阶段应在社会、经济、环境、文化、伦理的支持下，应以预防性优生学为重点，以生物学、医学、环境和遗传学为基础，采取遗传咨询、植入前或产前诊断、选择性植入或选择性流产的方法，减少或杜绝某些遗传性疾病患儿或先天性缺陷儿的出生，并积极关注孕期、围生期和新生儿期的保健以及婴幼儿的早期教育，以达到提高出生人口素质的目的。

（十三）遗传毒理学

遗传毒理学（toxicological genetics）研究环境因素对遗传物质损伤的机制，环境因素中的诱变剂、致癌剂、致畸剂的检测方法和评价手段。

（十四）行为遗传学

行为遗传学（behavioral genetics）主要研究遗传因素在行为形成和发展中的作用，阐明人类异常行为或疾病的遗传基础，为防治行为遗传病提供科学依据。

（十五）生物信息学

生物信息学（bioinformatics）是将计算机科学和数学应用于生物大分子（DNA、RNA 和蛋白质）信息的获取、加工、存储、分类、检索与分析，以达到理解这些生物大分子信息的生物学意义的一门交叉学科。生物信息学目前已成为基因组科学中的带头学科。例如，对已测序的人类基因组 DNA 序列进行生物信息学分析，可以大大加速发现新基因及疾病基因，加快新药开发的进程，预测基因的功能和基因的生理作用。

（十六）临床遗传学

临床遗传学（clinical genetics）是从临床出发研究遗传因素与疾病的病变过程及其诊治关系的学科，是医学遗传学的临床应用。

（十七）疾病基因组学

疾病基因组学（morbid genomics）是分离、分析疾病的致病基因和相关基因，研究其致病机制，揭示基因组与环境因素和致病因素相互作用的一门新的医学遗传学分支学科。除烧伤、烫伤等外伤及非正常死亡外，人类疾病的发生，多源于基因的突变，进而导致细胞发生病变，引起人类疾病表型。细胞乃至人体是一个极其复杂的生物大分子互作和网络调控模式系统，即使是单基因疾病，也是由于疾病基因的蛋白质产物结构及功能的缺损或改变，阻碍或干扰了在特定生化通路中的生物大分子相互作用。多基因疾病的发生和发展更是多个基因或多条生化通路间平衡失调的结果。

从以上介绍的医学遗传学各主要分支学科情况，不难看出医学遗传学在现代医学中占有很重要的地位，对现代医学的发展有极大的促进作用。而且通过医学遗传学和其他学科的交叉综合应用，已经诞生了代表医学发展方向的精准医学。所以医学遗传学是现代医学教育中不可缺少的重要组成部分。

⊕ 知识链接

精 准 医 疗

精准医疗（precision medicicine）是应用现代遗传技术、分子影像技术、生物信息技术，结合患者生活环境和临床数据，实现精准的疾病分类及诊断，制定具有个性化的疾病预防和治疗方案。精准医疗代表了医学发展的大方向，具有划时代的革命意义。目前精准医疗如基因测序、细胞治疗、造血干细胞等领域处于高速发展之中。

精准医疗是个性化医疗，是依赖于基因组测序技术、生物信息与大数据科学的交叉应用，完全根据患者的个体情况量身定制治疗方案，这包括根据病人的症状、医学影像等医学证据，结合多学科会诊。未来精准医疗不仅可以提供个性化治疗，而且还可以大量节约国家医疗费用支出，如：目前中国高血压和高血脂、高血糖等长期用药的患者大约有 7 亿人，目前医生开药唯一办法就是按经验估算，先试着吃，试了一段时间不行再换。每个患者一年花费在此方面的药费为 3000 到 5000 元，但其中很大一部分不一定适合，若通过专业的技术检测，进行精准用药，则患者不需要服用这么多药，也不需要花这些费用。

精准医疗已经开始应用于临床，如通过基因检测，可以利用靶向药物对某些癌症患者进行靶向治疗。

二、医学遗传学在现代医学中的地位

随着医疗卫生技术的迅速发展，一些危害人民健康的传染病已得到控制，这些疾病在人群中的发病率逐渐降低，而遗传性疾病和出生缺陷等发生率相对升高，遗传病对人类健康的危害日益严重。

遗传病种类多，截至 2022 年 7 月，在线人类孟德尔遗传学数据库（Online Mendelian Inheritance in Man，OMIN）收录的人类单基因遗传病、遗传性状及相应的基因总条目为 26496 个，其中常染色体相关的条目 25025 个，X 染色体相关的条目 1337 个；Y 染色体相关的条目 63 个，线粒体相关的条目 71 个。根据世界卫生组织的统计显示：遗传病发病率高，总的估计，有 20% ~ 25% 的人患某种遗传病，每个人都可能是 5 ~ 6 种有害基因的携带者；遗传病的病死率高，美国 1 岁以内死亡的婴儿中，40% 为遗传性缺陷，在我国，遗传病和先天畸形已成为儿童死亡的主要原因，占病死率的 23.44%；遗传病是导致智力低下的重要因素，智力低下在我国人群中的发生率约为 2.2%，1/3 以上有遗传基础；遗传病也是自然流产的重要原因，自然流产占全部妊娠的 7%，其中 50% 由于染色体畸变引起。体细胞遗传病—癌症的发生率和病死率有逐年上升趋势，根据国家癌症中心和卫生部疾病预防控制局发布的《2015 中国肿瘤登记年报》显示，我国每年新发肿瘤病例 362 万，全国每分钟就有 6 人被诊断为癌症，每年因癌症死亡的病例达 280 万例。通过党和政府多年的努力，我国妇女儿童的健康状况得到了明显改善，儿童病死率大大下降，出生缺陷却越来越凸显，2012 年《中国出生缺陷防治报告》指出，我国是出生缺陷高发的国家，每年新增出生缺陷数约 90 万例，占 5.6%。多基因遗传病如高血压、心脏病、糖尿病、精神分裂等也严重危害人类的健康。

诺贝尔奖金获得者保罗·伯格（Paul Berg）说"几乎所有的疾病都与遗传有关，遗传学的研究是治疗所有疾病的关键"。医学遗传学在现代医学中占有重要地位，已逐渐成为医学中发展最迅速、最活跃的学科之一，医学遗传学对推动医学的发展必将起到越来越重要的作用。

第三节 遗传病概述

⇒ 案例引导

案例 人类的疾病种类繁多，比如：色盲、先天性聋哑、葡萄糖 - 6 - 磷酸脱氢酶缺乏症、高血压、精神分裂症、肝癌、唐氏综合征（先天愚型）、Leber 遗传性视神经病、结核病、地方性甲状腺肿、流感等，有的由环境因素造成，有的由遗传因素造成的。

讨论 这些疾病中哪些属于遗传病？为什么？

一、遗传病的概念

遗传性疾病（genetic disease）简称遗传病，是指遗传物质改变（基因突变或染色体畸变）所引起的疾病。遗传因素在人类疾病发生发展中的作用，在 18 世纪以前就已有记载，但是直到 20 世纪初孟德尔遗传定律重新发现以后，医学上才开始运用遗传学规律进一步认识遗传因素在疾病发生中作用的机制。20 世纪 50 年代以来随着细胞遗传学、分子遗传学的飞速发展，许多基本的遗传原理已经阐明，医学遗传学发展到一个崭新的阶段，不仅揭示了许多遗传性疾病的传递规律和发病机制，而且提出了一些有效的诊断、治疗和预防遗传病的方法，在人类与疾病斗争过程中发挥愈来愈重要的作用。20 世纪 70 年代重组 DNA 技术（基因工程）建立以后，人们已从 DNA 分子水平上进行研究、甚至改变遗传物质，进行基因诊断和基因治疗，从根本上治疗遗传病。

人类一切性状（形态结构、生理功能、生化特点、免疫反应甚至精神活动等）都是遗传因素和环境因素相互作用的结果。各种生物体，包括人体在内，都以其独特的新陈代谢获得能量，排出废物，维持生命活动。生物体特定的新陈代谢方式决定于其特定的遗传结构（遗传基础）。人体独特的遗传结构是长期进化历程的产物。在人类中，不同的种族、民族、家系、个体遗传结构不同，生命力不同。一个个体的身体健康决定于遗传结构控制的代谢方式及其周围环境的保持平衡。遗传结构的稳定与完善是人体健康的基础。遗传物质的改变或环境因素的改变均可导致这种平衡的破坏而产生疾病。在一些疾病中遗传因素起主要作用，而在另一些疾病中环境因素起主要作用，但是二者之间没有明显的界线。

从疾病的发生角度，所有疾病的发生都与基因直接或间接相关。比如，成骨不全症、白化症和一些染色体病（先天愚型等）等疾病的发生是由于遗传物质改变所致；苯丙酮尿症（phenylketonuria，PKU）和葡萄糖 – 6 – 磷酸脱氢酶缺乏症等疾病的发生主要归因于遗传因素，环境因素起诱因作用；哮喘、糖尿病、原发性高血压和消化性溃疡等疾病的发生是由于遗传因素和环境因素共同作用所致，它们属于多基因病；某些传染病、外伤、营养不良性疾病等的发生完全取决于环境因素，似乎与遗传因素无关。但是，这类疾病的发生、发展与康复仍与遗传因素有关。也可以说，人类的每一种疾病都与遗传因素有关。

二、遗传病的特征

遗传病是以遗传因素为主要发病原因的疾病，在临床上主要有以下特征。

（一）遗传性

遗传病不同于传染病，它是在上、下代之间垂直传递，而传染病则经常发生水平传递。遗传性不仅指遗传物质在上下代之间的传递，也包括在上下代细胞之间的传递。不同疾病的病因中遗传因素和环境因素所占的比例不同，所以遗传性也有强弱之分。在显性遗传病常常可以看到连续遗传，患者子代中有一定比例患病，但是隐性遗传病基因的垂直传递在外部表型不能察觉，因为携带者并不发病。在多基因遗传病中，遗传因素在疾病发生中所占的比例差异很大。

（二）先天性

这里的先天性是指出生时就带有致病基因。遗传病发生的根本原因是遗传物质改变，主要包括基因突变或染色体畸变，这是遗传病不同于其他疾病的主要特征。因为遗传病是生殖细胞或受精卵里的遗传物质改变引起的，所以是与生俱来的。

遗传病不应与先天性疾病等同看待。先天性疾病是指个体出生后即表现出来的疾病。虽然许多遗传病在出生后即可看到，因此大多数所谓先天性疾病就是遗传病或与遗传因素有关的疾病或畸形。但是也有许多先天性疾病是在胎儿发育过程中受某种环境因素（致畸因素）的作用而形成的。如某些药物引起的畸形、孕妇在孕早期感染风疹病毒引起的胎儿出生缺陷等。相反，有些遗传病在出生时并未表现出来，发育到一定年龄才会发病，如 Duchenne 肌营养不良症（Duchenne muscular dystrophy，DMD）在五六岁以后才逐渐发病，Huntington 遗传性舞蹈症在 30 ~ 40 岁以后才会发病。据估计，在先天性疾病中，肯定是遗传因素引起的约占 10%，肯定是在胎儿发育过程中或后天获得的约占 10%，原因不明（可就是遗传与环境共同作用形成的）约占 80%。

（三）家族聚集性

遗传病患者家系中，亲缘关系越近，发病概率越高，随着亲缘关系疏远，发病率降低。单卵双生具有相同的遗传基础，同患一种遗传病的概率（同病率）比异卵双生者高。

遗传病也要与家族性疾病加以区别。家族性疾病是指某些表现出家族性聚集现象的疾病，即在一个家族中有多人患同一种疾病。许多遗传病，特别是显性遗传病，常看到连续传递的家族性聚集，即所谓有家族史。但是也有不少遗传病，特别是隐性遗传病，常常为散发的，无家族发病史。相反，一些传染病（如肝炎、结核病等）和某些维生素缺乏症（如夜盲）可有家族性聚集现象，但这类疾病并不是遗传病。所以遗传病也不等同于家族性疾病。

三、遗传病的类型 📱 微课 2

遗传病种类繁多，根据遗传物质改变的不同和遗传特点的不同，把遗传病分为以下五类，它们的遗传方式各不相同。

（一）单基因遗传病

单基因遗传病（single - gene genetic disorders）是指由于染色体上某一等位基因发生突变所导致的疾病。这类病主要涉及一对基因的异常，该对基因称为主基因（major gene）。由于这类遗传病按照孟德尔遗传定律传递，所以也称为孟德尔遗传病。根据致病基因所在染色体及其遗传方式的不同分类如下。

1. 常染色体显性遗传病 致病基因位于 1～22 号常染色体上，此基因为显性，杂合体即可发病，如软骨发育不全等。

2. 常染色体隐性遗传病 致病基因位于 1～22 号常染色体上，但此基因为隐性，具有纯合隐性基因的个体才会发病，如白化症、苯丙酮尿症等。

3. X 连锁隐性遗传病 致病基因位于 X 染色体上，此基因为隐性。由于男性细胞中只有一条 X 染色体，Y 染色体上一般没有相应的等位基因，故为半合子。所以，男性只要有致病基因就可发病，则女性具有纯合隐性基因时才发病，如红绿色盲等。

4. X 连锁显性遗传病 致病基因位于 X 染色体上，此基因为显性。杂合子或半合子均可发病。如抗维生素 D 性佝偻病。

5. Y 连锁遗传病 致病基因位于 Y 染色体上，有致病基因即发病，只有男性才有 Y 染色体，所以这类病呈全男性遗传，如 Y 染色体上的性别决定基因（SRY）。

（二）多基因遗传病

多基因遗传病（multi - gene genetic disorders）是指由两对或两对以上等位基因和环境因素共同作用所致的疾病。多基因遗传病又称多因子病或复杂病，有家族聚集现象。多基因遗传病尽管仅有 100 余种，但每种病的发生率均较高，如原发性高血压的发生率约为 6%。估计人群中有 15%～20% 的人罹患各种多基因病。

（三）染色体病

染色体病（chromosomal disorders）是染色体数目或结构改变所致的疾病。人类的结构基因数约 1.9 万个，分布于 46 条染色体上，所以每条染色体都载有许多基因。因此染色体改变涉及许多基因，常表现为复杂的综合征。目前发现的染色体异常综合征有 100 多种，如 Down 综合征、Turner 综合征等。

（四）体细胞遗传病

体细胞遗传病（somatic cell genetic disorders）是指体细胞中遗传物质改变所致的疾病。体细胞中遗传物质改变只会影响由该细胞分裂产生的子细胞，一般不会传给子女。体细胞遗传病主要有肿瘤、免疫缺陷病和一些先天畸形等。

（五）线粒体遗传病

细胞线粒体中也含有 DNA，称 mtDNA。mtDNA 也编码一些基因，这些基因突变也可导致某些疾病，称为线粒体遗传病（mitochondria genetic disorders），也称为线粒体基因病。这类遗传病通过母亲传递。如 Leber 遗传性视神经病、线粒体心肌病等。

目标检测

答案解析

1. 什么是医学遗传学？它有哪些主要分支学科？
2. 什么是遗传病？
3. 遗传病的主要特点有哪些？
4. 遗传病有哪些主要类型？
5. 遗传性疾病与先天性疾病和家族性疾病的联系和区别是怎样的？

（李永芳）

书网融合……

本章小结　　　　微课1　　　　微课2　　　　题库

第二章 遗传的分子基础

PPT

📖 **学习目标** ┈┈

1. **掌握** DNA 的结构、基因概念、基因结构以及基因突变的类型。
2. **熟悉** DNA 复制与转录过程、DNA 片段存在形式及基因表达过程及其调控机制。
3. **了解** 导致基因突变的诱因及可能产生的危害。
4. 学会基因结构和基因突变机制的基本知识；具备单基因遗传病遗传学基础分析的能力；培养学生热爱科学的素养和热爱祖国的情怀。

物种的相对稳定性是通过遗传物质的世代传递和表达来维持的，绝大多数生物的遗传物质是以双链形式存在的 DNA 分子。DNA 分子中储存着与生物体生长发育、遗传变异以及衰老死亡等息息相关的遗传信息，起着支撑生命基本构造和性能的功能，是决定生命健康与否的关键内在因素。作为控制生物性状的基本单位，基因是位于染色体上可编码特定功能产物的核苷酸序列。

第一节 基因的结构和功能

人类对基因的认识是一个由浅入深并不断完善的过程。早在 19 世纪 60 年代，奥地利遗传学家 Mendel 就指出生物性状是由颗粒状的遗传因子（hereditary factor）控制的，丹麦生物学家 Johannsen 于 1909 年第一次将遗传因子更名为"基因"并一直沿用至今。美国遗传学家 Morgan 以果蝇为研究材料通过大量的杂交实验证明基因位于染色体上，是遗传、交换和突变的最基本的功能单位。然而，直到 1944 年，Avery 等通过肺炎双球菌转化实验，才证明了 DNA 是生物的遗传物质，揭开了基因本质是核苷酸的秘密。1976 年，英国科学家 Roberts 和美国科学家 Sharp 在研究流感病毒 DNA 序列时首次发现，它们基因的编码序列被一些非编码序列隔开，由此提出了"断裂基因"的概念，该成果于 1993 年获诺贝尔生理学或医学奖。现已证实真核生物的结构基因绝大多数是以"断裂"形式存在。

一、断裂基因的结构 📱微课 1

人类基因组计划研究项目显示，人类核基因组约含 3.2×10^9 个碱基对（base pairs，bp），但用于编码蛋白或 RNA 的结构基因却只有 1.9 万个，仅占总基因组的 1.5% ~ 2%，其余核苷酸序列多为基因间的间隔序列、基因中的插入序列或倒位重复序列等。据研究，大多数真核生物的结构基因为断裂基因（split gene），即基因的编码序列往往被非编码序列隔开，形成镶嵌排列的断裂形式。下面以编码蛋白质的结构基因为例，进行断裂基因结构元件的阐述（图 2-1）。蛋白合成需经历转录和翻译两个基本步骤，其中基因转录是一个不对称的过程，与新合成的 mRNA 前体——核内不均一 RNA（hnRNA）互补的 DNA 链为模板链，与模板链互补的另一条 DNA 链为编码链，所以新合成的 hnRNA 与编码链的碱基序列基本一致，除尿嘧啶（U）代替了胸腺嘧啶（T）。

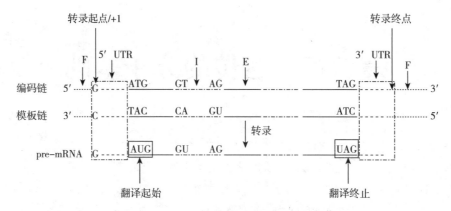

图 2-1　断裂基因的结构示意图

F：侧翼序列；UTR：非翻译区；E：外显子；I：内含子

（一）外显子和内含子

真核生物结构基因中的编码序列为外显子（exon，E），转录后加工中不被切除，最终留在成熟的 RNA 分子中。两个相邻外显子间的非编码序列为内含子（Intron，I），在转录后的加工中将被剪切掉。对于编码蛋白质的结构基因而言，编码多肽链的核苷酸序列是由若干个外显子拼接而成的，内含子位于两个外显子之间，因此如果一个结构基因含有 n 个外显子的话，其内含子的数目则为 $n-1$ 个。

人类细胞中，不同的结构基因包含的外显子和内含子的数目并不一致，如 β 珠蛋白基因含 3 个外显子和 2 个内含子，全长约 1.7kb，可编码 146 个氨基酸；而苯丙氨酸羟化酶却含有 13 个外显子和 12 个内含子，全长约 79.3kb，可编码 451 个氨基酸。值得注意的是并不是所有真核生物的结构基因都含有内含子序列，如人类 Y 染色体上的性别决定基因 SRY 就只含有一个外显子，无内含子序列。

结构基因的内含子在转录后加工中均会被剪切掉。真核生物编码蛋白的结构基因中，每个外显子和内含子的交界处都有一段高度保守的序列，即剪接位点（图 2-1）。以编码链为参照，内含子的 5′ 端都以 GT 开始，是剪接供体位点，3′ 端都以 AG 结束，是剪接的受体位点，这种接头形式称为 "GT-AG" 法则又称 Chambon 法则。"GT-AG" 对应于 hnRNA 的序列为 "GU-AG"，是 mRNA 前体的剪接加工信号。"GT-AG" 高度保守性，一旦突变，就不能正确地完成 mRNA 前体内含子的剪接。

（二）非翻译区

为了准确标定核苷酸在 DNA 编码链上的位置，将转录起始点上的核苷酸所在位置标为 +1（图 2-1），其后核苷酸位置依次用 +2、+3、+4……来表示，直到第一个外显子最后一个核苷酸，其余外显子上的核苷酸顺次往后排；而内含子上的核苷酸则需借助外显子的位置来标定，如 138+2 表示某一外显子最后一个核苷酸（第 138 位）后的内含子序列中的第二个核苷酸；而转录起点左侧的核苷酸所在的位置则标为 -1，-2，-3……以编码链为参照，转录起点处多为 dGMP 或 dAMP。转录结束处的核苷酸所在位置称为转录终点。

蛋白翻译始于起始密码子（AUG），在编码链上对应于 ATG；终于终止密码子（UAA、UAG 或 UGA），在编码链上对应于 TAA、TAG 或 TGA。从转录起点开始到起始密码子以及从终止密码子到转录终点的这两段 DNA 序列能够被转录，而且能保留在成熟的 mRNA 分子中但不被翻译，因而被称为非翻译区（untranslated region，UTR），位于转录单位两侧的非翻译区分别称为 5′UTR 和 3′UTR（图 2-1）。非翻译区的转录片段能保留在成熟 mRNA 分子中，有维持 mRNA 分子稳定性的作用。

（三）侧翼序列

每个结构基因的转录单位两侧都存在一段不被转录、但对基因转录起重要调控作用的序列称为侧翼序列（flanking sequence，F）（图 2-1）。位于"上游"侧翼序列的启动子（promoter）和"下游"侧翼序列的终止子（terminator）可分别起始和终止基因转录，对基因转录有调控作用，因此侧翼序列又称调控序列。但调控序列不完全等同于侧翼序列，调控序列还包括位置不固定的增强子及沉默子。

1. 启动子 位于转录单位上游能够被 RNA 聚合酶等特异性识别并结合的 DNA 序列称为启动子，有启动转录过程或提高转录效率的作用。就编码蛋白的结构基因而言，启动子多位于 5′UTR 上游 100 bp 范围内，决定了 DNA 双链中的模板链和编码链。真核细胞中负责转录 hnRNA 的 RNA 聚合酶Ⅱ识别的启动子结构最复杂，目前认为该类启动子主要包括 TATA 框、CAAT 框以及 GC 框等结构元件（图 2-2）。

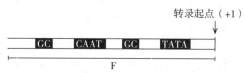

图 2-2 启动子关键元件结构示意图

（1）TATA 框 是位于转录起始点上游 10~35bp 处的一段高度保守的 DNA 序列，由 7 个核苷酸即 TATA<u>A</u>/<u>TAA</u>/T 组成，周围是富含 GC 的序列。基因转录时，转录因子 TFⅡD 首先与 TATA 框结合，再引入 RNA 聚合酶Ⅱ形成转录起始复合物，从而准确识别转录起始位置，启动基因转录。

（2）CAAT 框 是位于转录起始位点上游 70~80 bp 处的一段由 9 个核苷酸即 GG<u>C</u>/TCAATCT 组成的高度保守的 DNA 序列。CAAT 是高效转录所必需的序列，其提高基因转录效率的功能可被 CAAT 结合因子 CTF 的 C 端结构域激活。如果 CAAT 框突变，基因转录水平明显下降，而不影响转录起始。

（3）GC 框 该框的核苷酸序列多为 GGCGGG，通常包含 2 个拷贝，分别位于 CAAT 框两侧，与转录因子 SP1 结合后，有促进转录效率的功能。

2. 终止子 就编码蛋白的结构基因而言，终止子是一段位于 3′UTR 下游的可使 RNA 聚合酶终止 hnRNA 合成的 DNA 序列，是由读码框下游的 AATAAA 序列和一段由 GT 组成的较长序列共同所构成（图 2-3），转录后对应于 RNA 链上的 AAUAAA 和 GUGU……核酸内切酶会在 AAUAAA 和 GUGU……序列之间的特定位点裂解 RNA，从而使该结构基因的转录终止。

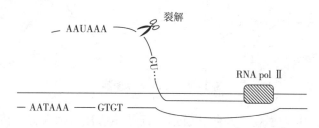

图 2-3 真核生物终止子结构示意图

3. 增强子 增强子（enhancer）是一段能够被转录激活因子识别并结合，进而提高目的基因转录效率的 DNA 序列。当某一特定的转录因子结合到一段离基因编码区较远的增强子上后，便促使距离该基因较近的 TATA 框进行前转录起始复合体组装，致使染色质上某一特定区域从转录非活化状态转变为活化状态。增强子位置不固定，有的位于启动子附近，有的则相当远，有的甚至可插入到内含子中。增强子没有方向性，无论在启动子的上游或下游，都可增强基因转录。但增强子具有组织特异性，即不同细胞有不同的特异因子与增强子结合，从而对不同组织和器官的基因表达有不同的调控作用。例如人类胰岛素基因 5′ 端上游约 250 bp 处有一组织特异性增强子，能被胰岛 B 细胞中的一种特异转录激活因子识别并结合，从而增强胰岛素基因的转录；而其他组织细胞中不表达该转录因子，使得该增强子不能被识别，这就是为什么胰岛素基因只有在胰岛 B 细胞中才能高水平表达的重要原因。当增强子序列缺失时，转录水平大大降低。

4. 沉默子　Manitis 等于 1986 年研究干扰素基因转录时首次发现其增强子内含负调控序列，将其称为负增强子，即沉默子。沉默子是降低或关闭邻近基因表达活性的一段 DNA 序列，在基因表达中起负调控作用。

二、基因的功能

DNA 是遗传信息储存、复制、传递与表达的载体。生物体通过 DNA 复制和细胞分裂将遗传信息传递给下一代，并通过基因表达使得蕴藏在 DNA 分子中的遗传信息得以呈现，从而体现生命现象。

（一）DNA 复制

DNA 复制是指以亲代 DNA 链为模板，以四种脱氧核糖核苷三磷酸（dNTP）为原料，在 DNA 聚合酶等的催化下合成子代 DNA 的过程。

1. 原核细胞的 DNA 复制　DNA 复制是一个连续的过程。为了便于理解，可将该过程划分为起始、延伸和终止三个阶段，现以大肠埃希菌（*E. coli*）DNA 复制为例进行介绍。

① 起始　特定的蛋白因子和酶准确能识别 DNA 分子上的复制起始点（Ori C）并与之结合，形成起始复合物；然后在 RNA 聚合酶的作用下，以 DNA 亲链为模板沿 5′→3′方向合成一小段 RNA 引物引导复制。复制发生在 Ori C 两侧即双向复制（图 2 – 4 A）。

② 延伸　以复制点一侧的 DNA 复制为例学习延伸过程（图 2 – 4 B）。在 3′→5′模板链上，DNA 新链遵循碱基互补原则沿 5′→3′方向连续复制，合成的子链称为前导链（leading strand）；而在 5′→3′模板链上，DNA 新链合成的方向与复制叉移动的方向相反，需分段进行，先合成的短的 DNA 片段称为冈崎片段（Okazaki fragment）。冈崎片段通过 DNA 连接酶连接形成的子链称为滞后链（lagging strand）。前导链 DNA 合成是连续的，而滞后链则不连续，这种复制方式为半不连续复制。

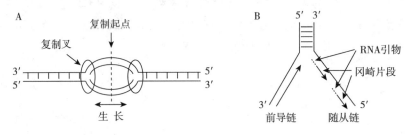

图 2 – 4　DNA 复制图解

③ 终止　RNA 酶水解 RNA 引物，并使新链继续延伸，填补引物水解后留下的空隙。最后在 DNA 连接酶作用下，将冈崎片段连接起来，完成 DNA 复制。复制完成后，一个亲代 DNA 分子生成 2 个子代分子，每个子代分子均由一条亲代 DNA 链和一条子代 DNA 链组成，这种复制方式称为半保留复制。

2. 真核细胞 DNA 的复制　除了拥有双向复制、半保留复制和半不连续复制等特点，真核生物 DNA 复制还有自身独到之处。①多起点复制，每个 DNA 分子有 100 ~ 1000 个复制起点起始复制。②延伸速度慢，DNA 通常与组蛋白结合成核小体不易解链，影响新 DNA 链延伸。③RNA 引物和冈崎片段小，真核细胞 DNA 复制时合成的 RNA 引物约为 10 个核苷酸，原核细胞则可达数十个；真核细胞的冈崎片段长 100 ~ 200 个核苷酸，而原核细胞的冈崎片段则由 1000 ~ 2000 个核苷酸组成。④DNA 聚合酶不同，真核细胞有五种不同的 DNA 聚合酶，其中聚合酶 α 和聚合酶 δ 分别负责起始复制和延伸两条链。⑤真核细胞的 DNA 复制全部完成前，各复制起点不能开始下一轮 DNA 复制，而快速生长的原核细胞则可在起始点处连续开始新一轮复制。⑥需要端粒酶来保持染色体末端的完整性。相对于复制叉的移动方向，滞后链的合成采用倒缝（backstitch）机制进行，在 DNA 复制终末时，由于 DNA 聚合酶不能结合到 DNA 模板的 3′端，致使所形成的 DNA 新链 5′端缺失一段 DNA。端粒酶可并与之结合，在端粒酶蛋白成分的催化下延长染色体 DNA 的 3′末端，回折补齐 DNA 新链 5′端的空缺，从而避免因多次 DNA 链的复制造成染色体末端基因丢失，确保了 DNA 复制的完整性。

每个 DNA 分子经复制可产生两个子代 DNA 分子，新生分子的碱基序列与亲代 DNA 分子一致，然后通过细胞分裂准确而完整地从亲代传递给子代细胞，只有这样才能确保遗传信息的稳定和物种的维持。

（二）基因表达

基因表达是指将基因中所蕴藏的遗传信息，通过转录的方式传递给 RNA，再经翻译形成各种蛋白质，从而使生物体表现出各种形态结构、生理特征以及复杂的生命现象的过程，即基因表达可划分为转录和翻译两个阶段。

1. 转录　是指遗传信息由 DNA 传递给 RNA 分子的过程，即 RNA 聚合酶以 DNA 为模板，按照碱基互补原则，以四种核糖核苷三磷酸（NTP）为原料合成 RNA 的过程。转录发生在细胞核中，是基因表达的第一步。

转录是不对称的，DNA 分子中只有某一条链的某一区域可以充当转录模板。作为转录模板的 DNA 单链为模板链，与其互补的另一条 DNA 链为编码链。一个 DNA 分子上有许多基因，并非所有基因的编码区都在同一条单链上，因此模板链或编码链是相对某个基因的转录而言的。

2. 翻译　是在 tRNA、ATP、GTP 和多种蛋白因子的协同下，核糖体以氨基酸为原材料根据 mRNA 指令合成多肽链的过程。

（1）mRNA 与蛋白合成　作为多肽链合成的模板，mRNA 上包含有由四种随机排列的核苷酸（A、U、G、C）组成的密码子，4 种核苷酸中的任意 3 个组成一个密码子，共可组成 $4^3 = 64$ 种密码子。其中 AUG 是翻译的起始信号，在翻译中对应蛋氨酸（在以哺乳动物为代表的真核生物中）或甲酰蛋氨酸（在以细菌为代表的原核生物中）；UAA、UAG 和 UGA 为终止密码，不能被 tRNA 识别，是翻译停止的信号。多数氨基酸可被若干个密码子所识别，识别同一氨基酸的多个密码子称为同义密码子，同一氨基酸具有两个或多个密码子的现象称为密码子的简并性。

（2）tRNA 与蛋白合成　tRNA 能成为氨基酸的转运工具与其具有反密码子环及氨基酸臂等结构直接相关。成熟 tRNA 的 3′端均有 – CCA – OH 三核苷酸序列，氨基酸通过酯键与腺苷酸核糖 2′– OH 相连；随后 tRNA 的反密码子与 mRNA 上的密码子反向互补，将氨基酸放在合适的位置上。另外，tRNA 的二氢尿嘧啶环（D 环）和假尿嘧啶环（C 环）与氨基酰 – tRNA 合成酶和核糖体的结合有关。

（3）蛋白合成　原核生物和真核生物的蛋白合成有着共同机制，但真核生物的蛋白合成过程则更为复杂，本节以原核生物为例讲解蛋白生物合成机制。

1）氨基酸活化　氨基酸是构成蛋白质的基本单位，但不是参与聚合反应的形式。参与蛋白合成的氨基酸需在 ATP 供能的情况下，由氨基酰 – tRNA 合成酶催化，与相应的 tRNA 结合形成氨基酰 – tRNA（图 2 – 5），此过程为氨基酸活化。氨基酰 – tRNA 合酶具有高度的专一性，即一种酶只能活化一种氨基酸。

2）蛋白质的生物合成　蛋白合成可划分为起始、延伸和终止三个阶段。

①起始　在起始因子 IF 的作用下，mRNA 链上起始密码上游的 SD 序列与核糖体小亚基 16S rRNA 的 3′端互补结合，形成"小亚基 – mRNA – IF"复合体；然后甲酰蛋氨酰 – tRNA 进入复合体，tRNA 上的反密码子与 mRNA 上的起始密码 AUG 互补结合；最后核糖体大亚基与小亚基结合形成起始复合体，起始因子释放。甲酰蛋氨酰 – tRNA 占据核糖体肽酰 – tRNA（peptidyle – tRNA，P）结合位点。

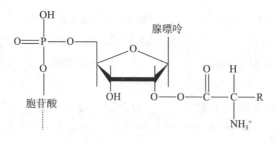

图 2-5　氨基酸的活化形式——氨酰基 – tRNA

②延伸　第二个氨基酰 – tRNA 进位氨酰 – tRNA（aminacyl – tRNA，A）位点。在肽基转移酶的催化下，P 位点上的氨基酰被移至 A 位点，通过肽键形成二肽，空载的 tRNA 离开 P 位。在移位酶和 GTP 供能的情况下，核糖体在 mRNA 上沿着 5′→3′方向移动一个密码子，二肽酰 – tRNA 进入 P 位点，空载的 A 位又可接受下一个氨基酰 – tRNA，随着该过程的进行肽链不断增长。

③终止　当终止密码出现在核糖体 A 位点时，可被释放因子识别并结合，而释放因子的结合能促发核糖体构象改变，将肽酰转移酶的活性转变为酯酶活性，水解新生肽链与 tRNA 之间的酯键，并促使核糖体的大小亚基分离，肽链合成结束。

（三）基因表达的调控 🔲微课2

基因表达调控是在细胞生物学、分子生物学和遗传学等学科的基础上发展起来的，涉及到很多基本概念和机制。

1. 原核细胞基因表达的调控　1961 年，法国著名科学家 Jacob 和 Monod 研究 *E.coli* 乳糖代谢过程提出了乳糖操纵子（*lac* operon）模型，开创了基因表达调控研究的新纪元。

（1）乳糖操纵子的结构　*E.coli* 的 *lac* 操纵子包括：①3 个紧密连锁的结构基因，即 *LacZ*、*LacY* 和 *LacA*，分别编码β – 半乳糖苷酶、透酶和乙酰基转移酶；②操纵基因（O），位于结构基因上游，本身不能转录，但控制结构基因的转录；③启动序列（P）位于操纵基因上游，是 RNA 聚合酶识别和结合的部位；④调节基因（R），位于 P 上游，具有独立的启动序列（Pr）。

（2）乳糖代谢的调控　无乳糖存在时，R 序列编码的阻遏蛋白与 O 序列结合，阻碍了 RNA 聚合酶与 P 序列的结合，从而使 *lac* 操纵子的转录不能启动。但阻遏不是绝对的，阻遏蛋白偶有脱落，故细胞内有少量的β – 半乳糖苷酶和透酶存在。当培养基中加入乳糖时，在透酶作用下，乳糖分子进入 *E.coli* 内并被β – 半乳糖苷酶催化生成半乳糖。半乳糖与阻遏蛋白结合，引起后者构象变化并离开操纵基因，处于关闭状态的操纵子开放，RNA 聚合酶与启动子结合，结构基因开始转录并翻译，从而大量合成乳糖代谢所需的 3 种酶（图 2-6），这一过程称为诱导。异丙基硫代半乳糖苷（IPTG）作为乳糖类似物，不能被代谢而相对稳定，称为安慰性诱导物，常用于蓝白斑筛选实验。当乳糖分解完毕，阻遏蛋白获得释放恢复原来构象，再次与操纵基因结合，致使乳糖操纵子关闭，结构基因表达停止，这一过程为阻遏。

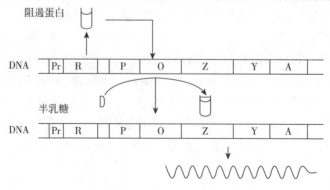

图 2-6　乳糖操纵子的结构及乳糖代谢调控

2. 真核细胞基因表达的调控　真核细胞的遗传信息量大，其基因表达存在多层次、多因素的调控，具有复杂的时空性。

（1）转录前调控　即 DNA 水平的调控。其调控方式主要包括以下几种。

① 组蛋白修饰　真核生物染色质主要以核小体串珠结构存在于细胞核内，组蛋白可维持基因组的稳定性，但也阻碍了基因表达。如果组蛋白的赖氨酸残基被乙酰化后就不再带有正电荷，因而失去对 DNA 的结合能力，因此组蛋白乙酰化一般被认为是染色质活化的标记。

② DNA 甲基化　DNA 上易形成 5′-甲基化胞嘧啶，在真核生物基因表达调控中起重要作用。非活跃转录的基因的 DNA 甲基化程度往往高于活跃转录的基因，因此认为 DNA 的甲基化程度与基因的表达成反比关系。几乎所有的甲基化胞嘧啶都位于对称序列的 5′-CG-3′二核苷酸上，这种序列多集中于富含 CG 的区域，即 CpG 岛。CG 岛通常位于转录调控区及其附近，基因不被转录时，这些 CpG 岛通常呈甲基化状态，当甲基化基团被去除后，基因才开始转录。

③ 基因重排　是指某些基因片段改变原来的核苷酸序列，重新调整其相关片段的衔接顺序，形成一个新的完整的编码单位。例如 B 淋巴细胞分化和浆细胞生成过程中，编码免疫球蛋白的许多基因都会经历断裂丢失与重排等复杂的变化，充分利用有限的免疫球蛋白基因为免疫球蛋白分子的多样性奠定基础。

（2）转录水平的调控　基因转录水平的调控主要是通过顺式作用元件和反式作用因子相互协调作用而实现的。

① 顺式作用元件　是指 DNA 分子上一段能够与调控蛋白结合并调控其他邻近基因表达的核苷酸序列。TATA 框是真核生物结构基因启动子最具典型意义的元件，是转录因子 TF Ⅱ D 的结合位点，对控制转录起始的准确性有重要作用。

② 反式作用因子　是指真核生物细胞核内能直接或间接识别并结合在序列特异性 DNA 片段上的蛋白因子，其中一些蛋白的主要功能是控制基因转录的开关，即与顺式作用元件结合可促进或抑制一个目的基因转录。RNA 聚合酶就属于反式作用因子，但其本身对基因转录的启动还需要其他因子协助。转录时，TATA 框首先被其结合蛋白 TBP 及其相关因子 TAF 识别并结合，继而 RNA 聚合酶Ⅱ等加入形成转录复合物，才能起始基因转录。

（3）转录后调控　真核生物中，转录最初生成的 RNA 前体必须经过复杂的加工修饰才能成为成熟 RNA。

1）hnRNA 的加工　初始合成的 hnRNA 的分子量是细胞质中成熟 mRNA 的 7~10 倍，需经戴帽、加尾及剪接等加工过程才能成为成熟 mRNA。

①戴帽（capping）　戴帽是 hnRNA 经历的最早修饰反应，当新生 RNA 链合成到约 30 个核苷酸时，加帽反应就开始在其 5′ 端进行。新生 hnRNA 的 5′ 端的第一个核苷酸通常是三磷酸鸟苷（5′-pppG），在磷酸酶作用下水解生成 5′-pG，然后 5′-pG 与另一分子 GTP 以 5′-5′ 三磷酸键连接生成三磷酸双鸟苷（5′Gppp5′G）。甲基化酶可催化 5′Gppp5′G "帽"结构中第一个 G 的 ^{7}N 甲基化形成帽 0（图 2-7）；如果其第二个 G 的核糖 2′-OH 上甲基化则形成帽 1；如果该"帽"结构的下一位核苷酸的核糖 2′-OH 上也甲基化则形成帽 2。"帽"结构可使 mRNA 进入细胞质后，容易被核糖体小亚基识别并与之结合；同时还可起到封闭新生 RNA 的 5′ 端，使其免受核酸酶消化的作用。

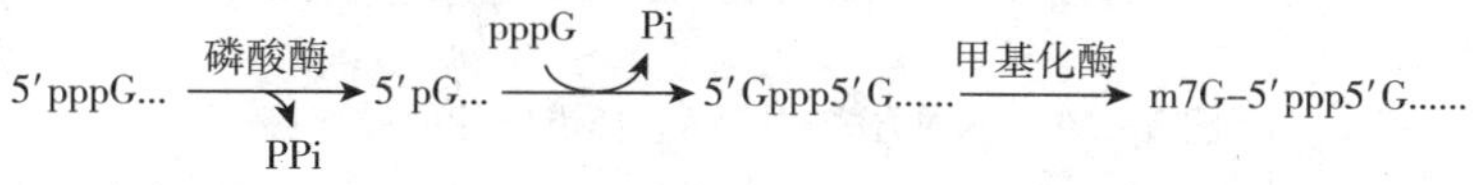

$$5'pppG... \xrightarrow[\text{PPi}]{\text{磷酸酶}} 5'pG \xrightarrow[]{pppG \quad Pi} 5'Gppp5'G...... \xrightarrow{\text{甲基化酶}} m7G\text{-}5'ppp5'G......$$

图 2-7　真核生物 mRNA 5′ 端加帽反应

②加尾（tailing）　hnRNA 转录终止时，3′端的 AAUAAA 序列（图 2-8）是附加多聚腺苷酸尾巴（poly A）的信号。转录越过修饰点后，hnRNA 会在修饰点处被裂解，随后在多聚腺苷酸聚合酶的催化下加上 100~200 个腺苷酸，形成 poly（A）"尾巴"（图 2-8）。poly（A）的主要功能是保护 mRNA 分子 3′端不受核酸酶降解，并促使 mRNA 由细胞核转运至细胞质中。

$$5' cap^{\sim\sim}...... AAUAAA...3' \xrightarrow{poly（A）聚合酶} 5' cap^{\sim\sim}...... AAUAAA...poly（A）tail\ 3'$$

图 2-8　真核生物 mRNA 3′端加尾图解

③剪接（splicing）　hnRNA 分子中只有 10%~20% 的序列是成熟 mRNA 序列，内含子将被切除。真核生物中，几乎所有编码蛋白质的结构基因的内含子剪接都遵循"GT-AG"原则（图 2-9），被剪切下来的核苷酸序列在细胞核中被降解。

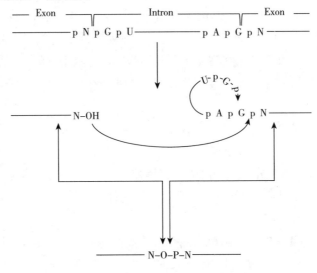

图 2-9　内含子剪接图解

真核生物细胞高度分化的重要表现形式是蛋白质合成的特异性和多样性，大多数真核基因的 hnRNA 只能被剪接成一种成熟的 mRNA 并对应一种蛋白质。但有些基因的外显子和内含子并非一成不变，某一 DNA 片段在编码一种多肽链时是外显子，而编码另一种时则为内含子，使得同一 DNA 序列可转录出两条或两条以上不同的 mRNA，即选择性剪接，从而指导多种不同蛋白质的合成。mRNA 前体的选择性剪接是真核生物基因组织特异性表达调控的一种机制，如不同的拼接方式使得降钙素基因在甲状腺 C 细胞中编码降钙素，而在神经组织中编码降钙素基因相关肽（图 2-10）。选择性剪接受诸多因素控制，其中包括基因转录起始位点和（或）终止位点的变更，以及其他特殊因子对某些剪切位点的封闭和（或）对 mRNA 前体空间构象的影响。

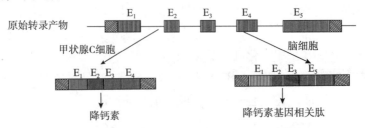

图 2-10　不同方式对降钙素样蛋白基因的剪接

2）tRNA 前体的加工　大多数真核细胞有 40~50 种不同的 tRNA 分子，其基因成簇存在并被间隔分开，由 RNA 聚合酶Ⅲ催化合成。转录初始产物需经加工修饰才能成为有功能的 tRNA。加工修饰方式主要包括：3′端加上 – CCA – OH 取代 UU 构成氨基酸臂；5′端切除 16 个核苷酸的先导序列；剪除内含子后将外显子连接起来；部分碱基被修饰为稀有碱基，如假尿苷酸（ψ）、二氢尿苷酸（D）等。加工修饰后的 tRNA 分子单链经自身回折形成呈"三叶草"构型的二级结构。

3）rRNA 前体的加工　真核细胞中 18S、28S 和 5.8S rRNA 基因以串联形式排列在染色质特定区域内，一起在 RNA 聚合酶 I 的催化下合成的 45S rRNA，参与核仁构建，故 rDNA 所在染色体区域称为核仁组织区（NOR）。45S rRNA 经历核糖核蛋白 2′ – O – 核糖甲基化等化学修饰，并由核酸内切酶和外切酶剪切掉内含子，产生成熟的 18S、28S 和 5.8SrRNA。成熟后的 rRNA 在核仁区域装配成核糖体大/小亚基，小亚基由 18S rRNA 和 33 种蛋白组成，通常 30 分钟内完成装配被运至细胞质；大亚基前体需要和核仁外的、被 RNA 聚合酶 III 催化合成的 5S rRNA 结合，成熟的大亚基包括（28S + 5.8S + 5S）rRNA 和 49 种蛋白，整个过程约需 1 小时。

（4）翻译水平的调控　翻译过程受 mRNA 成熟度、核糖体数量以及 tRNA 数目与类型等的影响。另外，可溶性蛋白因子的修饰、翻译起始的准确性及翻译效率等对蛋白翻译过程都有一定的调控作用。例如，eIF – 2 的 α 亚基磷酸化后，eIF – 2 和 eIF – 2B 紧密结合，直接影响了 eIF – 2 的再利用，从而影响了蛋白质起始复合物的生成。

（5）翻译后的调控　翻译后形成的初级产物需要加工修饰才能成为有活性的蛋白质。有的初级产物是一条多肽链，经剪接加工再组装后形成由几条肽链构成的蛋白质，胰岛素的加工过程便是如此；有的初级产物加工后，又可形成多种具有不同功能的蛋白质，如促黑色素激素和 β – 内啡肽等是由一条多肽链的初级产物经剪接加工后形成的；对初级产物的某些氨基酸进行可逆的共价修饰可调节蛋白质的活性，如可逆的磷酸化、甲基化和乙酰化等。

综上所述，真核细胞基因表达的调控是多因素、多层次和多水平的网络化调控，但很多调控环节及其机制还不清楚，有待深入研究。

第二节　基因突变与修复

生物体的遗传物质具有高度的稳定性，但并非永恒不变，DNA 变异也是生物界普遍存在的遗传事件之一。DNA 变异必然会引起基因突变，它不仅发生在生殖细胞中，也可发生在体细胞中。基因突变（gene mutation）是指基因组中碱基对组成或排列顺序发生改变，是新基因产生的方式之一。如果基因突变改变了原有蛋白质的结构或功能，将引起个体表型改变，甚至诱发遗传性疾病。

一、基因突变的特性

（一）可逆性

自然状态下未发生突变的基因称为野生型基因，基因突变使原座位上出现的新基因称为突变基因。携带突变基因的细胞或个体称为突变体（mutant），没有发生基因突变的细胞或个体称为野生型（wild type）。基因突变的可逆性是指野生型基因可突变为突变型基因，突变型基因也可突变为野生型基因，前者称为正向突变（forward mutation），后者则称为回复突变（reverse mutation）。正向突变频率往往高于回复突变频率，从而使群体基因频率发生变化。

（二）稀有性

基因突变普遍存在于自然界中，但不同种类的生物及同种生物的不同基因的突变率并不相同。自然条件下基因突变率非常低，一般用每代每 100 万个基因中发生突变的次数（n）来表示，即 $n \times 10^{-6}$/（基因·代），人类的自发突变率约为 1×10^{-6}/（基因·代）。

（三）多向性

基因突变的多向性是指同一个基因在不同的个体中可以向多个不同的基因突变，在群体中产生 3 个或 3 个以上等位基因成员，从而形成复等位基因。例如基因 A 可突变为 a_1、a_2，……a_n。所谓复等位基因（multiple alleles）是指在群体的同一基因座位上有 2 个以上的基因存在，但针对个体的该基因座位只拥有其中的两个基因或某一基因的纯合子。例如决定人类 ABO 血型的基因位于 9q34.1 – 9q34.2，该基因位点上由 I^A、I^B 和 i 三个基因构成一组复等位基因，共同决定了 ABO 血型系统抗原的合成。

（四）随机性

基因突变的随机性是指在自然条件下，突变在任何时间、任何个体以及任何基因座位上都有可能发生，只是它们的突变率不完全相同。

（五）有害性和有利性

任何一种生物的遗传基础都是自然长期选择的结果，具有一定的适应性，而基因突变打破了这种协调平衡关系，因此大多数基因突变是有害的，不利于生物的生长发育。对于人类而言，基因突变则可能导致遗传性疾病的发生。但基因突变也存在有利的一面，如农业生产上利用基因突变来提高农作物抗旱、抗寒、抗倒伏以及抗病虫害的能力，即可根据需要选育出优良品种。

二、基因突变的诱因

基因可以自发突变，也可以通过人为因素诱发而突变。自然条件下发生的突变称为自发突变或自然突变；物理、化学或生物等因素诱发的突变称为诱发突变。

（一）自发突变

自发突变产生的原因很多，可能是外部因素如自然环境中的本底辐射和致突变剂等引发的 DNA 损伤，也可能是机体内部因素如正常代谢过程中产生的自由基和糖基化终末产物引起的 DNA 损伤。另外，DNA 复制过程中发生的碱基错配、碱基插入或缺失等均会造成 DNA 突变，自然条件下人类基因的自发突变频率非常低，一般在 $1.0 \times (10^{-5} \sim 10^{-8})$ 之间，人类单基因遗传病大多为自发突变的结果。

（二）诱发突变

根据诱因性质不同，基因诱发突变可分为物理诱变、化学诱变、生物诱变和航天诱变等。诱发突变常用于基因功能鉴定、种质资源改良以及生物新品种培育。

1. 物理诱变　主要有电离和紫外线辐射等。

（1）电离辐射　电离辐射具有波长短、频率快和能量高等特点，能使受作用的有机体产生自由基，进而造成 DNA 链和染色体的断裂或重排，导致遗传物质结构畸变，这种畸变一般不能被正确修复，易引发染色体病或恶性肿瘤。外太空的 α、β 等高能粒子和短波长电磁波（如 X、γ 线等）以及用于临床放射性诊断和治疗的 X 线与 ^{60}Co γ 射线等都属于电离辐射。

（2）紫外线辐射　紫外线的能量较低，但容易使 DNA 链上相邻嘧啶碱基之间形成嘧啶二聚体，也可引起 DNA 之间或 DNA 与蛋白质的交联。嘧啶二聚体的存在使得 DNA 双链间的氢键减弱，致使 DNA 结构局部变形，从而影响 DNA 的复制和转录。

2. 化学诱变　引起基因突变的化学因素很多，如氮芥、甲醛、烷化剂和亚硝酸盐等。食品中的亚硝酸盐进入人体后因亚硝化作用而生成亚硝胺，后者可引起 DNA 分子的嘧啶碱基结构改变，使 DNA 在复制中发生配对错误，导致基因突变，有致畸和致癌的风险；烟草中的多环苯蒽在芳烃羟化酶作用下可转变为强致癌的多环芳烃，后者可致基因突变，引发肺癌、喉癌等。

3. 生物诱变 诱发基因突变的生物因素主要是病毒，疱疹病毒、多瘤病毒、麻疹病毒等都可能诱变生物。DNA 病毒可直接将其 DNA 分子整合到宿主细胞的 DNA 分子中，导致基因突变，从而触发细胞癌变；反转录 RNA 病毒则可在反转录酶的作用下以病毒 RNA 为模板，互补合成 cDNA，cDNA 再整合到宿主细胞的 DNA 分子中，同样可引发基因突变。

4. 航天诱变 航天诱变又称空间诱变，是利用空间环境特有的宇宙射线、微重力、弱地磁、高真空等因素的综合作用对生物体进行诱变的一种手段。目前航天诱变主要用于育种方面，现利用该项技术培育出了多种新型作物，包括粮食作物、经济作物、花卉及抗生素等高产优质新品种（系）。

三、基因突变的分子机制

基因突变的机制多种多样，人类基因组中常见的突变有碱基替换、碱基插入或缺失、基因融合等静态突变和动态突变。

（一）碱基替换

DNA 分子中一个碱基被另一个碱基替代称为碱基替换，又称点突变（point mutation），是静态突变的一种。所谓静态突变（static mutation）是指在一定条件下生物各世代中以相对稳定的频率发生的基因突变，如点突变和基因融合等。

碱基替换有两种方式：转换（transition）和颠换（transversion）。一种嘌呤被另一种嘌呤取代、一种嘧啶被另一种嘧啶取代称为转换；而嘧啶被嘌呤取代或嘌呤被嘧啶取代则称为颠换，自然界中转换多于颠换。根据所产生的遗传效应不同，点突变可分为以下几类。

1. 同义突变 同义突变（synonymous mutation）是指碱基突变致密码子改变，但所编码的氨基酸与原来密码子编码的氨基酸相同，因此同义突变一般不产生突变效应。例如，DNA 中的密码子 TTA 的第一 T→C 形成 CTA，对应于 mRNA 中的 UUA 和 CUA，这两个密码子均编码亮氨酸（图 2-11）。同义突变的分子基础在于密码子的兼并性。

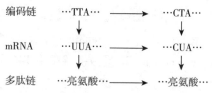

图 2-11 同义突变图解

2. 错义突变 错义突变（missense mutation）是指碱基替换导致编码一种氨基酸的密码子突变成编码另一种氨基酸的密码子，使所合成的蛋白质功能改变。镰状细胞贫血症就是由错义突变所引起的，即珠蛋白 β 基因 mRNA 的第 6 位密码子 GAG 突变为 GUG，使谷氨酸突变为缬氨酸，导致镰状血红蛋白（HbS）取代了正常 Hb（HbA）（图 2-12）。错义突变产生的效应大小与氨基酸的性质和所处位置相关，如果被取代的氨基酸位于蛋白发挥功能的非必要区域，或是与突变前的氨基酸具有相同的理化性质，一般对蛋白功能影响不大。

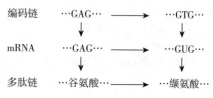

图 2-12 错义突变图解

3. 无义突变 无义突变（nonsense mutation）是指碱基替换使原来编码某一氨基酸的密码子突变成

不编码任何氨基酸的终止密码，导致多肽链合成提前终止，产生无活性的多肽片段。正常情况下，β 珠蛋白含有 146 个氨基酸，而 Hb Mckees – Rocks 的 β 珠蛋白只含有 144 个氨基酸，原因是第 145 位密码子 UAU 突变为 UAA，从而产生异常血红蛋白（图 2 – 13）。如果无义突变位于 mRNA 链的 3′末端处，它所编码的蛋白通常会有活性，表现为渗漏型。

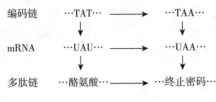

图 2 – 13　无义突变图解

4. 终止密码突变　终止密码突变（termination codon mutation）是指突变发生在终止密码子上，使终止密码子突变为编码某一氨基酸的密码子，导致多肽链合成继续进行，从而使多肽链的合成直至下一个终止密码出现才停止，形成超长多肽，故终止密码突变又称延长突变。如 Hb Costant Spring 就是 α 珠蛋白的终止密码 UAA 突变为 CAA，结果使得多肽链延长至 172 个氨基酸，由于产生的 mRNA 不稳定，导致 α 链合成量减少，表现为 α 地中海贫血（图 2 – 14）。

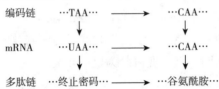

图 2 – 14　终止密码突变图解

（二）移码突变

在 DNA 编码序列中插入或缺失数目不等的碱基对，但数目均不是 3 或 3 的整数倍，致使插入或缺失点下游的读码框改变，称为移码突变（frame shift mutation），导致所编码的蛋白质严重改变而引发遗传性疾病。例如，异常血红蛋白 Hb Wayne 的 α 珠蛋白链就是由 146 个氨基酸组成的，原因在于 α 珠蛋白基因第 138 位三联体 TCC 中缺失了一个 C，致使该位点及其后面的读码框随之改变，原来第 142 位上的终止密码子突变为编码赖氨酸的密码子，直到第 147 位才出现终止密码子，使得异常多肽链延长至 146 位氨基酸（图 2 – 15）。

		137	138	139	140	141	142
HbA	Hb α 链	···ACC	UCC	AAA	UAC	CGU	UAA
		··· 苏	丝	赖	酪	精	终止

缺失 C

Hb Wayne α 链	···ACC	UCA	AAU	ACC	GUU	AAG
··· 苏	丝	天冬	苏	缬	赖···147终止

图 2 – 15　移码突变图解

如果插入或缺失的碱基数目是 3 或 3 的整数倍，则插入或缺失部位的前后氨基酸的读码框不会改变，即整码突变（图 2 – 16）。

编码链	...ATG	TTT	CGT	ATA	AGT	AAA...
	...蛋	苯丙	精	异亮	苏	赖...

↓ 插入GAT

编码链	...ATC	TTG	ATT	CGT	ATA	AGT	AAA...
	...蛋	亮	异亮	精	异亮	苏	赖...
mRNA	...AUC	UUG	AUU	CGU	AUA	AGA	AAA...
	...蛋	亮	异亮	精	异亮	苏	赖...

图 2-16 整码突变图解

（三）基因融合

基因融合是指两个基因或两个基因的各自一部分序列融合成一个新基因的过程。两个不同基因由于发生错配和不等交换使得其核苷酸序列相连，从而形成一个融合基因（fusion gene）。融合基因由同一套调控序列（包括启动子、增强子、核糖体结合序列、终止子等）控制，其表达产物为融合蛋白。如果产生异常癌蛋白将使细胞发生恶性转化，例如 9/22 染色体易位，可形成一功能异常的 *bcr-abl* 融合基因，该基因编码 BCR-ABL 融合多肽，该融合蛋白增高了酪氨酸激酶的活性，可促使细胞转化导致慢性粒细胞性白血病发生。

（四）动态突变

动态突变（dynamic mutation）是指人类基因组上短串联重复序列（short tandem repeat，STR）尤其是三核苷酸重复序列如 CAG，CGG，CTG 等的拷贝数在世代传递中发生明显增加，从而导致基因功能发生改变。如脆性 X 染色体综合征的发病机制与 Xq27.3 处有一易断裂结构直接相关，其原因是位于 Xq27.3 区域的 *FMR*1 基因的 5'UTR 有一段不稳定的 $(CGG)_n$ 重复序列，其附近有 CpG 岛存在，当 CGG 的拷贝数超过 200 且相邻的 CpG 岛被甲基化时，*FMR*1 基因表达受阻，受累者会表现出智力低下及其他特征，现已知重症脆性 X 综合征患者的 CGG 拷贝数可多达 2000 次。

目前已发现人类的 20 多种遗传病是由动态突变所引起的，如亨廷顿病患者基因组中存在 CAG 的扩增。动态突变揭示了导致人类遗传病新的发病机制，解释了遗传早现和不完全外显的分子机制，为相关疾病提供了简便有效的基因诊断方法。

四、基因突变的命名

为了明确表示基因突变的类型及所发生的位置，本节将依据 Trends in Genetics 副刊出版的遗传学命名系统对基因突变进行命名。

突变发生在结构基因编码区时，一定要表明突变位置和发生改变的核苷酸，如 G→A at 274，表示基因编码区的第 274 个核苷酸 G 突变为 A，→表示突变方向。而在编码区发生缺失或插入等突变时，应表明突变符号及缺失或插入核苷酸的数目，如 nt1054（del 6）表示有 6 个核苷酸缺失，其中第一个位于1054 处；nt409（ins GC）表示在第 409 位后插入核苷酸 G 和 C。

突变发生在内含子区域时，需借助外显子的位置来表示，如 145+7（C→G）表示位于某外显子（最后一个核苷酸是第 145 位）3'端下游的内含子中的第 7 个核苷酸由 C 突变为 G。如果只知道外显子上游内含子所在位置，可用"-"来表示，如 125-6（C→T）表示在某外显子（第一个核苷酸为 125位）5'端上游的内含子中第 6 的胞嘧啶突变为胸腺嘧啶。

在蛋白质水平上表示突变时（同义突变除外），需要用原来氨基酸的字母符号、突变位置和突变后氨基酸的字母来表示，如 F25L 表示第 25 位的苯丙氨酸突变为亮氨酸。

五、基因突变的生物学效应

⇒ 案例引导

案例　患者，男性，21 岁，因性发育障碍而就诊某医院内分泌科。诊断结果表明该患者总体表现为低促性腺激素型性腺功能减退合并左侧嗅球嗅束发育不良；取患者外周血分别进行高通量测序，检测结果如下表所示。

基因	染色体的位置	转录本外显子	突变位置
DHH	chr12：49487996	NM_021044；exon1	300C→T
FREM2	chr13：39450226	NM_207361；exon19	8349A→G
ATM	chr11：108098555	NM_000051；exon3	125A→G
GATA	chr8：11566308	NM_002052；exon2	487C→T

讨论　如何解读这一检测结果？患者疾病发生的原因是什么？

基因序列的稳定性是蛋白质稳定的基础。基因结构改变必然会产生不同的表型效应，根据对机体造成的影响程度不同，基因突变效应可分为以下几类。

（一）引发遗传性疾病

基因突变可影响个体的生长发育，导致生育能力降低，寿命缩短。据估计，一个人至少带有 5~6 个处于杂合状态的有害突变，当这些突变处于纯合状态时将会产生有害后果。

基因突变可发生在个体发育的任何时期，发生在不同时期的基因突变对个体产生的生物学效应不同。生殖细胞中的基因突变伴随着生殖传递可引起后代遗传性状改变或遗传病发生；胚胎细胞中的基因突变将严重影响胎儿的生长发育，导致流产、死胎或胎儿畸形；发生于体细胞的基因突变，可通过细胞分裂传递给子细胞，严重时可导致当代体细胞癌变。

（二）不产生有害效应

有些突变对机体不产生有害效应，或效应不明显，这类突变属于中性突变。中性突变主要包括：①同义突变；②发生在某些不影响基因功能的重复序列或基因间隔序列内的突变；③有些错义突变虽然导致蛋白质中氨基酸组成改变，但突变前后氨基酸的理化性质相近，因此对机体的生理功能不造成影响或影响不大，只是形成正常人体生化组成的遗传学差异。如人类的 ABO 血型、HLA 类型及各种同工酶等，都是基因突变形成的。

从进化观点出发，中性突变是生物多样性的重要源泉，为生物进化提供了丰富的原材料，是生物进化的主要动力。

（三）产生遗传多态性

遗传多态性（genetic polymorphism）是指同一种群中就某种遗传性状而言，存在 3 种或 3 种以上的不连续表型。人类的遗传多态性包括：染色体多态性、DNA 多态性、酶多态性、蛋白质多态性及抗原多态性五类。其中 DNA 多态性主要表现为：DNA 限制性片段长度多态性（RFLP）、扩增片段长度多态性（AFLP）和单核苷酸多态性（SNP）等，从而造成同一基因座位上有两种或两种以上等位基因在群体中同时存在。DNA 多态性已广泛用于遗传标记、基因诊断与法医学鉴定、疾病相关基因分析以及个体化医疗等研究领域。

六、基因损伤的修复

正常情况下，生物体内存在多种 DNA 损伤修复系统能及时修复受损的 DNA，从而大大降低了突变引起的有害效应，保证了遗传物质的相对稳定。DNA 损伤修复主要包括光复活修复、切除修复、重组修复、SOS 修复及错配修复等几种方式。

（一）光复活修复

光复活修复（photoreactivation repair）是一种高度专一的 DNA 直接修复方式，只作用于由于紫外辐射所引发的嘧啶二聚体。一般情况下，光裂解酶与 DNA 分子松散结合，当遇到嘧啶二聚体时才与之特异性紧密结合，波长为 400 nm 左右的可见光可将该酶激发为活性状态，然后利用光能打开二聚体之间的共价键（图 2–17）。这种修复方式广泛地存在于细菌、酵母、原生动物、蛙类、鸟类以及包括人在内的哺乳动物细胞中。

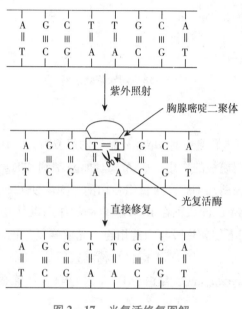

图 2–17　光复活修复图解

（二）切除修复

切除修复（excision repair）是目前研究最详细的修复系统，属于 DNA 复制前的损伤修复，主要修复因紫外照射形成的嘧啶二聚体。相对光复活修复而言，切除修复过程无需光能输入，故又称暗修复。以嘧啶二聚体切除修复为例图解该过程（图 2–18）：①核酸内切酶识别损伤部位，在带有嘧啶二聚体片段的 5′ 上游切开磷酸二酯键产生一个切口，核酸外切酶以此为基础完成受损部位的切除造成一个缺口；②以正常的 DNA 为模板，在 DNA 聚合酶的作用下合成新的 DNA 片段以填补切口；③在 DNA 连接酶的作用下，将原来的 DNA 单链与新合成的 DNA 链通过磷酸二酯键相连，恢复正常结构。

如果修复系统缺陷，DNA 损伤不能被及时修复，则可能导致疾病。研究发现人类着色性干皮病涉及一系列 *XP* 基因，该基因系统表达产物协同作用可完成紫外线诱发的胸腺嘧啶二聚体切除过程。若 *XP* 基因系统缺乏，则不能修复嘧啶二聚体的切除，从而导致皮肤癌。

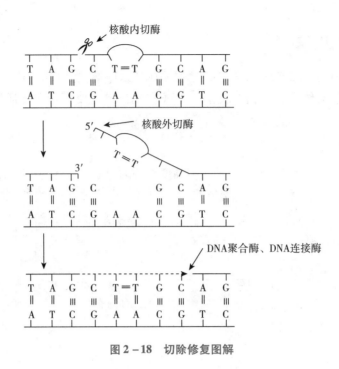

图 2-18 切除修复图解

(三) 重组修复

重组修复 (recombination repair) 是一种 DNA 复制后的修复方式。DNA 分子的一条链某一区段含有损伤区域，失去了充当 DNA 复制模板的作用，DNA 聚合酶复制到此时就会越过这一区域，导致其新合成的子代 DNA 链上留下一缺口，诱导细胞产生重组蛋白酶，该酶使另一条完整的亲链 DNA 与有缺口的子链 DNA 发生重组，而亲链 DNA 的缺口则在 DNA 聚合酶的作用以其完整子链为模板合成新的 DNA 片段来填补，最后在连接酶的作用下使新片段与旧链相连，完成修复过程 (图 2-19)。

如此反复修复，复制若干代后，损伤 DNA 链将被稀释，但却不能将损伤 DNA 片段彻底去除。如果修复系统缺陷则会患病，如 Bloom 综合征就是由于 DNA 聚合酶 β 和连接酶 I 的活性降低导致重组修复缺陷所致。

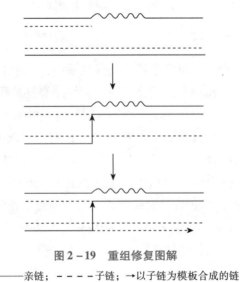

图 2-19 重组修复图解

——亲链；----子链；→以子链为模板合成的链

(四) 错配修复

细胞中存在的 "错配修复" (mismatch repair，MMR) 系统，能够识别 DNA 复制中是否存在碱基置换或错配等现象，一旦发现存在上述情况，便由"错配修复"系统切除错配部分，并在 DNA 聚合酶Ⅲ和 DNA 连接酶的作用下，合成正确配对的子链使核苷酸序列得以恢复，这种修复方式为错配修复。研究发现，甲基化程度不同为错配校正提供了一个标记，即复制后只有亲本 DNA 链上有甲基基团，而子代链则在等待甲基化。如在 E. coli 复制中如果发生错配，需通过甲基化水平正确识别出母链和子链，然后进行修复。

（五）SOS 修复

SOS 修复是一种应激修复机制，其原则是丧失一些信息而存活总比死亡好一些。即当 DNA 受损严重时，甚至是两条链均受损且损伤位点邻近，细胞处于危险状态时，其他修复均被抑制，不得不启动 SOS 修复。SOS 修复往往是一种无 DNA 模板的修复模式，以高突变率为代价，是一个错误潜伏的过程。recA – lexA 是 E. coli 中 SOS 修复的系统调控，当有 DNA 损伤或复制受阻的诱导信号出现时，recA 蛋白酶被激活，刺激调控蛋白 LexA 分解，使与 SOS 修复有关的基因去阻遏而先后开放，产生一系列细胞效应，使受损的 DNA 得以修复。

DNA 损伤的修复机制很多，除上述几种修复方式以外，还有适应性修复、链断裂修复等。一旦 DNA 修复异常，受损 DNA 不能被及时正确修复，可能导致肿瘤或加速个体衰老死亡或降低机体的免疫功能。

第三节　人类基因组学

基因组（genome）是指某一生物全部遗传信息的总和，这些遗传信息位于 DNA 或 RNA（病毒 RNA）分子上。除细胞核中含有遗传物质外，真核生物的细胞器如叶绿体和线粒体都有各自的 DNA 分子，如人类基因组在广义上包括核基因组和线粒体基因组，而狭义上的人类基因组指的是核基因组，包括 24 条染色体（1~22 常染色体、X 与 Y 染色体）上 DNA 信息的总和。

一、人类基因组结构

按照 DNA 序列的碱基组成和重复频率，人类基因组核基因组可区分为单拷贝序列和低度重复序列、中度重复序列以及高度重复序列。

（一）单拷贝序列和低度重复序列

基因组中只有一个拷贝的 DNA 序列为单拷贝序列（unique sequence），通常由 1000 bp 组成，编码不同功能的蛋白质或酶的结构基因多为单拷贝序列，单拷贝序列的两侧往往为散在分布的重复序列。由于大多数结构基因的唯一性，导致结构基因突变很容易造成遗传性状的改变，或产生遗传性疾病。在基因组中包含 2~10 个拷贝的 DNA 序列为低度重复序列（low repetitive sequence），其功能尚不清楚。单拷贝序列和低度重复序列约占人类基因组的 60%。

（二）中度重复序列

散在分布于人类基因组中的中度重复序列（intermediate repetitive sequence）的核苷酸序列长度和重复频率差异较大，即长度为 300~7000 bp，拷贝数在 10~10^5 次之间。中度重复序列中，只有少数为编码序列，大多数无编码功能，作为单拷贝基因的间隔序列存在。根据重复序列的长度，中度重复序列可分为短分散重复序列和长分散重复序列。

1. 短分散重复序列（SIRS）　重复序列的长度在 300 bp 左右，拷贝数可达 10^5 次。例如 Alu 序列是人类基因组中含量丰富的一类中度重复序列，约由 300 bp 组成，在该序列的第 170 位左右含有一个限制性内切酶 Alu I 特异性识别位点 AGCT，故称为 Alu 序列。Alu 家族的拷贝数达 50 万~70 万次，约占人类基因组的 3%~10%。Alu 序列的 5′端比较保守，但富含脱氧腺苷酸的 3′端在不同的 Alu 序列变化很大；另外，Alu 序列具有种属特异性，以人类 Alu 序列制备的探针只能用于人类 Alu 序列的检测。研究表明，人神经纤维瘤的发生是因为患者的一个抑癌基因 *NF1* 中出现了一个新的 Alu 序列，从而使 *NF1* 基因失去活性，导致肿瘤发生。

2. 长分散重复片段（LIRS）　LIRS 的平均长度约在 3500~5000bp，拷贝数在 $10^2 ~ 10^4$ 次之间，约占人类基因组的 12%。LIRS 的数量及其在染色体上的位置存在着广泛的变化，是可以移动的因子。大多数 LIRS 不编码蛋白，但有些 LIRS 则为可编码蛋白（如组蛋白、核糖体蛋白和免疫球蛋白等）或 rRNA 的结构基因。

Kpn I 家族属于 LIRS，该类序列是人类基因组中仅次于 Alu 家族的第二大中度重复序列，长约 6.4kb，拷贝数为 3000~4800 次，约占人类基因组的 3%~6%。利用限制性内切酶 Kpn I 消化人类或其他灵长类动物的 DNA 分子，电泳结果可见 1.2、1.5、1.8 和 1.9kb 的 4 个大小不等的片段。尽管不同长度的 Kpn I 家族之间同源性较小，不能互相杂交，但它们 3′端的同源性较高。

（三）高度重复序列

高度重复序列（highly repetitive sequence）是基因组中普遍存在的多拷贝序列，重复频率达 10^6 次以上，是真核生物基因组与原核生物基因组的最大区别之一。高度重复 DNA 序列在基因组中所占比例随因种属不同而不同，在人类基因组中约占 20%，长度通常为 2~200bp，呈串联重复排列。高度重复序列一般具有不转录功能，但在维持染色体结构稳定、染色体配对和基因功能等过程中有重要的调节作用。高度重复序列包括倒位重复序列、卫星 DNA 等。

1. 倒位重复序列　又叫反向重复序列，是由两个核苷酸顺序相同的拷贝在同一 DNA 分子的两条链上反向排列而成。倒位重复序列的复性速度极快，因此又被称为零时复性部分。倒位重复序列分两种形式：一种是互补序列间有一段 DNA 序列作间隔，这种结构变性后再复性时，两个互补拷贝通过链内碱基配对可形成十字状结构（图 2－20）；另一种是两个互补拷贝串联在一起，中间无间隔序列，这种结构称为回文结构。

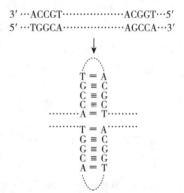

图 2－20　倒位重复序列图示

2. 卫星 DNA　卫星 DNA（satellite DNA）是因为在 $CsCl_2$ 密度梯度离心时，DNA 主峰旁有卫星状分布的小峰而得名。在人类基因组中，卫星 DNA 约占 10%，重复单位长 5~100bp，呈串联排列。原位杂交显示，卫星 DNA 主要位于着丝粒、端粒、Y 染色体长臂上的异染色质区和随体区域。

卫星 DNA 在人类其因组中分布广泛且呈多态性，包括小卫星 DNA 和微卫星 DNA 两类。小卫星 DNA 的重复单位长 12~100 bp，重复次数大于 3000 次，又称为数量可变的串联重复序列，早前常用于 DNA 指纹技术做个体鉴定分析。微卫星 DNA 称 STR，其重复单位只有 1~5bp，串联成簇的长度为 50~100bp，人类基因组中至少有 3 万个不同的微卫星位点。STR 在不同个体之间具有高度的多态性，但在遗传上却高度保守，是 DNA 指纹形成的基础。作为一种重要的遗传标记，STR 可用于构建遗传图谱和个体鉴定。STR 重复频率异常会导致人类遗传病。

3. α 卫星 DNA　α 卫星 DNA 为灵长类动物所特有，用限制性内切酶 Hind III 消化非洲绿猴的 DNA，可得到重复单位为 172bp 的重复序列，且序列大多是由交替变化的嘌呤与嘧啶组成。人类基因组中的 α 卫星 DNA 组成更为复杂，最小重复单位也可达 170bp，主要分布在着丝粒区域。

（四）多基因家族和假基因

多基因族（multigene family）是指来源相同、结构相似和功能相近的一组基因，是真核生物基因重复的最显著的特征。从进化角度出发，多基因家族是由某一祖先基因经过多次重复和（或）变异而产生的。根据在染色体上的分布情况，多基因家族大致可分为两类：一类是基因家族成簇地分布在某一条染色体上，可同时合成某些蛋白质，如组蛋白基因家族；另一类则是一个基因家族的不同成员成簇地分布不同染色体上，这些不同成员编码组成功能上紧密相关的蛋白质和 RNA，如 rRNA 基因。

假基因（pseudogene）也称伪基因，是基因家族在进化过程中形成的与结构基因非常相似但无明确生物学意义的 DNA 拷贝，常用 ψ 表示。大部分假基因都位于正常基因的附近，与正常基因在结构上的差异主要体现在：不同位点上有不同程度的缺失或插入、内含子与外显子邻接区域的核苷酸顺序存在变化或 5 端启动区域缺陷等，这些差异致使假基因不能转录并形成正常的 RNA 产物。

二、人类基因组计划

作为一项规模宏大，跨国跨学科的科学探索工程，人类基因组计划（human genome project，HGP）旨在测定人类染色体（指单倍体）中所包含的核苷酸序列，绘制人类基因组图谱，辨识其所载有的基因及其序列，从而达到破译人类遗传信息的目的。

⊕ 知识链接

中国与人类基因组计划

人类基因组计划（HGP）于 1990 年在美国首先启动，随后英、日、法和德四个国家相继加入，组成了国际 HGP 协作组（IHGSC），旨在测定人类基因组的全部 DNA 序列，从而获得人类能够全面认识自我的遗传学信息。

1994 年，在谈家桢、吴旻等科学家的倡导下，中国 HGP 启动。1999 年 9 月，中国作为唯一的发展中国家成为 HGP 的第六个参与国，并于 2001 年 8 月 26 日提前高质量完成了 1% 的基因序列图谱。

"1%" 对整个 HGP 而言或许是微不足道的，但却给中国基因组学的发展带来了空前的意义，使中国基因组学研究从追赶实现并跑，进而带动中国测序仪的研制和生物信息学软件的开发等前沿技术逐步跻身于世界前列。中科院院士、华大基因联合创始人杨焕明表示，中国科学家 "抢" 到的 1% HGP 使 "中国" 二字永远镌刻在了人类科技发展史的重要里程碑上。

2003 年 4 月 14 日，HCP 测序工作宣布完成。但由于技术限制，包括染色体末端和着丝粒内在的约 8% 的 DNA 序列尚未完成测序。为了进一步完善 HGP 数据，科学家进行了不懈的努力，不仅补齐了人类基因组图谱上缺失的部分，还纠正了以前的参考序列，于 2022 年 4 月 1 日人类基因组的完整序列首次在 Science 上发布，自此完成了整个人类基因组的测序解码。

HGP 基本完成预期目标，人类基因组的遗传图、物理图、转录图谱和序列图相继完成，并以此基础经基因精细定位和每个基因的序列识别分析，建立了人类的基因图。

（一）遗传图谱

遗传图谱又称遗传连锁图，是以基因连锁、重组交换值构建的图谱。图距为 cM（厘摩），交换值为 1% 时图距为 1cM，约相当于 1000 kb。人基因组全长约 3300 cM，如两个标记之间相距 1 cM，则需 3300 个标记，如相距 2~5 cM，则需 660~1650 个标记。遗传图谱的遗传标记经历了从 RFLP、STR 到 SNP 三个转变阶段，每一个标记都要用序列标志性位点（sequence tagged sites，STS）作鉴定。

遗传图谱显示的是所知基因和（或）遗传标记的相对位置，通过遗传图谱可知各个基因或 DNA 片段的相对距离和方向。遗传图谱的标记间隔远大于 100 kb，而测序要求标记间隔小于 100 kb，因此遗传图谱的分辨率有限。另外，遗传图谱的精确性也较低，尽管经典遗传学认为交换具有随机性，但基因组中有些区域是重组热点，而遗传图谱则不能精确地将这些位点显示出来。

（二）物理图谱

物理图是以 DNA 碱基对数目为距离标明遗传标记在 DNA 分子或染色体上所处位置及其相互间距离的图谱。可识别标记主要包括：限制性内切酶的酶切位点、染色体带区或特定基因等。绘制物理图谱，首先需要利用限制性内切酶将染色体切成片段，再根据重叠序列确定片段间连接顺序，以及遗传标志间的物理距离。由于 DNA 是大分子，限制酶消化产生的用于测序的 DNA 片段只是其中的极小部分，这些片段在 DNA 链中所处的位置关系是应该首先解决的问题，故 DNA 物理图谱是序列测定的基础，也可理解为指导 DNA 测序的蓝图。

（三）转录图谱

转录图谱又称表达图谱，是以基因的表达序列标签（expressed sequence tag，EST）为遗传标记构建的分子图谱。EST 是从已构建好的 cDNA 文库中随机取出一个克隆，从其 5′端或 3′端开始对插入的 cDNA 片段进行单向测序，所获得的 cDNA 序列，其长度为 300～500 bp。转录图谱以 cDNA 的 5′或 3′端为基点，根据转录序列的位置和距离进行绘制。一般而言，mRNA 的 3′ UTR 是每个基因比较特异的序列，将对应于 3′–UTR 的 EST 序列进行辐射性杂交定位，即可构成由基因组成的 STS 图谱。

转录图谱显示的是 DNA 分子某一区域内所有可以被转录的序列的分布图，但随机测序获得的 EST 有时难以捕获那些低丰度表达的基因和特殊环境条件下诱导表达的基因。

（四）序列图谱

序列图谱是对基因组 DNA 全部核苷酸进行分析而构建的碱基排列图，是现阶段分子水平上最高层次的物理图谱。HGP 完成了人类基因组所包含的 3.2×10^9 个核苷酸的测序工作，阐明了人类基因组及所有基因的结构与功能，解读了人类的全部遗传信息。HGP 的实质内容就是绘制人类基因组 DNA 序列图谱。

三、后基因组计划

后基因组学即功能基因组学，是运用结构基因组学提供的信息，在分子水平上系统分析基因组中编码序列和非编码序列的生物学功能，探讨基因差异性表达的基因组学的一个分支。后基因组学更侧重于基因表达及其调控和蛋白质互作的动态变化，旨在从基因、RNA 转录本和蛋白质等水平上对基因组序列进行诠释。由功能基因组学衍生出来的学科有转录组学、蛋白质组学、代谢组学和比较基因组学等。

（一）转录组学

某一特定时期，生物体细胞或组织所转录出的 RNA 的总和称为转录组。与基因组的差异在于，转录组的定义中包含了基因表达的时空限定，即在不同生长发育时期及生活环境下，机体的同一细胞或组织的基因表达谱是不完全相同的。转录组学是在 RNA 水平上进行细胞或组织特异性表型与基因表达及其调控模式相关性研究的学科，是连接结构基因组学与功能基因组学的纽带。另外，转录组学也是进行肿瘤等复杂疾病发病机制以及机体生长发育、衰老与死亡等研究的重要工具。常有的方法有 cDNA 微列阵杂交技术和逆转录 PCR 等。

（二）蛋白组学

转录组学仅能在转录水平上反映基因表达状况，并不能直接反映出蛋白质的种类和含量，更无法显示肽链修饰、蛋白分选定位以及蛋白质相互作用等，蛋白组学应运而生。一个细胞或一个组织的基因所表达的全部蛋白称为蛋白组。蛋白组学是一门在整体水平上分析细胞内动态变化的蛋白质组成、表达水平、修饰状态和细胞定位和生理功能，阐明蛋白质相互作用与联系，揭示蛋白质功能与细胞生命活动规律的学科，研究内容主要涵盖结构蛋白组学和功能蛋白组学。

蛋白组学以不同个体、不同组织或细胞在生理或病理状态下的全部蛋白质为研究对象，通过比较正常个体与患者之间的蛋白组可以获得与疾病相关的特异性蛋白分子，有助于寻求新药设计的分子靶点。

（三）代谢组学

某一生物、组织或细胞在特定时期产生的所有低分子量代谢产物的集合为代谢组。代谢组学以代谢组为研究对象，是一门在新陈代谢的动态变化中，系统研究细胞或组织在外界刺激或遗传修饰下代谢应答的变化规律，进而揭示机体生命活动代谢本质的学科。

当疾病发生时一些代谢物的种类或浓度会随之发生改变，代谢组学通过研究这些变化可为临床诊疗提供依据。常有的方法有双向凝胶电泳、液相色谱、质谱和蛋白质相互作用等。

（四）比较基因组学

比较基因组学是基于结构基因组学，对已知基因和基因组的序列结构进行比较，深入了解基因功能、表达机制和物种进化的学科。比较基因组学研究的基础在于物种基因序列的相似性，即物种间基因序列的同源性越高，基因组的共线性就越好，说明物种间的亲缘关系越近。比较基因组学还利用基因在顺序和结构上的同源性，克隆人类致病基因，通过模式生物揭示基因功能和疾病发生的分子机制。

随着对基因组学的深入研究，人类将逐步在全基因组水平上认识自我，阐明疾病的发生机制，从基因及其产物的角度探寻遗传学疾病的诊疗方法和预防措施，推动分子医学快速发展。

目标检测

答案解析

1. 绘制断裂基因，并表明各结构元件的名词。
2. 根据密码子改变引起的效应不同将点突变分为几类？
3. 请简述 DNA 损伤的重组修复方式的过程。
4. 中国参加 HGP 计划的意义何在？

（宋小青）

书网融合……

本章小结

微课1

微课2

题库

第三章 遗传的细胞基础

PPT

在真核生物中，遗传物质主要以染色质的形式存在于细胞核内，少部分存在于线粒体和叶绿体中。细胞核为染色质提供了一个相对稳定的环境，保障了遗传物质能够稳定存在，并能适时地表达遗传信息。细胞通过精密的分裂过程，将遗传物质传递给子代细胞，实现了细胞水平的遗传。在个体水平，常常通过生殖细胞完成遗传过程。

第一节 细 胞

一、细胞的类型

根据结构差异，细胞常被分为原核细胞和真核细胞。原核细胞的一个重要特点是没有典型的细胞核结构。它的 DNA 没有细胞核膜包裹，没有与组蛋白结合裸露在细胞质中。在细胞表面有细胞壁，但在成分上与植物细胞的细胞壁有明显差别。在细胞内部，原核细胞没有以膜为基础的各种细胞器。原核细胞形成了多种不同类型的生物，例如支原体、衣原体、细菌、放线菌等。

真核细胞有典型的由细胞核膜围成的细胞核，内部的 DNA 与组蛋白结合。真核细胞内部有多种膜围成的细胞器，例如内质网、高尔基体、线粒体、溶酶体等。真核细胞构成了动物、植物、原生生物和大部分真菌。

二、真核细胞的结构

真核细胞的表面通常是细胞质膜（plasma membrane），也被称为细胞膜（cell membrane）。它作为半透膜，将细胞与周围的环境分隔开，使细胞成为一个独立的结构，同时也能让某些物质进出细胞，实现细胞与周围环境的物质交换。有的真核细胞在细胞质膜外覆盖有细胞壁，例如植物和真菌的细胞。

真核细胞内部非常重要的结构就是细胞核。细胞核主要由核膜、核纤层、染色质、核仁和核体构成。核膜位于细胞核最外层，由内核膜和外核膜组成。相互平行的内、外核膜在某些部位融合形成环状开口，称为核孔。在核孔上镶嵌着复杂的蛋白质复合物，即核孔复合体，它控制细胞核内外的物质交换和信息交流。核纤层位于内核膜内侧，由纤维蛋白构成的网络结构，能够支撑核膜，维持细胞核的形态结构。染色质主要由 DNA 和组蛋白组成，是遗传信息的载体。在细胞核内，染色质能够稳定存在，维持了遗传信息的稳定性，同时也能有序表达遗传信息，合成各种信使 RNA（messenger RNA）。核仁是真核细胞间期核中最显著的结构，是 rRNA 合成、加工和核糖体亚基组装场所。核仁的大小、形状和数量随生物种类、细胞类型和细胞代谢状态不同而变化。除了核仁，细胞核内还有其他亚核结构，例如卡哈尔体（Cajal body）、双卷曲小体（Gemini of coiled body）以及染色质间颗粒（interchromatin granule cluster, speckles）。这些亚核结构就属于核体（nuclear body）。它们没有膜包被，是高度动态变化的。

在真核细胞内部，细胞核与细胞质膜之间的结构就是细胞质。细胞质中包含多种物质和各种酶类，很多重要的代谢过程就发生在细胞质，例如糖酵解过程、糖原合成、磷酸戊糖途径、脂肪酸合成。细胞质中包含大量游离核糖体，可以合成多种蛋白质。这些不同类型的蛋白质，有的留在细胞质中发挥作用，有的可以进入细胞核，有的转运到线粒体发挥功能。在细胞质中的蛋白质还可能经历不同的化学修饰，例如磷酸化、糖基化、甲基化等。蛋白质的降解也可以在细胞质中发生。

在真核细胞的细胞质中存在多种膜包被的细胞器，例如内质网、高尔基体、溶酶体、线粒体。

内质网是真核细胞中最普遍、最多变、适应性最强的细胞器。它是由膜包被形成管状或扁平囊状、内部的腔相互连通的三维网络结构。在不同细胞类型中，内质网的数量、类型和形态差异很大。根据结构和功能，内质网分为糙面内质网（rough endoplasmic reticulum, rER）和光面内质网（smooth endoplasmic reticulum, sER）。糙面内质网的膜表面附着大量核糖体，主要功能是合成分泌性蛋白和膜蛋白。光面内质网表面没有核糖体，是脂质合成的重要场所。

高尔基体是真核细胞中普遍存在的细胞器，由扁平膜囊堆叠而成。它可以接受内质网合成的多种物质。它的主要功能是将内质网合成的多种蛋白质进行加工、分类、然后转运到细胞其他部位或分泌到细胞之外。

溶酶体是单层膜围绕、内含多种酸性水解酶类的囊泡状细胞器，其主要功能是执行细胞内的消化作用。溶酶体几乎存在于所有动物细胞中。

线粒体由内、外两层膜包裹形成，在结构上由外到内是外膜、膜间隙、内膜和基质。内膜面积大于外膜，向内延伸形成嵴，嵴上有电子传递链和 ATP 合酶。基质包含线粒体的环状 DNA 以及各种酶类，例如与三羧酸循环有关的酶。线粒体的最重要的功能是合成 ATP。线粒体是包含 DNA 的细胞器，所以在遗传中也发挥重要作用。

第二节　染色质

细胞核中的染色质（chromatin）是遗传信息的载体，在细胞间期呈现为纤维状结构。在细胞进行分裂时，染色质逐渐凝缩成在光学显微镜下可以观察到的染色体（chromosome），在完成细胞分裂后，染色体又去凝缩转变成染色质。染色质和染色体是遗传物质在细胞周期不同时相体现的不同形态，在主要化学组成上是相同的。染色体的数目、形态和结构代表了个体、物种在遗传上的特征。

一、染色质的化学组成

染色质是由 DNA 和蛋白质组成的核蛋白复合体。主要成分包括 DNA、组蛋白、非组蛋白和少量 RNA。DNA 和组蛋白的含量比较稳定，非组蛋白和 RNA 的含量常随细胞生理状态不同而改变。

（一）DNA

DNA 是染色质的主要成分，携带着遗传信息。遗传信息就体现为 DNA 分子中核苷酸的排列顺序。每一物种的细胞中 DNA 含量是相对恒定的，如人体单倍体细胞中的 DNA 序列约含 3.2×10^9 碱基对。不同生物的 DNA 含量有所不同。

（二）组蛋白

组蛋白是富含大量碱性氨基酸的碱性蛋白。它们在细胞质合成后即进入核内与 DNA 结合形成染色质。组蛋白有 5 种类型，即 H_1、H_2A、H_2B、H_3 和 H_4，后 4 种参与组装核小体，在进化上十分保守，没有种属和组织的特异性；H_1 富含赖氨酸，在构成核小体时起连接作用。大量研究证明，组蛋白对维持染色质结构和功能的完整性起关键作用。生物体可通过对组蛋白进行乙酰化、磷酸化或甲基化等化学修饰达到调控遗传信息的目的。

（三）非组蛋白

非组蛋白通常能识别特异的 DNA 序列，所以又称序列特异性 DNA 结合蛋白（sequence specific DNA binding proteins）。识别信息来源于 DNA 核苷酸序列本身，识别位点存在于 DNA 双螺旋的大沟部分，依靠氢键和离子键进行识别和结合。非组蛋白种类多，有数百种，功能各异。有的参与核酸代谢，如 DNA 聚合酶、RNA 聚合酶；有的作为结构蛋白，维持染色质的结构，如染色体骨架蛋白；有的调节 DNA 的功能活性，如高泳动蛋白（high mobility group，HMG），在富含活性基因序列的染色质区域显著增加，通过与 DNA 特殊序列结合调节基因转录，启动基因复制，同时在染色体构建中发挥作用。

（四）RNA

染色质中含有少量 RNA，大部分为新合成的各类 RNA 的前体。

二、染色质的组装 🅔微课 1

人的单个体细胞包含的 DNA 总长度达到 2m，而细胞核的直径只有 5～8μm，这意味着从 DNA 到染色体要压缩近万倍。1973 年，Olins 和 Woodcock 等在高分辨电镜下观察到数种真核细胞间期染色质的串珠样结构。1974 年，Kornberg 等根据染色质的酶切降解证实了核小体（nucleosome）是染色质的基本结构单位，提出了染色质的"串珠"模型。这为人们了解如何从 DNA 组装成染色质迈出了关键一步。

（一）核小体

每个核小体由组蛋白和 DNA 组成（图 3 - 1）。4 种组蛋白（H_2A、H_2B、H_3 和 H_4 各两个分子）组成八聚体结构，其外有长约 146 个碱基对的 DNA 围绕八聚体缠绕 1.75 圈，形成直径为 11nm 的核心颗粒，这是核小体的主体部分。组蛋白 H_1 位于 DNA 进出核小体核心颗粒的结合处。两个相邻的核心颗粒之间由长约 60 个碱基对的连接 DNA（linker DNA）相连。不同物种

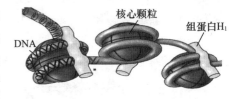

图 3 - 1　核小体结构模式图

其连接 DNA 长度差异较大，典型长度为 60 个碱基对。一个完整的核小体就包括了核心颗粒和连接 DNA，其中 DNA 的总长度大约 200 个碱基对。大量的核小体串联起来就形成一条串珠状的纤维。组装形成核小体将 DNA 长度被压缩了近 7 倍，但还不足以放在微小的细胞核内，DNA 需要进一步组装、压缩。随着研究进展，研究者提出了多种模型来解释 DNA 如何组装形成染色质。

（二）染色质组装的多级螺旋模型

根据多级螺旋模型（multiple coiling model），DNA 到染色体经过了四级组装，形成了四级结构。

一级结构为核小体。核小体的形成是染色体中 DNA 压缩的第一步，使 DNA 长度压缩了 7 倍，直径加粗了 5 倍。

二级结构为螺线管（solenoid）。串珠状的核小体螺旋盘绕形成外径约 30nm、内径约 10nm、螺距约 11nm 的中空螺线管，每圈含 6 个核小体，H_1 位于螺线管内部。这样形成的螺线管进一步将 DNA 压缩了 6 倍（图 3 - 2）。

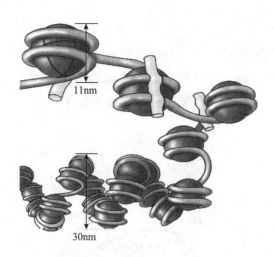

图 3 - 2　螺线管结构模式图

三级结构为超螺线管（supersolenoid）。螺线管进一步螺旋化，盘绕形成直径 300nm 的超螺线管，形成了染色质的三级结构。从螺线管到超螺线管，DNA 又压缩了 40 倍。

四级结构为染色单体（chromatid）。超螺线管再进一步螺旋折叠，形成染色单体。这一步，DNA 压缩了 5 倍。

该模型从 DNA 到染色单体，经过四级包装共压缩了 8000 ~ 10000 倍。人的每条染色体 DNA 分子平均长 5cm，而分裂期的染色体只有几微米，压缩率与该模型相吻合。

（三）染色质组装的袢环结构模型

关于染色质组装，一级结构和二级结构得到了广泛的认可，但如何从直径 30nm 的螺线管组装成染色体尚有不同的看法。

1970 年代，Laemmli 用处理后的 HeLa 细胞中期染色体在电镜下可观察到非组蛋白构成的染色体骨架（chromosomal scaffold）和由骨架伸出的无数 DNA 侧环，提出染色体结构的"袢环模型"（loop model）（图 3 - 3）。1984 年，Painta 和 Coffey 在进一步发展了该模型，认为由螺线管以形成 DNA 袢环锚定在染色体非组蛋白支架上，每 18 个袢环以染色体支架为轴心呈放射状平面排列，形成微带（miniband），微带是染色体的高级结构单位。大约 10^6 个微带沿轴心支架纵向排列，构成染色单体。

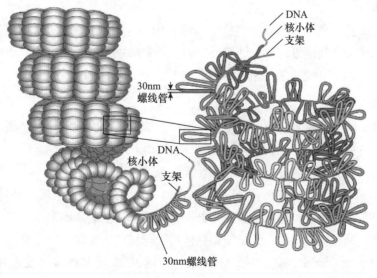

图 3 - 3　袢环结构模式图

最终被学者们认可的染色体包装过程中融合了上述两种模型的观点，即在二级结构螺线管形成后，先形成了袢环结构，在袢环结构的基础上再次螺旋盘绕形成超螺线管，最后形成染色单体（图 3 - 4）。

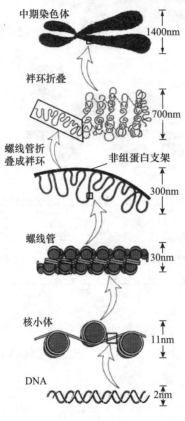

图 3 - 4　染色体包装过程

三、染色质的类型

根据形态特征、活性状态和染色性能，染色质分为常染色质（euchromatin）和异染色质（heterochromatin）两种类型。

（一）常染色质

常染色质用碱性染料染色时着色浅，多位于细胞核内部。构成常染色质的 DNA 压缩程度低，处于相对伸展状态，有利于结合其他蛋白质，例如转录因子。常染色质常表现出转录活性。位于常染色质的 DNA 序列主要是单一序列和中度重复序列，后者就包括组蛋白基因和 *tRNA* 基因。

（二）异染色质

异染色质用碱性染料染色时着色深，常位于核周缘，靠近核膜内侧。异染色质的 DNA 压缩程度高，处于聚缩状态。异染色质多表现为无转录活性（图 3 - 5）。

异染色质可以进一步分为结构异染色质和兼性异染色质。

1. 结构异染色质（constitutive heterochromatin）　又称组成性异染色质，是异染色质的主要类型。它是一种永久性异染色质，各种类型的细胞中都处于凝缩状态，在间期细胞核中仍保持螺旋化状态，染色很深。它在染色体上的位置较恒定，常见于染色体的着丝粒区、端粒、次缢痕处。组成它的是相对简单、高度重复的 DNA，通常不编码蛋白质，不转录。它的 DNA 复制较晚，发生在 S 期后期，但聚缩较早。

2. 兼性异染色质（facultative heterochromatin）　又称功能性异染色质。在某些细胞类型中或在个

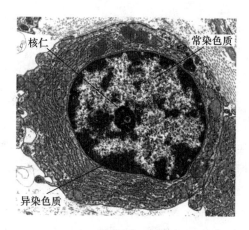

图 3-5 常染色质和异染色质

体发育的特定阶段，特定常染色质改变结构，失去了转录活性，转变成异染色质，这样来源的异染色质就是兼性异染色质。虽然兼性异染色质属于异染色质，但仍保留了某些常染色质特征，例如 DNA 序列、DNA 序列在染色体上的位置。雌性哺乳动物有两条 X 染色质，在胚胎发育过程中，随机失活其中一条 X 染色质就形成了兼性异染色质。

第三节　性染色质

⇒ 案例引导

案例　患者，男，25 岁，婚后不育。查体：男性外观，皮肤白皙，身材修长，有乳房发育。男性第二性征发育差，睾丸小而硬。

讨论　患者所患的是哪种疾病？可以对患者做哪种检查？为了确诊，还可以进一步做哪些检查？

性染色质（sex chromatin）是性染色体在间期细胞核中显示出来的一种特殊结构，包括 X 染色质和 Y 染色质。

一、X 染色质

1949 年，加拿大学者巴尔（M. L. Barr）等在雌猫神经元细胞的细胞核中发现一个深染小体，而雄猫细胞核中却没有这一结构。后来，这一结构被称为巴氏小体（Barr body）。巴氏小体在其他雌性哺乳动物（包括人类女性）的细胞核中也同样存在。在人类正常女性间期细胞中，巴氏小体位于细胞核边缘、靠近核膜，大小约 1 μm，呈现为卵圆形、半圆形或三角形的深染结构。

1961 年，英国遗传学家莱昂（M. F. Lyon）根据对小鼠 X 连锁毛色基因的研究提出了 X 染色体失活假说，即莱昂假说（Lyon hypothesis），用以解释巴氏小体的形成。莱昂发现雌性杂合体小鼠的皮毛颜色既不表现显性性状，也不表现中间性状，而是表现为显性和隐性的随机嵌合斑块特性，雄性个体则表现为单一的毛色。莱昂认为，小鼠皮毛颜色由位于 X 染色体上的一对等位基因 X^o 和 X^o 控制；雌性哺乳动物（包括人类女性）细胞内只有一条有活性的 X 染色体（active X），另一条 X 染色体功能性失活，呈固缩状态，形成巴氏小体，也被称为 X 染色质（X chromatin）或 X 小体；雄性哺乳动物细胞内只有一条 X 染色体，呈有活性状态，故无 X 染色质。

（一）莱昂假说（Lyon hypothesis）的要点 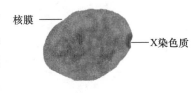 微课2

1. X 染色体失活 雌性哺乳类动物体细胞内两条 X 染色体，只有一条具有遗传活性，另一条失去遗传活性，不能进行转录，成为兼性异染色质，形成 X 染色质（图 3 - 6）。X 染色体在间期细胞核中固缩，形成 X 染色质，这一过程称为莱昂化（Lyonization）。

图 3 - 6 X 染色质

2. 剂量补偿效应 使得两性个体 X 染色体上基因表达产物在数量上保持相同的水平，称为剂量补偿效应（dosage compensation）。X 染色体失活是实现剂量补偿效应的一种方式。

3. 失活随机性 一个体细胞中的两条 X 染色体，失活的 X 染色体可以是父源性的，也可以是母源性的。不同细胞可以失活不同的 X 染色体，因而雌性杂合体的不同体细胞是 X 连锁基因表达的嵌合体。

4. 失活早期性 失活发生在胚胎发育早期，如人类 X 染色体失活大约发生在胚胎第 16 天。

5. 失活持续性 一旦某个体细胞的一条 X 染色体失活，由该细胞分裂产生的后代细胞都是该条 X 染色体失活。在生殖细胞中，失活的 X 染色体可以恢复活性。

莱昂发现间期细胞核内的 X 染色质数目总比 X 染色体数目少 1，即无论一个体细胞内有几条 X 染色体，都只有 1 条保持活性，其余的都形成 X 染色质（巴氏小体），即 X 染色质数目 = X 染色体数目 - 1。例如，正常男性只有 1 条 X 染色体，X 染色质数目为零；XXY 个体有 1 个 X 染色质；XXX 个体有 2 个 X 染色质。

（二）X 染色体随机失活的分子机制

X 染色体上有 X 染色体失活调控中心（X - inactivation center，XIC），位于 Xq13。XIC 中的 *XIST* 基因是调控 X 染色体失活的关键基因，该基因产物为 X 染色体失活特异转录本（X inactive specific transcripts，XIST），为 17kb 非编码 RNA。XIST 可以专一性地、稳定地结合在 X 染色体上表面使之失活。XIST 先结合在 XIC，并从向两侧扩展到整条 X 染色体。实验表明，缺失了 *XIST* 基因不会发生 X 染色体失活。

有的研究表明，有少量位于失活 X 染色体的基因仍然有转录活性，逃避了失活。这种现象可以用于解释 47，XXY 的表型有别于 46，XY，以及 47，XXX 的表型有别于 46，XX。

二、Y 染色质

正常男性间期细胞用荧光染料染色后，在细胞核内出现一个直径为 0.3μm 的强荧光小体，称为 Y 染色质（Y chromatin）（图 3 - 7）。Y 染色质的出现是由于 Y 染色体长臂远端 2/3 区段为结构异染色质，可被荧光染料染色。男性细胞中 Y 染色质的数目等于 Y 染色体的数目，女性细胞没有 Y 染色质。

X 染色质和 Y 染色质在鉴定男女性别上有一定的作用。通过检查口腔上皮、胎儿脱落细胞或尿道上皮细胞的性染色质可初步诊断某些性染色体异常的患者。

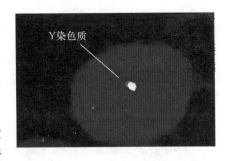

图 3 - 7 Y 染色质

第四节 染色体

1956 年，美籍华人蒋有兴利用低渗技术处理胎儿的肺组织细胞，确定了人体细胞中染色体数目为

46 条，修正了当时主流观点，即人类染色体数目是 48 条。1959 年，Down 综合征以及 Klinefelter 综合征的染色体异常的发现，建立了临床细胞遗传学这一新的领域。20 世纪 70 年代以后相继出现了多种染色体显带技术，进一步提高了染色体分析的精确性。

一、染色体的形态结构和类型

有丝分裂中期染色体，简称中期染色体，具有染色体典型的形态结构特征，故中期染色体是各物种细胞遗传学研究的主要对象。

（一）染色体的形态结构

中期染色体由有两条姐妹染色单体（chromatid）构成，彼此借助着丝粒（centromere）相连。着丝粒区浅染内缢，所以也称为初级缢痕或主缢痕（primary constriction）。着丝粒外表面两侧有动粒（kinetochore），是纺锤丝（由微管构成）连接染色体的位点。失去了着丝粒的染色体断片，不能与纺锤丝连接。着丝粒位于染色体内部，常将染色体分成短臂（p）和长臂（q）两部分。

端粒（telomere）位于染色体末端，由多次重复的 DNA 序列和结合在序列上的蛋白质复合物组成，常形成环状结构。人类端粒就包含高度保守的 TTAGGG 六核苷酸重复序列。端粒对维持染色体的稳定性和完整性起着重要作用，它的环状结构可以保护染色体末端不被核酸酶降解，并阻止染色体末端彼此粘连。端粒酶（telomerase）可以防止 DNA 复制过程中末端缩短，也就避免了端粒变短甚至消失。研究认为，端粒长度缩短或丢失与细胞衰老、死亡有关。

除主缢痕之外，某些染色体的长臂、短臂上还有另外的缢缩部位，称为副缢痕或次缢痕（secondary constriction）。在人类，次缢痕常见于 1、9、16 号染色体。近端着丝粒染色体短臂次缢痕末端有一末端膨大的球形结构，称随体（satellite）。在人类，随体位于第 13、14、15、21 和 22 号染色体上。随体与着丝粒间的次缢痕（随体柄）含有 rDNA 基因，与核仁形成有关，故将此区称为核仁组织区（nucleolar organizing region，NOR）。随体和次缢痕的位置是固定的，是识别某一特定染色体的标志之一。

（二）染色体类型

根据着丝粒位置将染色体分成四种类型。分类方法是将染色体全长分为 8 等份，着丝粒位于染色体纵轴的 1/2 ~ 5/8 处称中央着丝粒染色体（metacentric chromosome），着丝粒位于染色体纵轴的 5/8 ~ 7/8 处称为亚中着丝粒染色体（submetacentric chromosome），着丝粒位于染色体纵轴的 7/8 至末端称为近端着丝粒染色体（acrocentric chromosome），着丝粒位置位于染色体末端，无短臂，称端着丝粒染色体（telocentric chromosome）（图 3 - 8）。人类染色体只有前三种，没有端着丝粒染色体。

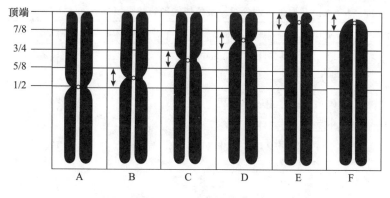

图 3 - 8　染色体类别

二、核型分析

核型（karyotype）是指一个物种所特有的染色体数目和每一条染色体所特有的形态特征（染色体的长度、着丝粒的位置、臂比、随体有无等）。核型分析是在对染色体进行测量和计算的基础上，进行分组、排列、配对并进行形态分析的过程。

（一）非显带核型 📱微课3

非显带核型是指按常规方法制备染色体标本片，经吉姆萨（Giemsa）染液染色，除着丝粒和次缢痕外，整条染色体着色均一的染色体核型。这种核型很难准确鉴别各染色体序号，难以确定染色体结构异常（图3-9）。

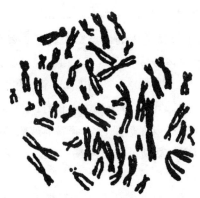

图3-9　人类非显带染色体核型

人类核型的识别与命名标准基于国际人类细胞遗传学会议制定的标准。1960年在美国丹佛市召开了首届国际人类细胞遗传学会议，制定了第一个国际命名体制，即丹佛体制（Denver system）。1963年在英国伦敦，1966年在美国芝加哥分别召开两次国际会议，明确和制定了人类染色体的识别、编号、分组以及核型描述等非显带核型的国际命名体制。

人类体细胞共46条染色体，可配成23对。常染色体（autosome）是男女共有的22对染色体，按长度递减的顺序编为1~22号。性染色体（sex chromosome）包括X和Y，男性为XY，女性为XX。23对染色体依据染色体的长度递减顺序和着丝粒位置等划分为7个组，以字母A、B、C、D、E、F、G表示，X列为C组，Y列为G组。副缢痕和随体作为识别染色体的辅助指标。非显带的染色体核型识别及各组含有的染色体形态特征见表3-1。

表3-1　人类非显带核型分组及染色体的形态特征（Denver体制，1960）

组别	染色体编号	大小	着丝粒位置	随体	副缢痕	可鉴别程度
A组	1~3	最大	中（1,3），近中（2）	无	1q	可鉴别
B组	4~5	次大	亚中	无		难鉴别
C组	6~12，X	中等	亚中	无	9q	难鉴别
D组	13~15	中等	近端	有		难鉴别
E组	16~18	小	中（16），亚中（17,18）	无	16q	16可鉴别 17、18难
F组	19~20	次小	中	无		难鉴别
G组	21~22，Y	最小	近端	21、22有，Y无		难鉴别

核型的描述包括两项，第一项是染色体总数（包括性染色体），第二项是性染色体组成，两者之间以"，"分隔。正常男性核型：46，XY；正常女性核型：46，XX。在正常核型中，将同源染色体（homologous chromosome）配对，根据它们大小和着丝粒位置进行排列（图 3 – 10）。

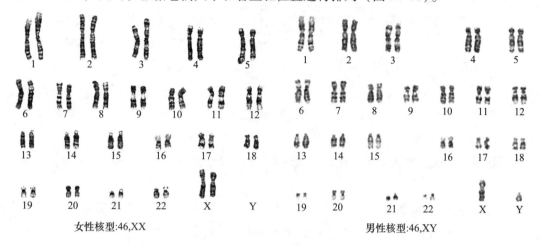

图 3 – 10 正常女性和男性核型

可以看出，非显带染色体标本提供的染色体特征信息有限，即使有经验的细胞遗传学家也很难准确识别每一号染色体，更不容易检出染色体结构异常，因此核型在临床上的应用与研究受到很大限制。这就急需新的染色方法来准确区分染色体。1968 年出现染色体显带技术改变了这一困境。

（二）显带核型

染色体显带技术是指通过适当处理和染色方法，使染色体沿其长轴显示出明暗（深浅）相间、宽窄不同的带纹的技术。经显带技术得到的核型称显带核型。人类的 24 种染色体都显示出独特的带纹，称为带型（banding pattern）。同源染色体的带型基本相同，非同源染色体的带型差别明显，因此通过显带核型分析，不仅可以准确识别每一号染色体，而且可以发现染色体上微小的结构变化，为基因定位、临床染色体病精确诊断和病因研究创造了必要的前提。

1. 常用的显带技术

（1）Q 显带（Q banding） 1968 年，瑞典的 T. Caspersson 首先应用荧光染料氮芥喹吖因（quinacrine mustard，QM）对中期染色体标本染色，在荧光显微镜下首先观察到了每条染色体呈现出宽窄不同、明暗相间的荧光带型，由此称为 Q 显带技术，所显示的带纹称 Q 带。Q 显带技术的优点是方法稳定，标本不受时间限制，片龄从一周至半年均可。Q 带不仅可用于染色体识别，而且对 Y 染色体的数目和结构分析具有特殊价值。

（2）G 显带（G banding） Seabright 等（1971 年）改进了染色体显带方法，用胰酶或加热处理染色体标本，经吉姆萨（Giemsa）染色，在普通光学显微镜下可见染色体呈现宽窄不同、深浅相间的带纹，称 G 带。G 带与 Q 带相似，Q 带的亮带 G 带为深带，Q 带的暗带为 G 带为浅带。G 显带方法简单易行、廉价、带纹清晰易辨，在普通光学显微镜下可以分辨，标本可以长期保存，已被广泛应用于染色体病的诊断和研究。

（3）R 显带（R banding） 将染色体标本在磷酸盐缓冲液中加热处理，Giemsa 染色，染色体呈现明暗或深浅与 G 带恰好相反，称为 R 带，又称反带（reverse band）。染色体经 R 显带，末端一般为深带，所以 R 显带主要用于研究染色体末端缺失和结构重排。

利用 Q、G、R 显带技术，可以较恒定地将人类 24 种染色体显示出特异的带型，为识别每条染色体的改变提供了依据。

（4）C 显带（C banding）　用 NaOH 或 Ba(OH)₂处理染色体标本，Giemsa 染色后，只在染色体的结构异染色质区（Constitutive heterochromatin）深染，如着丝粒区、1、9、16 号染色体次缢痕和 Y 染色体长臂远侧 2/3 区段，称为 C 带。常用于检测 Y 染色体、着丝粒区和副缢痕区的变化。

（5）T 显带（T banding）　将染色体标本经热变性处理，用 Giemsa 染液染色，可使染色体端粒特异性深染，称为 T 带或端带。T 显带一般用于检测染色体末端结构异常。

（6）N 显带（N banding）　染色体标本用硝酸银（AgNO₃）染色，显示人类近端着丝粒染色体有活性的核仁组织区（nucleolar organization region，NOR），称为 NOR 带或 N 带。N 显带原理是：处于活性状态的核仁组织区存在与 rDNA 转录有关的酸性蛋白（nucleolar organization region – associated protein），AgNO₃将酸性蛋白还原成黑色银杂物（Ag–NOR）。因此，Ag – NOR 阳性率可用于分析 rDNA 的动态变化。

2. 显带染色体的命名和书写　1971 年在法国巴黎召开第四次国际人类细胞遗传学会议（巴黎会议），制订了人类显带染色体模式图，统一了显带染色体区带的命名原则，并于 1978 年出版了《人类细胞遗传学国际命名体制》（International System for Human Cytogenetics Nomenclature，ISCN），规定了正常及异常核型的命名原则和统一的描述符号、术语。

（1）关键术语的含义

界标（landmark）是每条染色体上的具有重要意义的、稳定的、有显著形态学识别特征的指标，包括染色体两臂的末端、着丝粒及某些着色强而稳定的带。

区（region）是位于两个相邻界标之间的部分，每区包含若干条带。

带（band）是以各种显带技术显示的染色体上的横纹。它借助亮（深）暗（浅）的着色强度，可清楚地与相邻带相区别。一条染色体以带的连续系列组成，没有非带区。

有的染色体以着丝粒为界标，划分为短臂（p）和长臂（q）。每条染色体臂用"近侧段""中侧段""远侧段"描述与着丝粒的远近距离。

（2）区和带的命名　区和带的命名是从着丝粒开始，分别向 p 和 q 的远侧段以数字顺序命名。靠近着丝粒的两个区分别标记为长、短臂上的 1 区，由此往远侧段顺序列为 2 区、3 区等。用作界标的带完全属于界标以远的区，并作为该区的 1 带。被着丝粒一分为二的带，分别属于长臂的 1 区 1 带和短臂的 1 区 1 带。

描述某一特定带时，需包含连续书写的 4 项内容，即染色体号、臂号、区号和带号。例如 1p36，表示 1 号染色体短臂 3 区 6 带（图 3–11）。

3. 高分辨显带染色体

（1）高分辨显带技术　以有丝分裂中期细胞制备染色体标本显带，每个单倍染色体只能显示 320 条带纹。1976 年 Yunis 等采用氨甲蝶呤同步培养淋巴细胞的方法，成功利用处于有丝分裂早中期、前中期、晚前期细胞制备染色体标本，获得的染色体更长，带纹更精细，一个单倍染色体可显示 550～850 条带，这种技术称高分辨显带技术，这种染色体称为高分辨显带染色体（high resolution banding chromosome，HRBC）。

（2）高分辨显带染色体描述方法　高分辨显带技术使染色体核型分析更精确，利于发现更微细的染色体结构异常。1981 年 ISCN 的专家委员修订并出版了新版 ISCN，制定了高分辨显带染色体的命名体制。此后，ISCN 的专家委员又分别在 1985、1990 和 1995 年召开国际人类细胞遗传学会议，进一步修改ISCN 内容。其中，1995 年版本首次刊登了国际统一的分子细胞遗传学的命名原则以及符号和缩写术语格式（详见第四章）。

对高分辨显带染色体的描述，是在原来 320 条带的基础上进一步分为亚带或次亚带。亚带的描述是在原带后加小数点"."，并在小数点后由近到远的顺序描述亚带序号，例如，原来的 10p12 被分为 1、2、3 三条亚带，应由近侧段到远侧段序贯标记为 10p12.1、10p12.2、10p12.3，表示 10 号染色体短臂 1 区 2 带的第 1 亚带、第 2 亚带、第 3 亚带。若第 3 亚带（10p12.3）又进一步分出 1、2、3 三条次亚带，则在亚带后连续书写次亚带编号，由近侧段到远侧段依次为 10p12.31、10p12.32、10p12.33（图 3 – 12）。亚带与次亚带之间无标点符号，10p12.31 表示 10 号染色体短臂 1 区 2 带 3 亚带 1 次亚带。

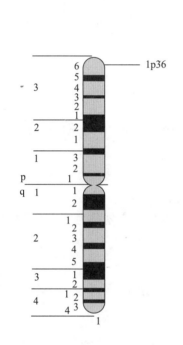

图 3 – 11　染色体特定带的描述

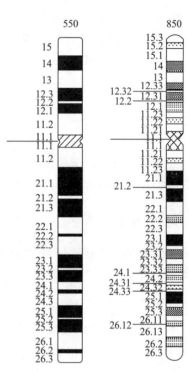

图 3 – 12　人类 10 号染色体高分辨示意图

三、染色体的多态性

染色体多态性（chromosome polymorphism）是指不同个体之间染色体结构和着色强度存在恒定的微小变异，这类变异按照孟德尔方式遗传。染色体多态性主要表现为异染色质的变异，特别是结构异染色质。现有研究发现，染色体多态性具有一定的临床效应，包括流产、死胎、不孕不育等主要病理表现。异染色质可加强着丝粒区，以确保染色体分离，并能使着丝点稳定化。同源染色体可通过其异染色质区的重复序列在减数分裂时配对，促进沿染色体全长的联会。因此，异染色质的异常有可能影响减数分裂时染色体配对，甚至影响配子发生，进而导致不孕不育。

另外，常染色质经过重排移位到异染色质区或其附近，在异染色质影响下将导致常染色质的异染色质化，使其中的基因表达受到抑制，使一些与生殖相关的基因沉默，从而引起生殖异常。近端着丝粒染色体的随体异位易发生双随体结构，女性的随体区变异携带者发生自然流产或生育染色体异常儿的情况相对较多。

追根溯源：小技术解决大问题

早期制备染色体样品时，让研究者头疼的是染色体相互重叠，不易分散开，很难准确计数细胞中染色体数目。1952 年，华人学者徐道觉用胎儿组织样品得到了分散很好的染色体样品，但不知道其中的原因。他没有放过这个偶然出现的奇迹。为了找到原因，他改变制备染色体的各种条件，但每次只改变一个条件，经过约 3 个月发现秘密在平衡盐溶液的浓度。技术员可能在配制平衡盐溶液时读错了刻度，以致在完全不知情的情况下配成了低渗溶液，经过低渗溶液处理，染色体就容易分散开。此后，低渗处理样品成为制备染色体的重要环节。1956 年，蒋有兴用该法确定人类二倍体细胞的染色体数不是统治了 33 年之久的 48 条，而是 46 条。

第五节　细胞分裂

通过细胞分裂的进行，染色体向子代细胞传递，使子代细胞获得亲代细胞的遗传信息，维持了遗传信息的稳定性。细胞分裂常见的方式包括有丝分裂和减数分裂。

一、有丝分裂

根据典型动物细胞的有丝分裂（mitosis）过程，人们将有丝分裂人为划分为前期、前中期、中期、后期和末期五个时期。

（一）前期

前期（prophase）是有丝分裂是有丝分裂的开始阶段，发生的主要事件如下。

1. 染色体的凝缩　它是指细胞核内细长、弥散的染色质经过进一步螺旋化、折叠和包装，逐渐变粗变短，形成在光学显微镜下可辨的早期染色体的过程。此时的染色体已经完成复制，有两个姐妹染色单体。

2. 分裂极的确定和纺锤体的装配　分裂极决定细胞的分裂方向。此时，在间期已复制好的两个中心体（centrosome）移向细胞的两极，最后抵达位置就成为细胞分裂的两个极。中心体是微管组织中心，两个中心体组装形成新的微管，由微管聚合形成纺锤丝。

（二）前中期

前中期（prometaphase）的标志性事件如下。

1. 核膜崩解　细胞核中的核纤层蛋白被磷酸化，导致核纤层解体，核膜随之崩解成小囊泡，分布到细胞质中。核膜崩解后，染色体就暴露在细胞质中。

2. 纺锤体完成装配　中心体组装形成的纺锤丝在核膜崩解后开始捕获染色体，与染色体两侧的动粒结合。至此，纺锤体完成装配。这个由中心体、纺锤丝和染色体共同组成的暂时性结构称为有丝分裂器（mitotic apparatus）。

3. 染色体整列　染色体在核膜崩解后，随机地分布在细胞质中。被纺锤丝捕获的染色体在纺锤丝的帮助下，向细胞两极之间的赤道面移动，这个过程就是染色体整列。

（三）中期

中期（pmetaphase）的主要标志是染色体整列完成，即所有染色体排列在赤道面。纺锤丝是由中心体发出的微管构成的。其中与染色体动粒结合的微管就称为动粒微管。当染色体完成整列，染色体两侧的动粒微管长度相当。

（四）后期

后期（anaphase）的标志性事件是整列好的染色体在着丝粒发生纵裂，姐妹染色单体彼此分离，在纺锤丝的牵引下分离的姐妹染色单体分别移向两极。后期大致可以分为连续的两个阶段，即后期 A 和后期 B。在后期 A，动粒微管变短，牵引染色体向两极移动。在后期 B，极间微管（从两极的中心体发出的微管，在纺锤体中部赤道区相互交错重叠）长度增加，推动两极之间的距离逐渐拉长。

（五）末期

分离的姐妹染色单体分别到达两极，有丝分裂进入了末期（telophase）。此时，动粒微管消失，极间微管继续加长。核纤层蛋白去磷酸化，子细胞核膜重建。达到两极的染色单体开始去凝缩，向染色质转变，核仁开始重新组装。

细胞质分裂（cytokinesis）一般开始于后期，完成于末期。细胞质分裂开始时，在赤道面周围（即两极的中部）的细胞膜凹陷，形成分裂沟。随着细胞进入末期，分裂沟逐渐加深，直至两个子代细胞完全分开。

二、减数分裂

减数分裂（meiosis）是进行有性生殖的生物在形成生殖细胞过程中发生的特殊分裂方式。在这一过程中，DNA 复制一次，细胞连续分裂两次，结果形成 4 个子细胞，每个子细胞的染色体数目只有母细胞的一半，故称为减数分裂，又称成熟分裂（maturation division）。减数分裂的全过程划分为 4 个阶段：间期 I、减数分裂 I、间期 II 和减数分裂 II（图 3-13）。

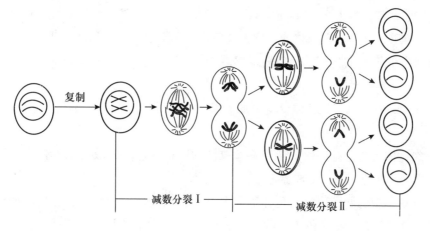

图 3-13　减数分裂过程

（一）间期 I

间期 I（interphase I）是原始生殖细胞进入减数分裂之前的物质准备阶段，这一阶段完成后由原始生殖细胞成为生殖母细胞。与有丝分裂间期相比，间期 I 同样也包括 G_1、S 和 G_2 期，细胞在这一阶段的代谢活动也同样是进行物质积累和 DNA 复制。不同之处在于：第一，S 期明显延长，一般认为是由于每单位长度 DNA 复制单位的启动数量减少所致；第二，此期只完成 99.7% 的 DNA 复制，其余 0.3% 在第一次减数分裂前期的偶线期完成。

（二）减数分裂Ⅰ

减数分裂Ⅰ即减数第一次分裂，包括前期Ⅰ、中期Ⅰ、后期Ⅰ和末期Ⅰ。减数分裂与有丝分裂的重要差别就发生在这个阶段，例如遗传物质的交换与重组。

1. 前期Ⅰ　这个时期是减数分裂过程中持续时间较长、变化最复杂的一个时期。根据染色体的变化可以将此期分为细线期、偶线期、粗线期、双线期和终变期5个阶段。

（1）细线期（leptotene）　染色质发生凝缩，形成在光镜下可见的细长染色体丝，因此有人将细线期称为凝缩期。DNA虽已复制，但分辨不出染色单体。由于小区域浓缩的结果，染色体细丝上有许多粒状结构，称为染色粒（chromomere）。染色体端部与核膜紧密相连，这样有利于同源染色体配对。

（2）偶线期（zygotene）　同源染色体开始配对，沿长轴相互紧密结合在一起，这一过程称为联会（synapsis）。联会一般是从靠近核膜的一端开始，或者在染色体全长的若干位点上同时进行。在联合部位形成一种特殊的复合结构，称为联会复合体（synaptonemal complex）。联会复合体沿同源染色体长轴分布，被认为与同源染色体的联会和基因重组有关。联会复合体是同源染色体配对过程中产生的临时性结构，在进入减数第一次分裂中期之前消失。配对后，两条同源染色体紧密结合在一起，称为二价体（bivalent）。同时配对的两个同源染色体共含有4条染色单体，因而又称为四分体（tetrad）。在此阶段，S期未复制的约0.3% DNA完成复制。

（3）粗线期（pachytene）　染色体进一步螺旋化，明显变粗变短。每条染色体的两条染色单体之间互称为姐妹染色单体，同源染色体的染色单体之间互称为非姐妹染色单体。在粗线期，部分非姐妹染色单体之间发生DNA片段交换和重组，产生新的等位基因的组合。此外，减数分裂专有的组蛋白在这个阶段合成，并将其他组蛋白部分或全部置换下来。

（4）双线期（diplotene）　染色体进一步缩短，联会复合体解体。同源染色体开始分离，仅保留几处相互联系，这些联系部位称为交叉（chiasma）。一般认为，交叉是非姐妹染色单体之间发生了交换的表现。随着时间的推移，交叉向末端移动，这种现象称为交叉端化。人和许多动物的双线期经历时间比较长。人的卵母细胞在五个月胎儿已达双线期，短的在双线期持续十几年，长的可达四五十年，直到生育期结束。

（5）终变期（diakinesis）　染色体变得更加短粗，交叉渐移至两端，核仁、核膜消失，纺锤体开始形成。

2. 中期Ⅰ　纺锤体形成，纺锤丝微管与着丝粒区的动粒相连。分散的二价体在纺锤丝的帮助下向赤道移动，最后排列在赤道面上，形成赤道板。

3. 后期Ⅰ　二价体中的两条同源染色体彼此分开，在纺锤丝的牵引下，分别向两极移动。后期Ⅰ完成时，每一极只获得每对同源染色体中的一条（n），即二分体（dyad）。因此经过减数分裂Ⅰ，染色体由$2n$数目减为n，这时的每条染色体是由两条染色单体组成的，DNA含量并没有减半。由于粗线期中同源染色体部分非姐妹染色单体之间发生了交换，每条染色体的姐妹染色单体上的DNA组成并不完全相同。此过程父源或母源的染色体向哪一极移动是随机的。

4. 末期Ⅰ　二分体移至两极后，染色体解旋伸展，核仁重新形成，核膜重建，同时进行细胞质分裂形成两个子细胞，每个子细胞各具有n个二分体，即n个复制了的染色体。在大多数生物类型中没有末期Ⅰ，而由后期Ⅰ直接进入减数分裂Ⅱ的前期。

（三）间期Ⅱ

间期Ⅱ（interphase Ⅱ）为减数分裂Ⅰ与减数分裂Ⅱ之间的短暂时期，没有DNA合成。

（四）减数分裂Ⅱ

该过程与有丝分裂基本相同，最终的结果是间期Ⅰ复制的姐妹染色单体彼此分离。减数分裂Ⅱ可以分为前、中、后、末四个时期。

前期Ⅱ：每个二分体凝缩，中心体向两极移动，组装纺锤体，核膜消失。中期Ⅱ：二分体通过着丝粒与纺锤丝连接，排列形成赤道板。后期Ⅱ：着丝粒纵裂，姐妹染色单体分离，并移向两极，每一极各含有 n 个单分体（monad），即 n 条染色体。末期Ⅱ：各染色体移至两极后解旋伸展，核膜重新组装，核仁重现。纺锤体消失，细胞质分裂。

经过上述两次连续分裂，形成 4 个子细胞，每一子细胞的染色体数目只有母细胞的一半，即形成了单倍体的生殖细胞（n）。雌雄生殖细胞结合（受精），使染色体数目恢复为二倍体（$2n$）。

三、生殖细胞的发生

生殖细胞是生物机体内专门用来传递遗传信息、繁殖后代的一种特殊分化细胞，是个体发生的基础。生殖细胞的发生，也称配子发生（gametogenesis），是指精子和卵子的形成过程。亲代通过生殖细胞的发生将遗传信息贮藏在精子和卵子中，通过受精传递给下一代，从而保证了物种的连续性。精子和卵子的发生都经过增殖、生长、成熟等过程，两者的发生虽然有一些差异，但都有一个共同的特点，即在成熟期中进行减数分裂，形成的精子和卵子染色体数目只有体细胞的一半，受精后形成的受精卵又恢复了二倍数的染色体，从而保证了后代遗传物质的相对稳定性。

（一）精子发生

精子（sperm）是高度特化的细胞。它体积非常小，有高度的活动能力，能把父源的遗传物质带给卵子，与卵子结合发育成为新个体。

人类精子发生（spermatogenesis）是在雄性生殖腺——睾丸的曲细精管生精上皮中进行，分为增殖期、生长期、成熟期和变形期四个阶段。

1. 增殖期　睾丸的曲细精管上皮内的精原细胞（spermatogonium）通过有丝分裂不断增加细胞数量，它们的染色体数目与体细胞一样，都是二倍体（diploid，$2n$）。人的精原细胞具有 23 对（46 条）染色体。

2. 生长期　经过增殖后的精原细胞可分为 A 型和 B 型两种。A 型精原细胞增殖过程中有一部分保留下来作为干细胞，以维持精原细胞的数量，保持活跃的生精能力。B 型精原细胞经过多次有丝分裂大量增殖后，进入生长期，体积稍有增大，成为初级精母细胞（primary spermatocyte）。该期细胞染色体数目仍为 $2n$，即 23 对。

3. 成熟期　初级精母细胞在这一时期开始减数分裂。减数分裂Ⅰ后，一个初级精母细胞形成两个次级精母细胞（secondary spermatocyte），其染色体数目减少一半，每个次级精母细胞只含有 23 条染色体（$n=23$），但每条染色体均含有两条染色单体（二分体）。每个次级精母细胞再经过减数分裂Ⅱ后产生两个精细胞（spermatid），其染色体仍为 23 条（n），但每条染色体为单分体。精细胞的染色体数目是体细胞（$2n$）的一半，即 23 条染色体，属于单倍体（haploid，n）。

4. 变形期　在这一时期精细胞经过一系列形态和生理变化，才能成为有受精能力的精子。这些变化包括：细胞核内与 DNA 结合的组蛋白被移行蛋白、精蛋白替代；染色质凝集，变得极度浓缩、致密；细胞极性逐渐形成，在细胞核的头侧出现特化的溶酶体，即顶体；中心体迁移到细胞核的尾侧，发出轴丝，形成一根鞭毛；大部分线粒体汇聚在轴丝近端周围。成熟的精子形状类似蝌蚪，分为头和尾两部分，头部为细胞核，尾部为鞭毛。

男性在性成熟后，开始产生精子。精原细胞经过增殖期、生长期、成熟期和变形期，发育成有生理功能的精子，这个过程耗时约 2 个月。精原细胞可不断地进行增殖，形成大量精子。正常男性一次射精，有 3～4ml 精液，含有 3 亿～4 亿个精子，人一生中产生的精子总数约为 10^{12}，即一万亿个。

（二）卵子发生

卵子（ovum）是具有发育潜能的特殊细胞。它体积较大，含有许多营养物质，并在细胞质内储存了大量的胚胎发育的信息，受精后能发育成为一个新的个体。

卵子发生（oogenesis）是在雌性生殖腺卵巢中进行的。卵子发生过程与精子发生很相似，但无变形期，而且生长期特别显著。

1. 增殖期　卵巢的表面上皮中的卵原细胞（oogonium）经过多次有丝分裂形成众多的卵原细胞。此期细胞具有二倍数染色体，$2n=46$。在多数哺乳动物和人类中，卵原细胞仅在胎儿时期增殖。

2. 生长期　卵原细胞进入生长期后，体积显著增大成为初级卵母细胞（primary oocyte）。这一时期，由于在细胞质中积累了大量卵黄、RNA 和蛋白质等营养物质，所以时间较长。此期染色体数目仍为 $2n=46$。卵母细胞外有很多滤泡细胞，为其提供营养并参与卵膜形成，在卵子成熟过程中发挥重要作用。

3. 成熟期　卵子发生的生长期完成后，初级卵母细胞停滞在前期 Ⅰ，直到有适当的激素刺激，初级卵母细胞才继续进行未完成的减数分裂。初级卵母细胞的减数分裂是高度不对称的。在成熟期，初级卵母细胞完成减数分裂 Ⅰ，产生两个子细胞，一个是体积大的次级卵母细胞（secondary oocyte），另一个是体积很小的第一极体（first polar body）。次级卵母细胞继续进行减数分裂 Ⅱ，但最终停留在中期 Ⅱ。排卵后，次级卵母细胞完成受精才迅速完成减数分裂 Ⅱ 后续过程，形成一个卵细胞（已受精）和一个第二极体（second polar body）。第一极体完成减数分裂 Ⅱ，也分裂形成两个第二极体。极体以后退化消失。

卵子发生所经历的过程及其染色体的变化与精子发生大体相似，所不同的是：人的卵子发生不是一个连续过程。卵子发生从胚胎期就开始了，卵原细胞在女性胎儿发育到五个月时就增殖到约 400 万～500 万个。这一时期有丝分裂停止，卵原细胞生长成为初级卵母细胞，此后大部分初级卵母细胞退化，大约只有 400 个继续发育。出生时绝大多数初级卵母细胞都已进入减数分裂 Ⅰ 的前期，并停滞在前期 Ⅰ 的双线期。停滞阶段可持续 12～50 年之久，直至青春期后排卵前。个体发育至性成熟后，每月只有一个初级卵母细胞继续发育，完成减数分裂 Ⅰ。排卵时停止于第二次成熟分裂中期，受精时，次级卵母细胞才完成减数分裂 Ⅱ，如未受精则将退化消失。

四、受精作用

精子和卵子结合为受精卵（合子）的过程，称为受精作用（fertilization）。人类的受精作用是在输卵管内完成的。形成生殖细胞需要经历一个重要而特殊的过程，即减数分裂，这导致生殖细胞中的染色体数量减半。通过受精作用，一个精子与一个卵子融合，形成一个受精卵，受精卵的染色体又恢复到原来的数目，其中一半染色体自来父方（精子），一半染色体来自母方（卵子）。在很多生物中，通过减数分裂和受精作用这两个过程，实现了有性生殖。同时，这两个过程，不仅保障了进行有性生殖的生物在世代繁衍过程中遗传物质的相对稳定，而且提供了遗传变异的机制。

答案解析

目标检测

1. 染色质的主要成分是什么？各有什么作用？
2. 莱昂假说的主要内容是什么？
3. 典型的中期染色体在形态结构上有什么特点？
4. 人类细胞进行的有丝分裂和减数分裂有什么区别？

（杨　军）

书网融合……

本章小结　　　　微课1　　　　微课2　　　　微课3　　　　题库

第四章 染色体畸变与染色体病

PPT

学习目标

1. **掌握** 染色体畸变类型及发生机制；染色体病的概念及常见染色体病的遗传机制。
2. **熟悉** 常见染色体病的临床特征；染色体异常携带者的遗传学效应。
3. **了解** 染色体畸变发生的诱因；染色体结构畸变常用符号及其含义。
4. 学会判断染色体畸变的类型及辨别人类常见的染色体病，具备运用相关知识针对常见染色体病开展初步遗传咨询的能力。

染色体是遗传物质的载体，由 DNA 和蛋白质等组成，具有储存和传递遗传信息的作用。染色体上承载有真核细胞绝大部分基因，通过细胞分裂，这些基因随着染色体在母细胞与子细胞间、亲代与子代间进行传递。染色体发生异常改变，将导致染色体上遗传物质的改变，影响生物体的遗传性状，最终可能产生相应疾病表型，引起染色体病的发生。染色体病是临床遗传学的主要研究内容之一，对人类危害很大，目前尚无治疗良策。

第一节 染色体畸变

染色体畸变（chromosomal aberration）是指细胞中染色体数目或结构发生改变。相应地，染色体畸变分为数目畸变和结构畸变。畸变的染色体可以是常染色体或性染色体；畸变可以发生在生殖细胞或体细胞；可以涉及部分组织细胞或全身细胞。染色体畸变的实质是染色体上的基因或基因群发生数量或位置的改变，继而影响生物体的遗传性状。临床上最常见的染色体畸变为数目畸变中的非整倍性改变，其次是结构畸变。目前已报道的染色体畸变类型有 10000 多种。

一、染色体畸变的诱因

染色体畸变可以是自发产生，称为自发畸变（spontaneous aberration）；也可以是物理、化学、生物等外界因素诱发产生的，称为诱发畸变（induced aberration）；还可以由亲代遗传获得。

（一）物理因素

人类所处的辐射环境包括天然辐射和人工辐射。天然辐射指自然空间中存在的各种射线，其剂量极微，对人体的影响较小。人工辐射包括爆炸后散落的具有放射性的尘埃、医用放射线（如 X 线、γ 线、紫外线等）、工业放射性物质、职业照射等。人类染色体对辐射甚为敏感，大量辐射对人体存在较大的潜在危害，常常导致体细胞或生殖细胞内染色体畸变，畸变率随射线剂量增加而增高。长期接受射线治疗或从事放射线有关的工作人员，由于微小剂量的射线作用不断积累，会引起体细胞或生殖细胞染色体畸变。孕妇接触放射线后，其子代发生染色体畸变的危险性增加。

（二）化学因素

人们在日常生活中接触到各种各样的化学物质都可引起染色体畸变。①药物：某些药物可引起人类染色体畸变或导致畸形胚胎，特别是一些抗肿瘤药物。已有研究证实，环磷酰胺、氮芥、白消安、甲氨蝶呤、阿糖胞苷等抗肿瘤药物均可引起染色体畸变；抗痉挛药物苯妥英钠可引起人淋巴细胞多倍体细胞数增高。②农药：许多化学合成的农药可以引起人类染色体畸变，如美曲膦酯（敌百虫）类有机磷农药。③食品添加剂：某些食品防腐剂和色素等添加剂中所含的化学物质也可引起人类染色体畸变，如硝基呋喃基糖酰胺 AF－2、环己基糖精等。④工业毒物：苯、甲苯、铝、砷、二硫化碳、氯丁二烯、氯乙烯单体等工业毒物，都可引起染色体畸变。长期接触这些有毒物质的工人，其染色体畸变率增高。

（三）生物因素

可导致染色体畸变的生物因素主要包括生物体所产生的生物类毒素以及某些生物体。生物类毒素如霉菌毒素（黄曲霉毒素、柄曲霉毒素、棒曲霉毒素等），既可引起染色体畸变也有一定的致癌作用。生物体主要是指病毒，尤其是致癌病毒，如 Rous 肉瘤病毒、乳头瘤病毒、EB 病毒、流行性腮腺炎病毒、风疹病毒、巨细胞病毒、肝炎病毒等，其本身可引起宿主细胞染色体畸变。

（四）母亲年龄

母亲生育年龄大于 35 岁，其所生子女体细胞内某一号染色体多出一条的情况（如 Down 综合征）较一般人群中多见。一般认为，卵子在母体内停留的时间越长，受到各种因素影响的机会就越多，越容易在减数分裂中发生染色体不分离，而导致染色体异常。目前认为，母亲生育年龄对染色体畸变的影响是环境因子在体内累积作用的表现形式，这与卵子老化及合子早期所处的宫内环境有关。

二、染色体数目畸变

多数真核生物的体细胞中，具有两个染色体组，称为二倍体（$2n$）。二倍体的生殖母细胞经过减数分裂产生的配子中只有一个染色体组，称为单倍体（n）。人类正常体细胞含有两个染色体组共 46 条染色体，$2n=46$。人的正常精子和卵细胞为单倍体，$n=23$。以人二倍体数目为标准，体细胞的染色体数目多于或少于 46 条，称为染色体数目畸变（chromosome numerical aberration）。染色体数目畸变分为整倍性改变和非整倍性改变。

（一）整倍性改变

在 2n 的基础上，如果体细胞中染色体数目变化以染色体组（n）为基数，整组地增加或减少，称为整倍性改变。发生整倍性改变的细胞或个体称为整倍体（euploid）。染色体发生整倍性改变可以形成多倍体或单倍体。

1. 类型

（1）单倍体（haploid）　体细胞内染色体在 $2n$ 的基础上，减少一个染色体组，仅含 1 个染色体组，称为单倍体。临床上尚未发现由单倍体细胞发育成胚胎的病例。

（2）三倍体（triploid）　体细胞内染色体在 $2n$ 的基础上，增加一个染色体组，含 3 个染色体组，则称为三倍体。人类三倍体细胞的染色体数目为 69 条（$3n=69$）。全身性三倍体是致死的，在流产的胎儿中三倍体是常见的类型。三倍体胎儿易于流产的原因在于胚胎发育过程中有丝分裂形成三极纺锤体，因而造成染色体在细胞分裂中期、后期时分布或分配的紊乱，最终导致子细胞中染色体数目异常，从而严重干扰胚胎的正常发育而导致流产。

（3）四倍体（tetraploid）　体细胞内染色体在 $2n$ 的基础上，增加两个染色体组，称为四倍体。人类四倍体细胞的染色体数目为 92 条（$4n=92$）。全身性四倍体是致死的，临床上四倍体比三倍体更为罕见，往往是四倍体和二倍体的嵌合体（$4n/2n$）会偶尔在流产的胚胎中发现。

三倍体及以上统称为多倍体（polyploid）。在人类已知有三倍体和四倍体的胚胎，但只有极少数能存活到出生，存活者多为嵌合体（$3n/2n$）。有调查结果显示，在自发流产的胎儿中，有染色体畸变的约占 42%，其中三倍体占 18%，四倍体占 5%。

2. 发生机制

（1）双雌受精（digyny）　一个二倍体的异常卵子与一个正常的精子发生受精，从而产生一个三倍体的合子。二倍体卵子形成的原因之一是减数分裂Ⅱ过程中，次级卵母细胞由于某些原因没有形成第二极体，使应分给第二极体的染色体仍留在卵细胞中，致使该卵细胞发生异常。可形成 69，XXX 或 69，XXY 两种核型的受精卵（图 4 - 1）。

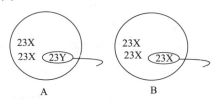

图 4 - 1　双雌受精（A：69，XXY；B：69，XXX）

（2）双雄受精（diandry）　一个正常的卵子同时与两个正常的精子发生受精。由于每个精子都有一个染色体组，所以当两个精子同时进入一个卵细胞时，就将两个染色体组同时带入了这一卵细胞，形成含三个染色体组的合子，即三倍体。可形成 69，XXX、69，XXY 和 69，XYY 三种核型的受精卵（图 4 - 2）。

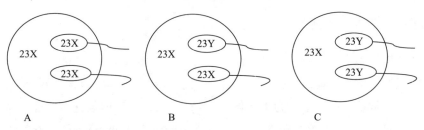

图 4 - 2　双雄受精（A：69，XXX；B：69，XXY；C：69，XYY）

（3）核内复制（endoreduplication）　核内复制又称核内有丝分裂（endomitosis），指 DNA 复制而细胞不分裂的现象。在细胞分裂时，DNA 复制了两次，而细胞只分裂了一次，结果细胞内含有四个染色体组。这样形成的两个子细胞都是四倍体（图 4 - 3）。四倍体中常可见染色体两两平行排列在一起。核内复制是肿瘤细胞常见的染色体异常特征之一。

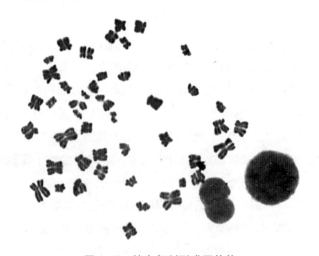

图 4 - 3　核内复制形成四倍体

（二）非整倍性改变

一个体细胞中染色体数目增加或减少一条或数条，称为非整倍性改变，形成的细胞或个体称为非整倍体（aneuploid），包括亚二倍体、超二倍体、嵌合体以及罕见的假二倍体。非整倍性改变是临床上最常见的染色体数目畸变类型，常见于肿瘤组织细胞。按照《人类细胞基因组学国际命名体系（2020年版）》（International System for Human Cytogenomic Nomenclature，ISCN 2020）所示，非整倍性改变的核型描述包括：染色体总数，性染色体组成，（+）或（-）畸变染色体。（+）或（-）号置于某染色体前，表示该染色体的增加或缺失。但在表示性染色体数目异常的时候不适用上述规则，而是按照常规将性染色体的组成放在染色体数目的后面列出。

⊕ **知识链接**

人类细胞基因组学国际命名体系（ISCN）

人类细胞基因组学国际命名体系（An International System for Human Cytogenomic Nomenclature，ISCN）是人类染色体命名的国际标准，用于规范描述人类染色体和染色体畸变时使用的条带名称、符号和缩写词术语等，对细胞基因组学的发展起到了重要作用。按照 ISCN 规定的描述规则，不同国家、不同母语的遗传学工作者可以用全世界通行的方法来报告检测结果并进行交流。ISCN 的前身可以追溯到 1960 年的《丹佛提议（Denver proposal）（人类有丝分裂染色体命名标准体系）》，1978 年更名为《人类细胞遗传学国际命名体系（International System for Human Cytogenetic Nomenclature）》，2016 年更改为《人类细胞基因组学国际命名体系》。随着细胞遗传学、细胞分子遗传学和微阵列、测序等技术的不断发展，至今 ISCN 已经过 10 多次修订，其涵盖的范围不断增大且日臻完善。近 10 年来 ISCN 基本保持每 3~4 年修订一次的频率，最新版本为 2020年 10 月颁布的 ISCN（2020）。

1. 类型

（1）亚二倍体（hypodiploid）　指体细胞中染色体数目少了一条或几条。如果某对染色体缺少了一条，就构成单体型（monosomy）。单体型是最常见的亚二倍体。人类单体型细胞染色体数为 45 条（2n-1），如 21 单体型（45，XX，-21）。常染色体单体型通常是致死性的，临床上未见报道。性染色体的单体型不仅见于流产的胎儿，也见于儿童和成人，如 X 单体型即 Turner 综合征（45，X）。如果少了一对同源染色体（2n-2），则称为缺体型（nullosomy）。人类缺体型个体尚未见报道，但在恶性肿瘤细胞里有缺体型细胞系的存在。

（2）超二倍体（hyperdiploid）　指体细胞中染色体数目多了一条或几条。因而超二倍体细胞中某号染色体不是 2 条，而是 3 条或 3 条以上。若某号染色体多了一条，则构成这号染色体的三体型（trisomy），此时细胞的染色体数总数为 47 条（2n+1），如 21 三体型（47，XY，+21）、X 三体型（47，XXX）等。三体型是人类染色体数目畸变中最常见、种类最多的一种畸变。绝大多数常染色体三体型只见于早期流产的胚胎，少数可以存活至出生的病例，大多寿命不长并伴有各种严重畸形。三体型以上统称为多体型（polysomy）。临床上常见的多体型为性染色体四体型（48，XXXX、48，XXXY 和 48，XXYY）和五体型（49，XXXXX 和 49，XXXXY）。

（3）假二倍体（pseudodiploid）　指细胞内的染色体数变化涉及 2 条以上的染色体，其中某号染色体增加一条，另一号染色体减少一条，导致染色体总数不变仍是 46 条。假二倍体一个细胞内同时存在单体型和三体型的染色体，如核型为 46，XX，-18，+21 的个体，少了一条 18 号染色体，多了一条

21 号染色体。

（4）嵌合体（mosaic）　指体内同时存在两种或两种以上核型的细胞系。不同细胞系的核型描述用（/）号分开。如果其中有正常的二倍体细胞系则要最后列出，如47，XXY/46，XY。嵌合体中的各细胞系可以是数目异常、结构异常或数目和结构异常。如果嵌合体内存在正常的细胞系，则其临床症状的轻重取决于正常细胞系所占的比例。正常二倍体细胞系的比例越高，临床症状相对越轻。

2. 发生机制

（1）染色体不分离（nondisjunction）　在细胞分裂时，如果某对染色体或两条姐妹染色单体在中、后期不能正常地分开而同时进入同一个子细胞，将导致该子细胞多一条染色体而另一个子细胞少一条染色体，这种现象称为染色体不分离。染色体数目增加的子细胞形成超二倍体，数目减少的子细胞形成亚二倍体。染色体不分离分为以下 2 种类型。

①减数分裂不分离　减数分裂形成配子时发生染色体不分离。如果不分离发生在减数分裂后期Ⅰ，使得某一对同源染色体不分离，同时进入同一个子细胞，产生的配子中，一半有一对同源染色体（$n+1$）；另一半则没有该染色体（$n-1$）（图 4 - 4A）。两者分别与正常配子受精后，将形成超二倍体或亚二倍体。如果不分离发生在减数分裂后期Ⅱ，某一条染色体的姐妹染色单体不分离，则形成的配子中，1/2 正常，1/4 为有两条完全相同的染色体（$n+1$），1/4 缺失该条染色体（$n-1$）（图 4 - 4B）。它们分别与正常的配子受精后，得到相应的正常二倍体、超二倍体和亚二倍体。由单体型或三体型受精卵发育而成的胚胎，全身细胞都具有异常核型，不存在嵌合体。

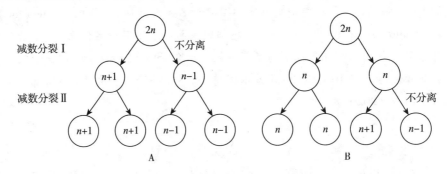

图 4 - 4　减数分裂形成配子时发生的染色体不分离

（A：减数分裂Ⅰ不分离；B：减数分裂Ⅱ不分离）

②有丝分裂不分离　在胚胎发育的早期阶段——卵裂早期，受精卵的有丝分裂中，如果某一染色体的姐妹染色单体彼此没有分离，则产生由两种或两种以上细胞系构成的嵌合体。如果不分离发生在第一次卵裂，则形成两种细胞系构成的嵌合体（45/47），且两种细胞系等量。如果不分离发生在第二次卵裂及以后，则形成三种或三种以上细胞系构成的嵌合体（如 45/46/47）（图 4 - 5）。嵌合体中细胞系的类型及其所占比例因染色体不分离发生的时间不同而异，个体临床症状的严重程度取决于正常细胞系所占的比例。核型为 47，XY，+21/46，XY 的患儿，染色体不分离发生得越晚，核型为 46，XY 的细胞系比例就越大，临床症状也相对较轻。

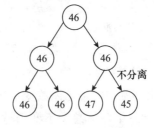

图 4 - 5　染色体不分离与嵌合体形成

常染色体和性染色体不分离的后果往往不同。缺少某一条常染色体的配子，由于出现严重的基因组失衡，即使能够完成受精，往往致死。增加一条常染色体的配子，特别是较大的常染色体，将造成基因组的严重失衡而破坏或干扰胚胎的正常发育；即使胚胎能发育成长，出生后往往有严重的体格发育及智力障碍，如临床常见的 21 三体、18 三体及 13 三体。但就性染色体而言，单体型如 45，X 患者，虽然智力及体格发育会出现异常，但可以存活并发育。性染色体三体型如 47，XXY 患者，并没有严重的体格发育或智力落后，且在临床上相对较为常见。这与 X 染色体失活、Y 染色体外显基因较少等有关。需要注意的是，性染色体数目越多，临床表现越严重。

（2）染色体丢失（chromosome lose） 又称染色体分裂后期迟滞（anaphase lag）。在细胞有丝分裂过程中，某条染色体未与纺锤丝相连，而不能移向两极参与新细胞的形成；或者在移向两极时行动迟缓，滞留在细胞质中，造成该条染色体的丢失而形成亚二倍体（图 4 - 6）。染色体丢失也是嵌合体形成的一种方式，特别是临床上所见到的 45/46 嵌合体，可用染色体丢失来解释。

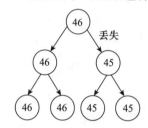

图 4 - 6 染色体丢失与嵌合体形成

三、染色体结构畸变 微课 1

染色体结构畸变（chromosome structural aberration）指染色体发生结构的改变。结构畸变的发生受物理、化学、生物和遗传等多种因素影响。结构畸变发生的基础是染色体断裂（breakage）及断裂后的重接（reunion）。如果断片能在原位重接，染色体恢复正常，一般不引起遗传效应；如果断片未能在原位重接，而是移动位置与其他片段相接或者丢失，则引起染色体结构畸变。结构畸变可发生在个体的全身细胞，也可以嵌合体形式存在。

（一）染色体结构畸变的描述方式

按照 ISCN（2020）的规定，染色体结构畸变的描述方式分为简式体系（short system，以下简称简式）和繁式体系（detailed system，又译详式体系，以下简称详式）。简式中，结构畸变的染色体仅通过断裂位点来描述。依次写明染色体总数、性染色体组成，用一个字母（如 t）或三联字母（如 inv）表示畸变染色体的类型，并在其后的第一个括号内写明畸变染色体序号，第二个括号内注明断裂位点的臂号、区号和带号。例：46，XX，del（1）（q21）。详式则是通过描述带的组成来描述染色体结构畸变。简式的原则在详式中也适用，只是在最后的括号中用重排染色体的带的组成替代了断裂位点的描述。例：46，XX，del（1）（pter→q21:）。染色体和染色体畸变常用符号及其含义见表 4 - 1。

表 4 - 1 染色体和染色体畸变常用符号及其含义

符号	含义	符号	含义
ace	无着丝粒片段	cen	着丝粒
chr	染色体	del	缺失
der	衍生染色体	dic	双着丝粒
dup	重复	end	核内复制

续表

符号	含义	符号	含义
fra	脆性位点	i	等臂染色体
ider	等臂衍生染色体	ins	插入
inv	倒位	mar	标记染色体
mos	嵌合体	p	短臂
ph	费城染色体	q	长臂
r	环状染色体	rob	罗伯逊易位
s	随体	tel	端粒
t	易位	ter	末端（染色体末端）或端粒
pat	父源	mat	母源
mal	男性	fem	女性
?	识别没把握或可疑	/	嵌合体中用于分开不同细胞系
:	断裂	( )	括号内为结构重排染色体和断裂位点，正常或异常的染色体数目。X 和 Y 染色体，异常结果的核苷酸位点
::	断裂后重接	,	区分染色体数目、性染色体和染色体畸变；区分基因位点的标识
→	从…到	;	重排中用于区分不同号染色体
−	丢失或缺失	+	增加或增长

（二）染色体结构畸变的类型

染色体结构畸变，又称染色体重排（chromosome rearrangement）。染色体重排后，如果染色体组出现染色体物质的增减，则称为不平衡重排（unbalanced rearrangement），如缺失、重复等。如果不存在染色体物质的增减，称为平衡重排（balanced rearrangement），如倒位和平衡易位等。

1. 缺失（deletion，del） 指染色体片段的丢失。缺失使位于这个片段的基因也随之发生丢失。按染色体断裂位点的数量和位置可分为末端缺失和中间缺失两类。

（1）末端缺失（terminal deletion） 一个染色体臂发生了断裂，该断裂端未能与别的断裂端重接，形成一个带有着丝粒的片段和一个没有着丝粒的片段。后者在细胞分裂过程中不能定向移动而被丢失。带有着丝粒的片段便成为一个发生了末端缺失的染色体。如图 4 - 7A 所示，1 号染色体长臂 2 区 1 带发生断裂，其远侧段（q21→qter）发生丢失，余下的染色体由短臂末端至长臂 2 区 1 带组成。简式核型为46，XX，del（1）（q21），详式核型为 46，XX，del（1）（pter→q21:）。

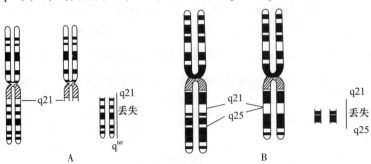

图 4 - 7 缺失

（A：末端缺失；B：中间缺失）

（2）中间缺失（interstitial deletion）　　如果一个染色体发生两次断裂而丢失了中间不带有着丝粒的片段，留下的两个片段重接以后便成为发生了中间缺失的染色体。如图4-7B所示，1号染色体长臂2区1带和2区5带发生断裂，两断点间无着丝粒片段丢失，其余片段重接。简式核型为46，XX，del（1）（q21q25），详式核型为46，XX，del（1）（pter→q21∷q25→qter）。

2. 重复（duplication，dup）　　指染色体片段在其原有位置上的复制，使这些片段的基因多了一份或几份的现象。重复区段方向与原片段一致的称正向重复，反之称反向重复。重复发生的原因是同源染色体之间的不等交换、染色单体之间的不等交换或同源染色体片段的插入等。如图4-8所示，简式核型为46，XX，dup（1）（q22q25），详式核型为46，XX，dup（1）（pter→q25∷q22→qter）。

3. 倒位（inversion，inv）　　倒位是由于同一条染色体上发生了两次断裂，产生的片断旋转180°后重新连接造成的。按染色体断裂位点的位置，倒位分为臂内倒位和臂间倒位。

（1）臂内倒位（paracentric inversion）　　指倒位发生在染色体的同一条臂上，即两个断裂点在同一条臂内，倒位片段不包含着丝粒。如图4-9A所示，1号染色体p22和p34同时发生了两次断裂，两断裂点之间的片段倒转后重接，形成一条臂内倒位染色体。简式核型为46，XY，inv（1）（p34p22），详式核型为46，XY，inv（1）（pter→p22∷p34→p22∷p34→qter）。

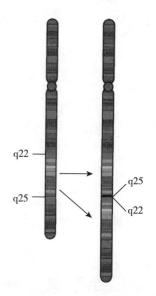

图4-8　重复（正向重复）

（2）臂间倒位（pericentric inversion）　　如果一条染色体的长、短臂分别发生一次断裂，中间断片颠倒后重接，则称为臂间倒位，即两个断裂点在不同臂内，倒位包含了着丝粒区。如图4-9B所示，4号染色体p15和q21同时发生了两次断裂，两断裂点之间的片段倒转后重接，形成一条臂间倒位染色体。简式核型为46，XX，inv（4）（p15q21），详式核型为46，XX，inv（4）（pter→p15∷q21→p15∷q21→qter）。

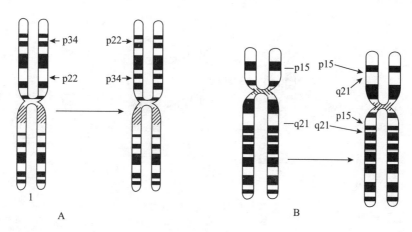

图4-9　倒位

（A：臂内倒位；B：臂间倒位）

4. 易位（translocation，t）　　指一条染色体的断片移接到另一条非同源染色体的臂上。常见的易位方式有相互易位、罗伯逊易位和插入易位等。

（1）相互易位（reciprocal translocation）　　两条非同源染色体同时发生断裂，断片交换位置后重接，形成两条衍生染色体（derivation chromosome，der）。相互易位是较常见的染色体结构畸变类型。如图

4-10所示，2号染色体长臂2区1带与5号染色体长臂3区1带同时发生断裂，断片交换位置后在断裂点重接，形成两条衍生染色体。简式核型为46，XY，t（2；5）（q21；q31），详式核型为46，XY，t（2；5）（2pter→2q21∷5q31→5qter；5pter→5q31∷2q21→2qter）。在描述相互易位时，如果易位发生在两条常染色体间，先列出具有较小编号的染色体；如果易位发生在常染色体和性染色体间，则先列出性染色体，如46，X，t（X；13）（q27；q12）。

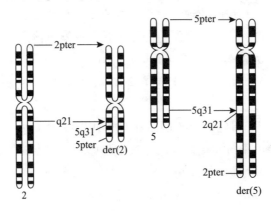

图4-10 相互易位

（2）罗伯逊易位（robertsonian translocation，rob）　又称着丝粒融合，指发生于近端着丝粒染色体之间的一种易位。当两条近端着丝粒染色体在着丝粒部位或着丝粒附近部位发生断裂后，二者的长臂在着丝粒处接合在一起，形成一条由长臂构成的衍生染色体。罗伯逊易位通常带有短臂的自发性丢失。丢失的短臂几乎全是异染色质，由两条长臂构成的染色体上则几乎包含了两条染色体的全部基因。因此，染色体总数为45，带有一条罗伯逊易位染色体的个体，表型一般正常。如图4-11所示，14号染色体长臂1区0带和21号染色体长臂1区0带同时发生断裂，两条长臂在着丝粒部位融合，形成的衍生染色体包含了21号染色体的21q10→qter节段和14号染色体14q10→qter节段，其余部分丢失。此时，简式核型为45，XX，rob（14；21）（q10；q10），详式核型为45，XX，rob（14；21）（14qter→14q10∷21q10→21qter）。

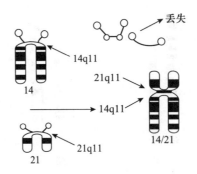

图4-11 14/21罗伯逊易位

（3）插入易位（insertional translocation）　两条非同源染色体同时发生断裂，但只有其中一条染色体的片段插入到另一条染色体的非末端部位。插入易位是一种单向易位，只有发生了三次断裂时才可能发生插入易位，因而临床上相对少见。

5. 环状染色体（ring chromosome，r）　一条染色体的长、短臂同时发生断裂，含有着丝粒的片段两断端发生重接，即形成环状染色体。如图4-12所示，如2号染色体的短臂2区1带和长臂3区1带分别发生了断裂，断点以远的片段丢失，含有着丝粒的中间片段两断端p21与q31相接形成环状染色体。简式核型为 46，XX，r（7）（p21q31）；详式核型为 46，XX，r（7）（∷p21→q31∷）。

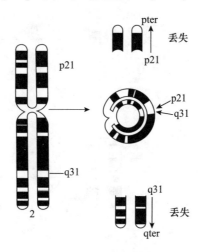

图 4－12　环状染色体

6. 双着丝粒染色体（dicentric chromosome，dic）　两条染色体同时发生一次断裂后，两个具有着丝粒的片段的断端相连接，形成了一条双着丝粒染色体。双着丝粒染色体一般记为一条染色体。如图 4－13 所示，6 号染色体的长臂 2 区 2 带和 11 号染色体的短臂 1 区 5 带分别发生了断裂后，两个具有着丝粒的染色体片段断端相连接，形成了一条双着丝粒染色体。简式核型为 45，XX，dic（6；11）（q22；p15）；详式核型为 45，XX，dic（6；11）（6pter→6q22∷11p15→11qter）

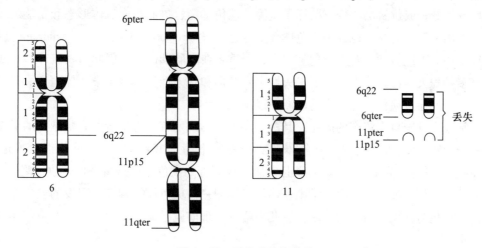

图 4－13　双着丝粒染色体

7. 等臂染色体（isochromosome，i）　一条染色体的两条臂在形态和遗传结构上完全相同，称为等臂染色体。等臂染色体一般是由于着丝粒分裂异常造成的。在正常细胞分裂中，随着着丝粒纵裂，姐妹染色单体分离，形成两条具有长、短臂的染色体。如果着丝粒在水平方向发生横裂，长、短臂各自形成一条具有两个长臂和一条具有两个短臂的等臂染色体。以 X 染色体为例，X 短臂的等臂染色体（图 4－14A），简式核型为 46，X，i（X）（p10）；详式核型为 46，X，i（X）（pter→p10∷p10→pter）；X 长臂的等臂染色体（图 4－14B），简式核型为 46，X，i（X）（q10），详式核型为 46，X，i（X）（qter→q10∷q10→qter）。临床上最常见的等臂染色体为 Xq 等臂染色体，见于某些 Turner 综合征患者。

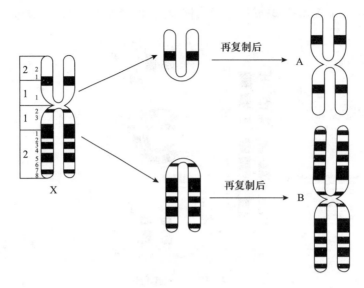

图 4 - 14　等臂染色体

第二节　染色体病

染色体数目或结构异常导致的疾病，称为染色体病（chromosomal disorder）。其实质是染色体上的基因或基因群发生数量或位置的改变，破坏了基因的遗传平衡，进而造成机体形态和功能的异常。由于染色体病常表现出一系列症状，也称为染色体畸变综合征（chromosomal aberration syndrome）。

染色体病是一大类遗传病，对人类危害很大，严重者在胚胎期即死亡引起自发流产，少数能存活者出生往往带有多种先天异常。许多不育、先天性多发畸形和智力低下都源于染色体畸变。目前染色体病尚无治疗良策，主要通过遗传咨询和产前诊断予以预防。

染色体异常较常见于自发流产的胎儿，其次为先天畸形或发育异常患者、高龄孕妇的胎儿、不育或流产夫妇。有统计显示，新生儿中，染色体畸变总发生率为1/154，其中非整倍性改变的发生率为1/263，结构畸变的发生率为1/375。较常见且临床症状显著的染色体病是由染色体数目畸变引起的，主要是性染色体的非整倍性改变，其次为常染色体的三体型；而染色体结构畸变引发的染色体病中，平衡重排比不平衡重排更为常见。由于很多畸变胎儿在临床发现前就已流产，实际发生的染色体畸变频率应高于此统计结果。

一、常染色体病

常染色体病（autosomal disorder）是由常染色体数目或结构异常引起的疾病。患者常具有共同的临床特征：先天性多发畸形、智力低下、生长发育迟缓及皮肤纹理改变等。临床上常见的常染色体病有以下几种。

（一）唐氏综合征

唐氏综合征（Down Syndrome）又称21三体综合征或先天愚型，是迄今最常见、也是研究最多的一种染色体病。本病是由于患者体内多出了一条或部分21号染色体而导致的遗传病。Down综合征于1866年由英国医师John Langdon Down报道并进行了全面描述，故命名为Down Syndrome。1959年，法国细胞遗传学家Jérôme Lejeune揭示本病是由于患者体细胞内多出一条G组染色体，随后证实是21号，因而又称为21三体综合征（trisomy 21 syndrome）。

1. 发病率　Down 综合征在活婴中的发生率为 1/800 ~ 1/600，出生率在各种族和民族间无明显差异。据估计，我国目前大约有 60 万以上的患者，每年新出生的患儿有 27 000 例左右。流行病学研究表明，发病率与母亲生育年龄密切相关，随母亲生育年龄的增高而增加，尤其 35 岁以上孕妇生育患儿的风险显著升高。

2. 临床特征　Down 综合征患儿的主要临床表现为：不同程度的智力低下、生长发育迟缓和一系列异常体征。

智力低下在婴儿早期并不明显，到周岁后才显现。患者 IQ 值通常在 20 ~ 60 之间，成年患者平均为 50。本病智力低下程度不等，部分患儿能够逐渐具备一定的沟通能力，甚至可以上学读书。患儿出生时身高、体重较正常新生儿偏低，呈现特殊面容：头小、枕骨扁平、眼距增宽、外眼角上斜、内眦赘皮、鼻根低平、外耳小、耳廓常低位或畸形、舌大、张口吐舌、流涎多等（图 4 - 15A）。其他症状或体征还包括：全身肌张力低下、颈短、颈部皮肤松弛、手短而宽、皮肤纹理异常（通贯掌、atd 角增大等）、第 5 指内弯（先天性桡侧弯曲）和第 1、2 趾间距宽等。Down 综合征患者的表型变异很大。一般患者都具有智力低下、生长发育迟缓及特征性面容等典型特征而易于辨识，其余异常仅在部分患者中表现。

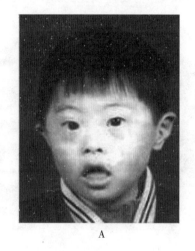

图 4 - 15　唐氏综合征

（A. 特征面容；B. 三体型患者核型）

3. 遗传学类型　虽然 Down 综合征的临床诊断并不困难，但必须进行核型分析予以确诊，为遗传咨询（判断再发风险）提供重要依据。根据患者核型组成不同，Down 综合征分为三种遗传学类型。

（1）21 三体型（游离型或标准型）约占全体患者的 92.5%，核型为 47，XX（XY），+21（图 4 - 15B）。此型患者源于形成生殖细胞的减数分裂过程中，21 号染色体不分离。90% 的不分离发生于母方减数分裂（尤其是减数分裂 I），仅约 10% 的不分离发生在父方的减数分裂 II。此型的发生率随母亲生育年龄增高而升高。

（2）易位型　约占全部患者的 5%。此型患者多余的不是完整的一条 21 号染色体，而是 21 号染色体长臂与另一条 D 组或 G 组近端着丝粒染色体（通常为 14 号或 22 号）发生罗伯逊易位形成的衍生染色体。虽然患者体内染色体总数为 46，但其中一条是易位染色体，21 号染色体长臂是三体型。最常见的是 D/G 易位，如 14/21 易位，核型为 46，XX（XY），rob（14；21）（q10；q10），+21。少数是 G/G 易位，如 21/21 易位，核型为 46，XX（XY），+21，rob（21；21）（q10；q10）。易位型患者产生的原因可能是双亲之一形成配子时发生了新生突变，也可能是由平衡易位携带者（balance translocation carrier）亲代遗传而来（详见本章第三节）。

（3）嵌合型　约 2.5% 的 Down 综合征患者是嵌合体，核型为 47，XX（XY），+ 21/46，

XX（XY）。其产生的主要原因是胚胎发育早期卵裂时，21号染色体发生不分离，结果产生45/47/46细胞系的嵌合体。但由于45，XX（XY），-21的细胞不易存活，患者常表现为47/46嵌合体。因为患者体内含有正常细胞系，故临床症状多较21三体型轻。不同患者间表型变异很大，源于表型与发育过程中21三体型细胞在胚胎中所占比例有关。不分离发生得越早，三体型细胞所占比例越高，症状也越严重。

4. 预后 只有大约20%～25%的21三体胚胎能存活至出生，其余自然流产。存活的患儿中，至少1/3患有先天性心脏病，近1/4在1周岁前死于先天性心脏病。患者患白血病的风险比正常个体高15倍。几乎所有患者比一般个体提前几十年出现阿尔茨海默病（Alzheimer Disease）的症状。男性患者往往不育，女性患者偶有生育能力。

（二）18三体综合征

18三体综合征（trisomy 18 syndrome）是由于患者体内多出了一条或部分18号染色体而导致的遗传病。1960年John Hilton Edwards等首先报道本病，故又称为Edwards综合征（Edwards syndrome）。

1. 发病率 18三体综合征在新生儿中发生率为1/8 000～1/6 000。男女性别比约为1∶4，可能与男性患儿胚胎不易发育至出生有关。

2. 临床特征 患儿通常出生时体重低（平均小于2 300g）并伴有心脏病。生命力严重低下，多发畸形，运动、生长和智力发育迟缓。主要特征包括宫内发育迟缓，眼裂小，眼球小，内眦赘皮，耳畸形伴低位，枕骨突出，小颌，唇裂和（或）腭裂，胸骨短，特殊握拳方式（图4-16），第2指压在第3指上、第5指压在第4指上。摇椅样畸形足，婴儿期肌张力低下、其后肌张力亢进，严重心脏病（95%患有先天性心脏病，是患儿死亡的主要原因）。

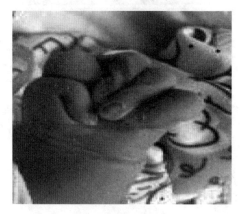

图4-16　18三体综合征患儿特殊的握拳方式

3. 遗传学类型 80%患者为三体型，发病可能与母亲年龄增大有关，多由卵母细胞减数分裂时18号染色体不分离导致。大部分患者核型为47，XX（XY），+18。约10%为嵌合型，症状较轻，发病与母亲生育年龄无关，核型为47，XX（XY），+18/46，XX（XY）。其余极少数为易位型，主要为18号染色体与D组染色体易位。

4. 预后 出生后发育如早产儿，吸吮差，反应弱，喂养困难。由于严重畸形，患儿出生后1/3在一个月内死亡，1/2在两个月内死亡，极少数患儿寿命超过1岁，且往往带有严重智力低下。

（三）13三体综合征

13三体综合征（trisomy 13 syndrome）是由于患者体内多出了一条或部分13号染色体而导致的遗传病。1957年，Thomas Bartholin等首先描述了本病的临床特征。1960年，Klaus Patau确定了本病是由于患者体细胞内多了一条13号染色体，故又名Patau综合征（Patau syndrome）。

1. 发病率 本病在新生儿中发病率约为1/25 000。患者中女性明显多于男性。发病率与母亲年龄增大有关。

2. 临床特征 患者畸形比前述两种三体综合征更严重。中枢神经系统发育严重缺陷、前脑无裂畸形、严重智力低下、小头畸形、小眼球或无眼球、小颌、多数有唇裂和（或）腭裂（图4-17A）、耳郭畸形低位、常耳聋、常多指、有与18三体综合征患者类似的特殊握拳方式和摇椅样畸形足。患者中80%罹患先天性心脏病，常有肾畸形、脐膨出，男性患者常有隐睾，女性患者常有双角子宫及卵巢发育不全。

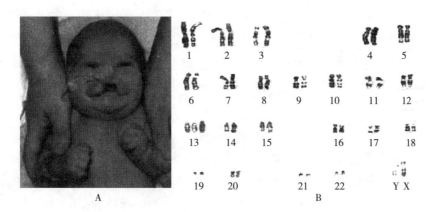

图 4 – 17　13 三体综合征

（A. 特征面容；B. 三体型患者核型）

3. 遗传学类型　80% 的患者核型为 47，XX（XY），+13（图 4 – 17B）。额外的 13 号染色体常来自卵母细胞减数分裂不分离。其余为易位型和嵌合型。易位型多为 13/14 易位，罕见 13/13 易位。嵌合型患者一般症状较轻。

4. 预后　约 50% 患儿在出生后 1 个月内死亡，90% 以上患儿在出生后 1 年内死亡。

（四）5p – 综合征

5p – 综合征（5p – syndrome）是由于 5 号染色体短臂部分缺失引起的一类遗传病。1963 年由 Jérôme Lejeune 等首先报道，因患儿在婴幼儿期的哭声像小猫的叫声，故又称猫叫综合征（cri du chat syndrome）。

1. 发病率　本病在新生儿中发生率约为 1/37 000，是常染色体结构畸变所导致的染色体病中较常见的一种。女性患者多于男性患者。

2. 临床特征　本病最主要的临床特征为患儿喉肌发育不良，哭声尖弱、音质单调，似猫叫。其他症状包括智力低下、发育迟缓、小头、出生体重低、婴幼儿期肌张力低下等。患儿具有特征性面容：眼距宽、内眦赘皮、耳位低、小颌、满月脸等（图 4 – 18A）。猫叫样哭声可随年龄增大而逐步消失。

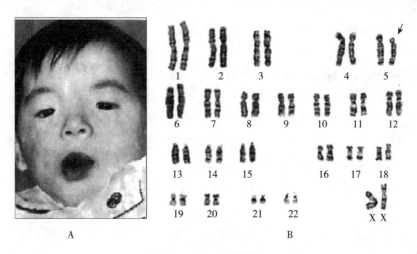

图 4 – 18　5p – 综合征

（A：特征面容；B：患者核型）

3. 遗传机制　常见核型为 46，XX（XY），del（5）（p1）；46，XX（XY），del（5）（p13）；46，XX（XY），del（5）（p14）等，核型如图 4 – 18B 所示。大多数患儿为散发病例，仅 10% ~ 15% 是由于

父母一方为易位携带者所致。1964年证实本病是由于第5号染色体短臂末端或中间缺失所致。虽然在不同患儿中，5号染色体断裂点和缺失片段存在很大差异，但与表型相关的关键缺失区域被定位于5p15。研究显示，5p15.3缺失与典型猫叫样哭声相关，5p14 – 5p15缺失可能与严重智力低下有关。

4. 预后　患儿生存概率较高，多数可活至儿童期，少数活至成年，均伴有严重智力低下、语言障碍。

（五）微重复和微缺失综合征

染色体微缺失和微重复综合征（microdeletion and microduplication syndrome）是由染色体上微小的缺失和（或）重复造成的非平衡核型而引起的一系列复杂临床症状。本病的特点是涉及的染色体畸变区一般小于5Mb，仅覆盖几个或几十个邻接基因座，经传统细胞遗传学分析难以发现，也称为邻接基因综合征（contiguous gene syndrome）。临床上可用荧光原位杂交（fluorescence in situ hybridization，FISH）、微阵列比较基因组杂交（array comparative genomic hybridization，aCGH）或微阵列单核苷酸多态（SNP array）等技术检测。

1. 发病率　本病是除染色体非整倍性改变外另一大类新生儿出生缺陷，有报道称总发病率高达1/600。

2. 临床特征　其临床表现通常为生长发育迟缓、智力缺陷、特殊面容以及内脏器官畸形、内分泌异常、精神行为改变等。此类疾病常表现为常染色体显性遗传方式。

3. 遗传机制　本病的分子基础是基因组重排导致基因的缺失、重复或基因结构的彻底破坏。人类基因组中存在很多较大的、序列相似度>90%的重复序列。在减数分裂形成配子时，由于这些序列的高度相似性，常发生错误的同源染色体配对，经染色体不等交换，造成一条染色体具有重复而另一条具有缺失。

4. 常见病例　多数微缺失和微重复发生在常染色体，少数见于性染色体。随着检测技术的变革，相信会有越来越多的微缺失和微重复综合征为人们所知晓。

（1）22q11.2缺失综合征（22q11.2 deletion syndrome）　指由人类染色体22q11.2片段杂合性缺失引起的一类综合征，是目前人类最常见的微缺失综合征。由于22q11.2微缺失综合征临床表现高度多样化，具有相同遗传学基础的不同临床特征被描述为不同的疾病，包括 DiGeorge 综合征（DiGeorge syndrome）、腭心面综合征（velocardiofacial syndrome）和椎干异常面容综合征（conotruncal anomaly face syndrome）等。本病发病率接近1/4 000，男女没有明显差异。大部分病人可检测到22q11.2区段约3Mb片段的缺失。本病临床表现复杂多样，几乎累及全身各个组织和器官，同一个家庭中不同患者也可能有不同表型。最常见的临床表现被概况为"CATCH22"，分别代表 Cardiac defect（心脏畸形）、Abnormal faces（异常面容）、Thymic aplasia（胸腺发育不良）、Cleft palate（腭裂）和 Hypocalcemia（低钙血症），22代表第22号染色体。患者通常还有免疫缺陷引起的复发性感染、呼吸困难、肾脏异常、血小板减少、显著的喂养困难、胃肠道问题、听力损伤，还可能出现体格智力发育迟缓、学习认知困难和精神异常等症状。目前采用多科室联合治疗，预后取决于临床表现的严重程度。

（2）其他常见病例　几种常见的常染色体微缺失和微重复综合征见表4 – 2。

表4 – 2　常见的常染色体微缺失和微重复综合征

疾病名称	基因定位	主要临床特征	重排类型	发病率
猫眼综合征（即22q11.2微重复综合征）	22q11.2	肛门闭锁，单侧或双侧虹膜缺损，睑裂下斜，耳前窝/耳前赘，肾异常，身材矮小，疝气，智力临界正常或轻度低下，骨骼缺陷等	重复	不详
Prader – Willi 综合征	15q11.2 – q13	新生儿期肌张力低下、肥胖、过度滥食、手足短小、身材矮小、性腺发育不良、智力低下等	（父源15号染色体）微缺失	1/30 000 ~ 1/10 000

续表

疾病名称	基因定位	主要临床特征	重排类型	发病率
Angelman 综合征	15q11.2 - q13	发育迟缓、智力低下、严重言语障碍、共济失调、癫痫和小头畸形，还伴有特殊行为改变，如频繁出现的、易激惹的、不合时宜的大笑等	（母源 15 号染色体）微缺失	1/20 000 ~ 1/12 000
Williams 综合征	7q11.23	心血管病变（主动脉瓣上狭窄、肺动脉狭窄）、婴儿期高钙血症、发育障碍、智力残疾、过分热情等	缺失	1/10 000 ~ 1/7500

二、性染色体病

性染色体病（sex chromosomal disorder）指性染色体 X 或 Y 数目或结构畸变引起的疾病。该病是最常见的人类遗传病之一，总发病率约为 1/400 活婴，以 X 和（或）Y 染色体的非整倍性改变为主。在活婴和胎儿中，最常见的性染色体畸变是三体型（XXY、XXX 和 XYY）。

性染色体病的主要临床表现包括青春期发育延迟、原发或继发闭经、不育和性发育不全等。因为 Y 染色体上基因数量较少，而女性的 X 染色体有一条发生随机失活，使得性染色体病临床表现与常染色体病相比一般要轻得多。大多数患者在婴儿期没有明显的临床表现，直到青春期因第二性征发育障碍或异常才就诊。

（一）克兰费尔特综合征

克兰费尔特综合征（Klinefelter syndrome）又称为先天性睾丸发育不全综合征，是由于男性体内有两条或多条 X 染色体引起的疾病。本病由美国医生 Harry Klinefelter 等于 1942 年首次报道，也称原发性小睾丸症，是第一个被报道的人类性染色体病。1959 年证实患者的核型为 47，XXY，故又称为 XXY 综合征。

1. 发病率　在男性活婴中发病率约为 1/600，男性不育中占 4%，少精症或无精症中占 10%。

2. 临床特征　本病最主要的临床表现为身材高、睾丸小、第二性征发育不良、不育。患者通常四肢修长、身材高、胡须阴毛稀少、成年后体表脂肪堆积似女性；音调较高，喉结不明显；患者中 25% 有乳房发育，皮肤细嫩；外阴多数正常无畸形，一些患者出现尿道下裂或隐睾（图 4-19A）。典型病例的血浆睾酮仅为正常人的一半；个别患者睾酮正常，血中雌激素增多。部分患者伴有先天性心脏病，智力正常或轻度低下，表现为学习障碍和语言能力低下。一些患者还有精神异常和精神分裂症倾向。

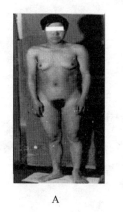
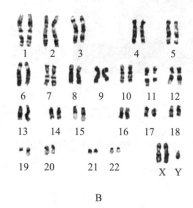

A　　　　　　　　　　　　　　B

图 4-19　Klinefelter 综合征

(A：患者外观；B：患者核型)

3. 遗传机制　约 85% 的患者核型为 47，XXY（图 4-19B）；约 15% 为嵌合型，其中常见的是 47，XXY/46，XY；此外还有 48，XXXY、49，XXXXY 等核型。通常，核型中 X 染色体越多，症状越严重。嵌合型患者表型各异，正常细胞所占比例大时临床表现轻，甚至可能有正常的睾丸发育。额外的 X 染色体源于父亲或母亲生殖细胞减数分裂 I 时 X 染色体不分离。在由母方因素导致的患者中，出生患儿的风险一般随母亲年龄的增加而增大。少数患者与母亲生殖细胞减数分裂 II 不分离或合子有丝分裂不分离有关，此时与母亲年龄无关。

4. 预后 患者一般寿命正常，成年后糖尿病、心血管疾病、呼吸系统和消化系统疾病的发病率略有增加。

（二）特纳综合征

特纳综合征（Turner syndrome，TS），又称为女性先天性性腺发育不全综合征或先天性卵巢发育不全综合征，是女性体内的一条 X 染色体全部或部分缺失导致的疾病。本病于 1938 年由 Henry Turner 首先描述，故名 Turner 综合征。1959 年 Charles Ford 等证实本病患者核型为 45，X。

1. 发病率 本病发生率在女性活婴中约为 1/4 000，但在自发流产胎儿中发生率高达 7.5%。患病胎儿在子宫内不易存活，99% 流产。

2. 临床特征 Turner 综合征最典型的特征是身材矮小（成年一般为 120 ~ 140cm）和性发育幼稚。90% 以上患者卵巢发育不全，索状性腺、无滤泡、子宫发育不全，导致成年外阴幼稚、阴毛稀少、乳房不发育、原发闭经而不育。许多患者还出现身体发育异常，如蹼颈，后发际低，乳距宽，肘外翻等（图 4 - 20A）。患者多因身材矮小或原发闭经就诊。

3. 遗传机制 约 50% 患者核型为 45，X（图 4 - 20B）；25% 为 X 染色体结构异常，常为 46，X，i（Xq）；25% 为嵌合型，常为 45，X/46，XX。多数患者是由于父亲精子发生时 X、Y 染色体不分离，形成 XY 型和 O 型染色体异常的精子，后者与正常卵子受精后形成核型为 45，X 的后代。嵌合体的形成是 46，XX 的正常受精卵在卵裂过程中发生 X 染色体丢失。一般说来，嵌合型临床表现较轻。X 短臂单体性决定身材矮小和其他 Turner 体征，X 长臂单体性决定卵巢发育不全和不育。

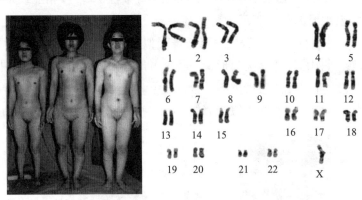

图 4 - 20　特纳综合征

（A：患者外观；B：患者核型）

4. 预后 除少数患者由于严重畸形死于新生儿期外，一般均能存活。少数有自发月经的患者能怀孕，所生后代中 1/3 患有先天异常，如先天性心脏病、唐氏综合征和脊柱裂等。

（三）XYY 综合征

XYY 综合征（XYY syndrome）是由于男性体内多出一条 Y 染色体所导致的疾病。1961 年由 Avery Sandberg 等首次报道。本病在男性中发病率为 1/1 000 ~ 1/900。患者男性表型正常，身材高大，常超过 180cm。大部分患者性发育正常可以生育，偶尔可见尿道下裂、隐睾、睾丸发育不全、生精过程障碍和生育力下降。患者言语智商偏低，表现为语言发展迟缓、阅读障碍等。

绝大多数患者核型为 47，XYY，额外的 Y 染色体来源于父亲减数分裂 II 中 Y 染色体不分离。少数患者为 47，XYY/46，XY 嵌合型，源于受精卵早期卵裂时，有丝分裂中 Y 染色体不分离。

（四）多 X 综合征

多 X 综合征（poly X syndrome）又称超雌综合征（superfemale syndrome），在女性中发病率为 1/1000。大部分患者个体发育、性功能和生育能力正常。有 2/3 患者有智力障碍并伴有精神病倾向，约 1/3 患者有卵巢功能低下、月经减少或继发闭经、乳房发育不良。

大多数患者的核型为 47，XXX，少数为嵌合体 47，XXX/46，XX，罕见 48，XXXX 和 49，XXXXX。患者的 X 染色体越多，对智力影响和发育畸形越严重。多数多 X 综合征产生的原因是母亲生殖细胞减数分裂时 X 染色体不分离。

⊕ 知识链接

性发育疾病

性别决定的主要步骤中任何一步错误都将导致性腺发育疾病和性别发育疾病。为了体现对性腺发育和性别发育类疾病研究认识的进展及对患者的尊重，2006 年起这类疾病统称为性发育疾病（disorder of sex development，DSD）。性发育疾病属较常见的出生缺陷，全世界新生儿中总发生率约为 1/4 500，占出生缺陷的 7% 以上。

临床上常见的性发育疾病包括：雄激素不敏感综合征（androgen insensitivity syndrome，AIS）、46，XY 完全性腺发育不全（46，XY complete gonadal dysgenesis）、46，XY 卵睾型性发育疾病（46，XY ovotesticular DSD）、先天性肾上腺皮质增生症（congenital adrenal hyperplasia，CAH）、46，XX 睾丸型性发育疾病（46，XX testicular DSD）、46，XX 卵睾型性发育疾病（46，XX ovotesticular DSD）等。

性别决定的机制十分复杂。虽然性染色体在确定染色体性别和性腺性别中具有决定性作用，但在常染色体上还有很多其他基因也参与了性别决定和其后的性别分化。因此，性发育疾病形成的原因也很复杂。性染色体的细胞遗传学改变可导致性发育疾病的发生，但某些单基因缺陷或非遗传因素的改变也可造成性发育疾病，例如性激素会显著影响内外生殖器和各种第二性征的发育。尽管如此，在性发育疾病中进行染色体检查以确定核型，仍有助于诊断或确定疾病的类型和病因，也有利于开展遗传咨询。

第三节　染色体异常携带者及其遗传学效应

染色体异常携带者指携带染色体结构畸变，但由于没有遗传物质的增减，从而表型正常的个体。这样的结构畸变属于平衡重排，主要为倒位和（平衡）易位，几乎涉及每号染色体的每个区带。相应地，染色体异常携带者分为倒位携带者和易位携带者两类。这些个体的共同临床特征是，在生育时常表现为不孕、流产、死产、新生儿死亡或生出染色体病患儿。在不育与流产夫妇中，染色体异常携带者占 3%~6%。根据群体调查，我国的携带者发生率为 0.47%，欧美的发生率为 0.25%。因此，为了防止染色体病患儿的出生，检出染色体异常携带者、进行产前诊断，具有重要意义。

⇒ 案例引导

　　案例　有5名孕妇到医院进行产前咨询，她们想知道腹中胎儿患 Down 综合征的风险如何。这5名孕妇的基本情况如下。

　　孕妇1：23岁，夫妻核型正常，生育过一个唐氏儿。

　　孕妇2：41岁，夫妻核型正常，生育过一个唐氏儿。

　　孕妇3：27岁，夫妻核型正常，有一个侄女患唐氏综合征（核型47，XX，+21）。

　　孕妇4：37岁，本人是14/21平衡易位携带者，丈夫核型正常。

　　孕妇5：29岁，丈夫是14/21平衡易位携带者，本人核型正常。

　　讨论　请问生育患儿风险最高的孕妇是谁？判断理由是什么？

一、倒位携带者

　　由于倒位没有染色体物质的增减，具有倒位染色体的个体一般表型正常，这种个体称为倒位携带者（inversion carrier）。倒位携带者的配子形成过程中，减数分裂前期I同源染色体联会配对时，如果倒位片段很小，该片段可能不发生配对，其余片段正常配对；如果倒位片段较大，为满足同源染色体联会配对的需要，将形成倒位环（inversion loop）。如果在倒位环内发生两条非姐妹染色单体间的互换，将产生遗传不平衡配子，导致异常妊娠的风险增高，最终的遗传学效应取决于重复和缺失片段的长短及其所含基因的致死效应。

（一）臂内倒位携带者

　　对臂内倒位携带者，在倒位环内发生两条非姐妹染色单体间的互换，理论上可以形成四种不同类型的配子：两种含非交换型染色体，其中一种含正常染色体，一种含倒位染色体；两种含部分重复和缺失的交换型染色体或片段，其中一种含双着丝粒染色体，另一种含无着丝粒片段（图4-21A）。由于后两种均有着丝粒异常，在有丝分裂中属于不稳定性畸变，将导致受精卵在早期卵裂时无法存活。由于流产发生的时期过早，临床上臂内倒位携带者通常仅可观察到月经期延长、多年不孕，而无明显的停经史。

（二）臂间倒位携带者

　　对臂间倒位携带者，在倒位环内发生两条非姐妹染色单体间的互换，理论上可以形成四种不同类型的配子：两种含非交换型染色体，其中一种含正常染色体，一种含倒位染色体；两种含部分重复和缺失的交换型染色体（图4-21B）。一般说来，倒位片段越长，则重复和缺失的部分越短，其配子和合子能够发育的可能性越大，分娩出畸形胎儿的危险率则越高。

二、易位携带者

　　当易位仅涉及位置的改变而不造成染色体片段增减时，称为平衡易位（balanced translocation）。携带平衡易位染色体的个体，称为平衡易位携带者（balanced translocation carrier），一般不产生表型效应。平衡易位主要包括相互易位和罗伯逊易位两种类型（注：罗伯逊易位虽然有染色体小片段的丢失，但遗传物质几乎没有增减，仍属于平衡易位）。

（一）相互易位携带者 🅔 微课2

　　相互易位携带者在减数分裂形成配子时，为满足联会的需要，将于前期Ⅰ形成四射体。在后期Ⅰ染色体以多种方式进行分离，包括相间分离（alternate segregation，又名对位分离）、邻位分离-1（adjacent-1 segregation）、邻位分离-2（adjacent-2 segregation）和3∶1分离等。相间分离时两条正常染色体移向一极，两条易位染色体移向另一极，产生的配子中一个为正常配子，另一个为含两条相互易位染色体的平衡配子；邻位分离则产生含部分缺失和重复的不平衡配子（图4-22）。经过分离与交换，理

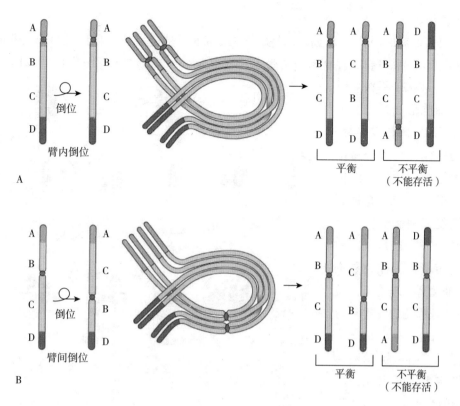

图 4-21 倒位及其效应

（A，臂内倒位；B，臂间倒位）

论上相互易位携带者共可产生 18 种配子，其中仅一种含正常染色体，一种含平衡易位染色体，其余 16 种都含遗传不平衡染色体。与正常配子受精后，理论上所形成的合子中，仅一种正常，一种为平衡易位携带者，其余 16 种将形成单体或部分单体、三体或部分三体，导致流产、死胎或畸形儿。由此可见，与倒位相同，相互易位产生不平衡配子和异常妊娠的风险均较高。

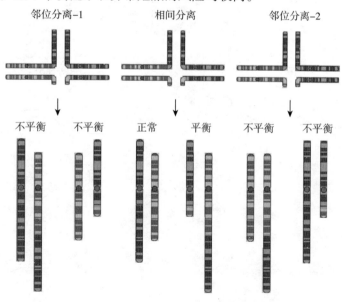

图 4-22 四射体的三种主要分离方式及其效应

（二）罗伯逊易位携带者 🅔 微课 3

罗伯逊易位携带者虽然本人表型正常，但在形成配子时常常会出现异常，造成胚胎死亡而流产，或出生先天畸形患儿。

1. 非同源染色体罗伯逊易位携带者　此类个体携带的罗伯逊易位染色体是由两条非同源的近端着丝粒染色体易位形成，如14/21平衡易位携带者，核型为45，XX（XY），rob（14；21）（q10；q10）。

如图4-23所示，14/21平衡易位携带者在生殖细胞形成时，为了满足染色体的同源节段相互配对，一条易位的染色体与两条未易位的染色体配对形成三价体。三价体的不同分离形式可产生6种类型的配子，但仅三种能产生可存活的后代，其中一种正常，一种为平衡易位携带者，一种为易位型Down综合征患者。理论上，易位型Down综合征患儿的发生率为1/3。然而已有研究显示，母方携带者生育患儿的风险为10%～15%，父方携带者生育患儿的风险更低，经验值为1%～2%。

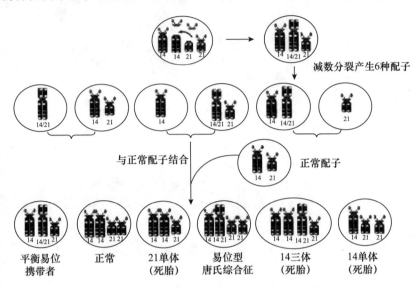

图4-23　14/21罗伯逊易位携带者与正常人婚配产生的子代

2. 同源染色体罗伯逊易位携带者　此类个体携带的罗伯逊易位染色体是由两条同源的近端着丝粒染色体易位形成，如21/21平衡易位携带者，核型为45，XX（XY），rob（21；21）（q10；q10）。此类平衡易位携带者产生的配子中一半缺少21号染色体，一半有一条21/21易位染色体。其所生子女中，一半为21单体型不能存活，一半为易位型Down综合征患者，活婴100%受累（图4-24）。由此可见，及时检出携带者、开展遗传咨询，有利于降低易位型Down综合征的发生率。

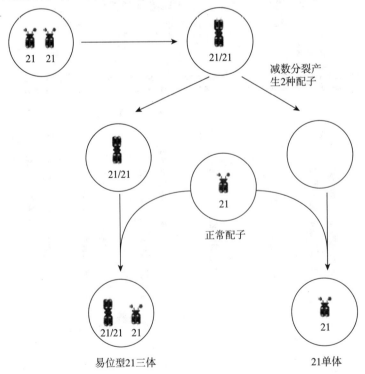

图4-24　21/21罗伯逊易位携带者与正常人婚配产生的子代

答案解析

目标检测

1. 染色体结构畸变产生的基础是什么？有哪些主要类型？

2. Down 综合征的主要临床表现是什么？有哪些类型？遗传机制分别是什么？

3. Klinefelter 综合征的核型有哪些？主要的临床表现是什么？

4. 简述平衡易位携带者的遗传学效应。

（杨榆玲）

书网融合……

本章小结　　　　微课 1　　　　微课 2　　　　微课 3　　　　题库

第五章　单基因遗传病

📖 学习目标
1. **掌握**　单基因遗传病的概念、类型及基本遗传方式。
2. **熟悉**　影响单基因遗传病发病的因素。
3. **了解**　两种单基因性状的传递。
4. 学会单基因遗传病遗传规律，具备对单基因病再发风险的估计能力，培养学生爱科学、学科学、用科学的良好素养。

单基因遗传病（single gene disorder）是指由一对等位基因突变引起的遗传病，其遗传符合孟德尔遗传定律，故又称为孟德尔遗传病。

第一节　系谱与系谱分析

动植物遗传研究中，经典的孟德尔遗传分析主要通过杂交试验来统计不同亲代杂交所产生后代的性状和数目，从而进行判断和分析。人类性状和疾病的研究不能通过杂交试验来完成，而只能对具有某种性状的家系成员进行观察和分析，最常采用的方法为系谱分析法（pedigree analysis）。

一、系谱的概念及符号

系谱是记录某一家族各世代成员数目、亲属关系及有关遗传性状或遗传病在该家系中分布情况的图示。绘制系谱常用符号见图5-1。

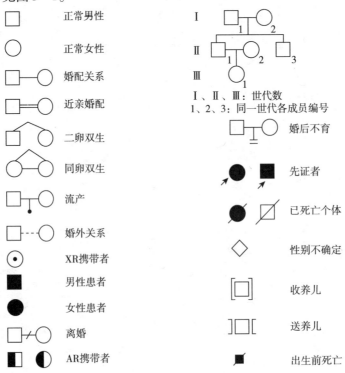

图 5-1　系谱中常用的符号

在系谱符号中，先证者（proband）是家族中最先被医生或者遗传研究者发现的具有某一特定性状或疾病的个体。绘制系谱时应从先证者入手，首先追溯调查其家系中各成员，包括直系亲属和旁系亲属某种遗传性状或疾病的患病情况，绘制成系谱图，从而进行系谱分析。

二、系谱分析

系谱分析是在系谱图绘制完成后，根据家系中各成员的表型，分析预测某一性状或疾病在该家系中的遗传方式和后代的患病率。在这一过程中，通过系谱可以对家系进行回顾性分析，以确定在该家系中所发现的某种性状或疾病是否是遗传因素起作用以及可能的遗传方式；还可以对某种遗传病的家系成员进行前瞻性遗传咨询，以评估某一家系成员的患病风险或再发风险等，从而为遗传病患者及其家系成员的诊断、治疗及预防提供依据。

系谱调查及分析时应注意以下几点。①一个完整的系谱至少应包括 3 代家族成员，并且调查的人数和代数越多越好。②系谱调查时应收集患者及其家系中各成员的患病情况、发病年龄、病情严重程度的差异、死亡原因以及是否有近亲婚配、流产、死产等情况，注重系谱资料的完整性。③对于家系中各成员的发病情况，不能只凭患者或亲属的口述，而应进行相应的检查予以确诊，注重系谱资料的可靠性。④患者或代诉人因某些原因如重婚、再婚、非婚生子女、养子女等有顾虑而隐瞒真实情况或提供虚假资料，造成系谱不真实等情况时，应耐心劝说主诉者配合，并尽可能对相关成员进行逐个查询和资料核实。⑤在对某种性状或遗传病进行系谱分析时，仅依据一个家系的系谱资料不能反映出该性状或疾病的遗传方式，往往需要将多个具有相同性状或疾病的系谱资料进行统计学分析才能做出准确的判断。

第二节　单基因遗传病的种类及其遗传方式

PPT

单基因遗传病中，根据致病基因所在染色体（常染色体或性染色体）和基因性质（显性或隐性）的不同，可将其分为常染色体显性遗传病、常染色体隐性遗传病、X 连锁显性遗传病、X 连锁隐性遗传病和 Y 连锁遗传病五大类。

一、常染色体显性遗传病 [e] 微课 1

位于常染色体上的显性基因所控制性状的遗传称为常染色体显性遗传（autosomal dominant inheritance，AD），符合该遗传方式的疾病称为 AD 病，常见疾病如表 5 - 1 所示。

表 5 - 1 　一些常见的常染色体显性遗传病

疾病中文名称	疾病英文名称	OMIM	致病基因定位
并指 I 型	syndactyly, type I	#185900	2q34 – q36
短指（趾）症 A1 型	brachydactyly, type A1	#112500	2q35
软骨发育不全	achondroplasia	#100800	4p16.3
亨廷顿病	Huntington disease	#143100	4p16.3
多指（趾）轴后 A1 型	polydactyly, postaxial, type A1	#174200	7p14.1
马方综合征	Marfan syndrome	#154700	15q21.1
视网膜母细胞瘤	retinoblastoma	#180200	13q14.2
成骨不全 I 型	osteogenesis imperfecta, type I	#166200	17q21.33
肌强直性营养不良 1 型	myotonic dystrophy 1	#160900	19q13.32
雄激素性秃发 1 型	alopecia, androgenetic, 1	%109200	3q26

续表

疾病中文名称	疾病英文名称	OMIM	致病基因定位
脊髓小脑性共济失调 1 型	spinocerebellar ataxia 1	#164400	6p22. 3
多发性神经纤维瘤Ⅰ型	neurofibromatosis, type Ⅰ	#162200	17q11. 2
家族性多发性结肠息肉 1 型	familial adenomatous polyposis 1	#175100	5q22. 2

在常染色体显性遗传中，根据等位基因相互作用与表达方式的不同，又可将其分为完全显性、不完全显性、共显性、不规则显性及延迟显性等类型。

（一）完全显性

常染色体显性遗传中，如果杂合子的表型与显性纯合子完全一致，就称为完全显性（complete dominance）。短指（趾）症 A1 型、并指Ⅰ型等均属于完全显性遗传。

1. 婚配类型与子代发病风险　在完全显性遗传病中，假设致病基因为 A，正常基因为 a。此时显性等位基因完全掩盖了隐性等位基因的作用，基因型为 AA 或 Aa 的人都将患病，且两种基因型患者的临床表现完全相同。致病基因 A 多由正常基因 a 突变产生，但由于突变频率很低，人群中致病基因 A 的频率很低（0.01 ~ 0.001），故人群中显性纯合子患者（AA）极为少见，绝大多数患者为杂合子（Aa）。如图 5 - 2 所示，杂合子（Aa）与正常人（aa）婚配，每一个子女患病的可能性均为 1/2。

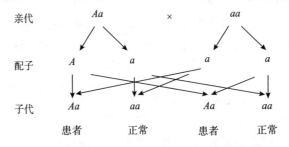

图 5 - 2　AD 患者与正常人婚配时致病基因传递图解

2. 典型系谱　短指（趾）症 A1 型由于致病基因 *IHH* 突变，破坏了骨骼组织中 Hedgehog 蛋白与相关蛋白之间的相互作用，最终导致中间指（趾）骨的发育异常甚至缺失，引起骨骼发育畸形。患者主要临床症状为身材较矮，指（趾）骨或掌骨短小或缺如，致使手指（足趾）变短。图 5 - 3 是一例短指（趾）症 A1 型的系谱，先证者（Ⅲ₆）的母亲（Ⅱ₇）和外祖母（Ⅰ₂）均为短指患者，该家系三代人中每代均有患者，发病率约为 1/2，且既有男性又有女性。

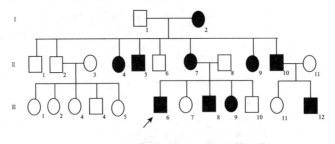

图 5 - 3　一例短指（趾）症 A1 型系谱

3. 常染色体显性遗传病系谱特点　通过对多个 AD 病系谱的分析，总结出以下主要系谱特点：①患者双亲必有一方为患者，由于致病基因频率很低，绝大多数患者为杂合子（Aa）；②患者同胞和子女均有 1/2 的可能性患病，且男女发病机会均等；③系谱中连续几代都可以看到患者，存在着连续传递现象；④除新发基因突变外，双亲无病时，子女一般不会发病。

（二）不完全显性

不完全显性（incomplete dominance）是指常染色体显性遗传中，杂合子性状介于显性性状和隐性性状之间的现象。此时，基因型为 AA 或 Aa 的个体都将患病，但两种基因型患者的临床表现并不相同，杂合子患者（Aa）的病情要轻于纯合子患者（AA）。软骨发育不全、家族性高胆固醇血症、β–珠蛋白生成障碍性贫血（β 地中海贫血）等均属于不完全显性遗传。

软骨发育不全患者由于软骨母细胞的生长和成熟发生异常，导致软骨内成骨障碍而引起侏儒畸形。显性纯合子患者（AA）病情严重，骨骼严重畸形，胸廓小而导致呼吸窘迫，多于胎儿期或新生儿期死亡。杂合子患者（Aa）病情相对较轻，发育成临床上典型的软骨发育不全性侏儒，临床表现为身材矮小，四肢较短而躯干相对较长，下肢弯曲，垂手不过髋关节，手指粗短并呈车轮状张开；腰椎前突致腹部隆起，臀部后突；有头大、前额和下颌突出、面中部发育不良的特征面容。

此外，人类对苯硫脲（phenylthiocarbamide，PTC）的尝味能力也表现为典型的不完全显性遗传。

⊕ 知识链接

PTC 尝味能力

苯硫脲是一种白色结晶状药物，因含有 N–C＝S 基团而具有苦涩味。人类的 PTC 尝味能力受显性基因 T 控制，显性纯合子（TT）能尝出浓度为 1/3 000 000～1/750 000 的 PTC 溶液苦味，称为 PTC 尝味者。杂合子（Tt）能尝出浓度约为 1/50 000 的 PTC 溶液苦味，尝味能力较低。而隐形纯合子（tt）只能尝出浓度大于 1/24 000 的 PTC 溶液苦味，有的甚至连 PTC 结晶粉末也尝不出苦味，称为 PTC 味盲。已知味盲个体易患结节性甲状腺肿，故临床上可以通过检测 PTC 尝味能力来作为结节性甲状腺肿的辅助诊断指标。

（三）共显性

常染色体显性遗传中，共显性（codominance）是指一对等位基因彼此没有显隐性关系，在杂合子中两个等位基因的作用均得到完全表现的现象。人类的 ABO 血型中的 AB 血型、MN 血型以及组织相容性抗原等均属于共显性遗传。

人类 ABO 血型（ABO blood group）基因定位于 9q34.2 上，由一组复等位基因（I^A、I^B 和 i）所决定。复等位基因（multiple alleles）是指在群体中，一对特定等位基因的位点上有 3 个或 3 个以上的等位基因存在（例如 ABO 血型的 I^A、I^B 和 i），而每个个体只能拥有其中的两个，即只能拥有一组复等位基因中的两个相同或不同的等位基因（例如 $I^A I^A$、$I^A i$ 和 $I^B i$ 等）。在 I^A、I^B 和 i 三种复等位基因中，I^A 编码 A 抗原；I^B 编码 B 抗原；i 为无效基因，无基因产物。因此，I^A、I^B 对 i 均为显性，I^A 和 I^B 之间表现为共显性。在人群中，这一组复等位基因共形成 4 种血型、6 种基因型：A 型（$I^A I^A$、$I^A i$）；B 型（$I^B I^B$、$I^B i$）；AB 型（$I^A I^B$）；O 型（ii）。根据遗传规律，只要已知双亲血型就可以推测出子女中可能出现的血型和一般不可能出现的血型，见表 5–2。血型遗传规律在法医学亲子鉴定中有一定的作用。

表 5–2　双亲与子女之间 ABO 血型遗传的规律

双亲血型	可能的基因组合类型	子女可能出现的血型	子女一般不可能出现的血型
A × A	$I^A I^A \times I^A I^A$；$I^A I^A \times I^A i$ $I^A i \times I^A i$	A，O	B，AB
A × B	$I^A I^A \times I^B I^B$；$I^A I^A \times I^B i$ $I^A i \times I^B I^B$；$I^A i \times I^B i$	A，B，AB，O	—

续表

双亲血型	可能的基因组合类型	子女可能出现的血型	子女一般不可能出现的血型
A×O	$I^AI^A \times ii$; $I^Ai \times ii$	A, O	B, AB
A×AB	$I^AI^A \times I^AI^B$; $I^Ai \times I^AI^B$	A, B, AB	O
B×B	$I^BI^B \times I^BI^B$; $I^BI^B \times I^Bi$ $I^Bi \times I^Bi$	B, O	A, AB
B×O	$I^BI^B \times ii$; $I^Bi \times ii$	B, O	A, AB
B×AB	$I^BI^B \times I^AI^B$; $I^Bi \times I^AI^B$	A, B, AB	O
O×O	$ii \times ii$	O	A, B, AB
O×AB	$ii \times I^AI^B$	A, B	AB, O
AB×AB	$I^AI^B \times I^AI^B$	A, B, AB	O

（四）不规则显性

不规则显性（irregular dominance）是指杂合子（Aa）在不同的条件下，有的表现显性性状，有的表现隐性性状，或虽均表现显性性状，但表现程度不同，是使显性性状的传递不规则的现象。其中，显性基因的表达与否用外显率（penetrance）来衡量，而表达程度的差异用表现度（expressivity）来衡量。多指（趾）轴后 A1 型、马方综合征、成骨发育不全等疾病均属于不规则显性遗传。

引起不规则显性的原因如下。①不同个体具有不同的遗传背景。在研究某一特定基因（主基因）的结构功能时，基因组中其余的 DNA 组成即为该基因的遗传背景。影响主基因表达的遗传背景主要是由于细胞内存在修饰基因，即通过相互作用而影响到其他基因表型效应的基因，其本身并不产生任何表型效应，但可以增强或削弱主基因的作用，使主基因所决定的性状不能表达完全，失去显性特点而不外显，结果表现为不规则显性。②内外环境因素对基因表达的影响。各种影响性状发育的环境因素也是一种修饰因子，可给主基因的表达带来不同的影响，起到一定的修饰作用。在不规则显性中，那些未外显的杂合子（Aa）称为顿挫型，顿挫型个体虽然本身并不表现出相应的性状或疾病，但却可以将致病基因传递给后代。因此，子女发病的风险仍为 1/2。

1. 外显率 指在特定环境中，某一基因型的个体显示预期表型的百分比。外显率为 100% 时称为完全外显；外显率低于 100% 时称为不完全外显或外显不全。例如：带有致病基因 A 的杂合子 50 人中，有 30 人表现出基因 A 的相应疾病，那么 A 的外显率就为 30÷50×100% ＝ 60%。

多指（趾）（polydactyly）是指患儿手或足有一或多个额外的指（趾）或指（趾）样赘生物，可分为轴前型（额外指位于桡侧或胫侧）和轴后型（额外指位于尺侧或腓侧），轴后型通常较为多见。多指（趾）轴后 A1 型（polydactyly, postaxial, type A1；OMIM #174200）表现为不规则显性，在图 5-4 的多指（趾）轴后 A1 型系谱中，先证者Ⅲ₂的双亲Ⅱ₃和Ⅱ₄的手指均正常，那么Ⅲ₂的致病基因是否为新突变所产生？考虑到基因突变频率很低，且Ⅲ₂的伯父Ⅱ₂及祖母Ⅰ₂也是多指患者，由此判断Ⅲ₂的多指致病基因最可能来源于他的父亲Ⅱ₃。Ⅱ₃携带多指致病基因，但可能由于修饰基因和（或）环境因素的影响未表现出多指的症状。Ⅱ₃虽未发病，但仍会将多指致病基因传递给他的子女，导致Ⅲ₂出现多指症状，在系谱中出现隔代遗传的现象。

2. 表现度 指具有相同基因型的不同个体间性状或遗传病表现的程度。杂合子个体的显性基因表达程度有差异，不同个体可能会表现出轻重不同的临床症状。

马方综合征（Marfan syndrome；OMIM #154700）又称蜘蛛足样指/趾综合征，患者主要受累器官为骨骼、心血管系统和眼。临床多表现为身体瘦高、四肢细长、手指如蜘蛛样；颅骨细长、硬腭高拱；常

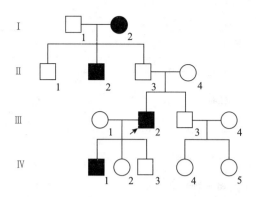

图 5-4 一例多指（趾）轴后 A1 型系谱

见鸡胸或漏斗胸，多伴有韧带松弛及脊柱侧凸；眼部典型损害多为晶状体脱位等。该病患者约有60% ～ 80%有心血管疾病，心脏缺陷以升主动脉扩张或伴主动脉反流多见，可有主动脉夹层 A 型动脉瘤、主动脉瓣或二尖瓣闭锁不全及房室间隔缺损等。心血管畸形常引起患者过早出现突然死亡。马方综合征患者的不同个体间疾病表现度存在着差异：重型患者可有骨骼、眼、心血管系统的严重损害；轻型患者则只有少数器官轻度损伤。例如在图 5-5 的马方综合征家系中，II$_1$ 既有严重的先天性心脏病，又有骨骼畸形和晶状体移位，并已发生突然死亡。II$_2$ 表现为骨骼畸形、晶状体移位和心脏病症状。而 II$_3$ 和 III$_1$ 仅表现为骨骼畸形和晶状体移位。

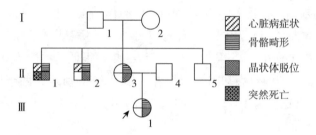

图 5-5 一例马方综合征系谱

外显率与表现度是两个不同的概念，外显率阐明了基因表达与否，是"质"的概念；而表现度说明的是在表达前提下的表现程度差异，是"量"的概念。

（五）延迟显性

延迟显性（delayed dominance）是指一些显性遗传病杂合子（Aa）在生命的早期，致病基因并不表达，达到一定年龄以后，其作用才表现出来的现象。常见疾病包括亨廷顿病、遗传性小脑共济失调1型、家族性多发性结肠息肉1型等。

亨廷顿病（Huntington disease；OMIM #143100）又称慢性进行性舞蹈症，是以舞蹈样不自主运动和进行性痴呆为主要临床特征的神经系统变性病。患者首发症状为舞蹈样动作，并随年龄的增大病症加剧。多数患者（杂合子）在 30 ～ 45 岁时发病，少数患者在 10 多岁或 60 岁左右发病。

二、常染色体隐性遗传病 [e] 微课2

位于常染色体上的隐性基因所控制性状的遗传称为常染色体隐性遗传（autosomal recessive inheritance，AR），符合该遗传方式的疾病称为 AR 病，常见疾病如表 5-3 所示。

表5－3 一些常见的常染色体隐性遗传病

疾病中文名称	疾病英文名称	OMIM	致病基因定位
眼皮肤白化病ⅠA型	albinism, oculocutaneous, typeⅠA	#203100	11q14.3
苯丙酮尿症	phenylketonuria	#261600	12q23.2
血色沉着病1型	hemochromatosis, type 1	#235200	6p22.2
半乳糖血症	galactosemia	#230400	9p13.3
黑矇性痴呆（Tay－Sachs病）	Tay－Sachs disease	#272800	15q23
黏多糖贮积症ⅢA型	mucopolysaccharidosis, typeⅢA	#252900	17q25.3
尿黑酸尿症	alkaptonuria	#203500	3q13.33
肝豆状核变性（Wilson病）	Wilson disease	#277900	13q14.3
同型胱氨酸尿症	Homocystinuria due to cystathionine beta－aynthase deficiency	#236200	21q22.3

（一）婚配类型与子代发病风险

在常染色体隐性遗传病中，假设致病基因为 a，正常基因为 A，只有隐性纯合子（aa）才发病。杂合子（Aa）虽然携带致病基因，但隐性致病基因（a）的作用被显性正常基因（A）所掩盖，不能表现。因此杂合子表型与正常人（AA）相同，但却可以将隐性致病基因传给后代。这种带有致病基因但表型正常的个体称为携带者（carrier）。群体中致病基因的频率很低，一般为 $0.01 \sim 0.001$。因此，患者的双亲往往不发病，但一定是相同致病基因的携带者。如图5－6所示，两个携带者婚配，子女的基因型有3种：AA、Aa 和 aa，其比例为 $1:2:1$。即患者占1/4，表型正常的个体占3/4。其中，表型正常的个体有2/3的可能性为携带者。

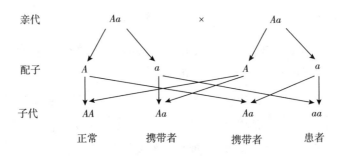

图5－6 AR携带者婚配时致病基因传递图解

（二）典型系谱

眼皮肤白化病ⅠA型（Albinism, oculocutaneous, typeⅠA）是人群中最常见的AR病，患者由于编码酪氨酸酶的基因突变，导致酪氨酸酶缺陷，不能产生黑色素或者色素沉着不足，皮肤毛发呈白色，虹膜淡灰色，畏光，眼球震颤。图5－7为一例眼皮肤白化病ⅠA型的系谱，该家系中先证者Ⅳ₁的父母Ⅲ₄和Ⅲ₅表型均正常，但他们却生出了白化病患儿，这表明他们均为携带者。同理，Ⅱ₂的父母Ⅰ₁和Ⅰ₂也为携带者。Ⅳ2表型正常，其基因型可能为 AA 或 Aa，其中 Aa 的可能性为2/3，AA 的可能性为1/3。

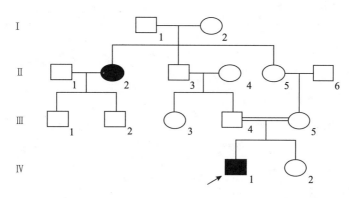

图 5-7 一例眼皮肤白化病 I A 型系谱

（三）常染色体隐性遗传病系谱特点

通过对多个 AR 病系谱的分析，总结出以下主要系谱特点：①患者双亲往往表型正常，但均为致病基因的携带者；②患者的同胞罹患同种疾病的可能性为 1/4，而表型正常的同胞为携带者的可能性为 2/3，男女发病机会均等；③患者子女一般不发病，系谱中看不到连续传递现象；④近亲婚配可使子女的发病风险明显增高。

（四）常染色体隐性遗传分析中应注意的问题

1. 患者同胞发病风险超过 1/4 的现象 理论上，AR 病患者同胞的发病风险为 1/4，但实际调查的结果往往大于 1/4，这是由于观察样本时发生了选择偏倚所导致。选择偏倚的原因通常为漏检，在父母均为同一致病基因携带者的家庭中，有患病子女的家庭会被检出，而无患病子女的家庭将被漏检。①在只生 1 个孩子的家庭中，若孩子发病，发病的孩子（1/4）被检出，不发病的孩子（3/4）被漏检。②在生 2 个孩子的家庭中，若 2 个孩子都患病，可能性为 $(1/4)^2 = 1/16$，会被检出；若 2 个孩子中 1 个患病 1 个正常，可能性为 $(1/4 \times 3/4) = 3/16$，也会被检出；而若 2 个孩子都正常，可能性为 $(3/4)^2 = 9/16$，将会被漏检。③同理，生 n 个孩子的家庭中将有 $(3/4)^n$ 在统计中被漏检。漏检导致在实际调查中患者同胞的发病率往往超过 1/4。因此，在计算 AR 病家系中患者同胞的发病风险时，需要校正统计结果。常用的校正方法是 Weinberg 先证者法，校正公式为：

$$C = \frac{\sum a(r-1)}{\sum a(s-1)}$$

式中，C 为校正值，表示患者同胞的实际发病风险；a 为先证者人数；r 为包括先证者在内的同胞中受累人数；s 为同胞人数。Weinberg 先证者法的基本原理是在计算中将先证者除去，只统计先证者同胞的发病可能性，从而校正偏倚。先证者只起指认两个携带者婚配的作用。

例如：在对 11 个苯丙酮尿症（PKU）患者家庭的调查中发现，总共 23 名同胞中患者有 14 人，发病比例为 $14/23 \approx 0.609$，明显高于 1/4 的理论值。如按校正公式进行校正，先列表 5-4 如下，然后将表中的数值代入公式：$C = \frac{\sum a(r-1)}{\sum a(s-1)} = 3/12 = 0.25$，校正后的数据表明，观察到的 PKU 患者同胞中的发病比例完全符合 AR 病的理论发病风险，即为 1/4。

表 5-4 苯丙酮尿症 Weinberg 先证者法校正表

s	r	a	$a(r-1)$	$a(s-1)$
1	1	1	0	0
1	1	1	0	0
1	1	1	0	0

续表

s	r	a	$a(r-1)$	$a(s-1)$
1	1	1	0	0
2	1	1	0	1
2	1	1	0	1
2	2	1	1	1
3	1	1	0	2
3	1	1	0	2
3	2	1	1	2
4	2	1	1	3
Σ 23	14	11	3	12

2. 近亲婚配增高子代的发病风险 近亲婚配（consanguineous marriage）是指三代或四代以内有共同祖先的个体之间的婚配。

具有共同祖先的个体间近亲程度的远近可用亲缘系数来衡量。亲缘系数（coefficient of relationship）是指两个个体携带相同等位基因的概率。从遗传学来说，有血缘关系的个体可能携带相同的等位基因，血缘关系越近，则携带相同等位基因的概率越高。根据亲缘系数的大小，可将近亲分成不同的亲属级别。

一个人与其父母、子女、同胞兄弟姐妹之间的关系称为一级亲属（first degree relative），他们之间的亲缘系数为 1/2，即他们之间基因相同的可能性为 1/2。假设一对夫妇生育了一子一女：①亲子间基因相同的概率：父亲的基因型为 Aa，他将 A 或 a 传递给子女的概率各为 1/2。同理，母亲将任何一对基因中的一个基因传给子女的概率也为 1/2。即亲代与子代间基因相同的可能性为 1/2。②同胞间基因相同的概率：父亲将自身任何一对基因中的某一个基因同时传给儿子和女儿的可能性应为 1/2 × 1/2 = 1/4，同理，母亲将自身任何一对基因中的某一个基因同时传给儿子和女儿的可能性也为 1/2 × 1/2 = 1/4，由此可以推知：子女二人从亲代（包括父亲和母亲）那里得到相同基因的总概率为 1/4 + 1/4 = 1/2，即同胞之间基因相同的可能性为 1/2。因此，亲子之间、同胞兄弟姐妹之间的亲缘系数为 1/2。值得注意的是，父母与子女间亲缘系数为 1/2 是绝对的，即他们之间必有 1/2 的基因相同。而同胞之间亲缘系数为 1/2 仅仅为概率估计，即某一基因位点上有 1/2 的基因可能相同。实际上，也存在同胞之间某一基因位点上基因完全相同或完全不同的情况。

同理，一个人与其祖辈、孙辈、叔、伯、姑、舅、姨之间的关系称为二级亲属（second degree relative），亲缘系数为 1/4。

一个人与其曾祖辈、曾孙辈、祖辈的同胞、同胞的孙辈、表兄弟姐妹、堂兄弟姐妹之间的关系称为三级亲属（third degree relative），亲缘系数为 1/8。

在常染色体隐性遗传病中，近亲婚配可明显增高子代的发病风险，其原因在于近亲配偶之间具有共同的祖先，故从共同祖先继承到相同隐性致病基因的可能性也相对较大。当其中一个人为某种致病基因的携带者时，另一个人也是相同致病基因携带者的频率会远高于群体中的携带者频率。因此，他们所生子女成为患者的概率比随机婚配要高得多。

图 5 – 8 是一例典型 AR 病的系谱。系谱中 II_5 是患者，这说明 I_1 和 I_2 都是携带者，则 II_1 和 II_3 是携带者的可能性均为 2/3。所以，III_1 和 III_2 是携带者的可能性均为 2/3 × 1/2 = 1/3。在 AR 病中，如果两个肯定的携带者婚配，子代的发病风险为 1/4。所以，III_1 和 III_2 近亲婚配所生子女 IV_1 的发病风险为 1/3 × 1/3 × 1/4 = 1/36。如果 III_2 不是与她的表兄 III_1 婚配，而是在群体中随机婚配，此时由于群体中致病基

因的频率较低（通常为 0.01 ~ 0.001），假设群体中该病致病基因的频率为 0.01，根据遗传平衡定律（详见第九章），正常基因的频率为 1 - 0.01 = 0.99，携带者频率为 2 × 0.01 × 0.99 = 0.0198，约为 1/50。这表明 III$_2$ 若随机婚配，其配偶携带致病基因的可能性为 1/50。因此，III$_2$ 随机婚配所生子女的发病风险为 1/3 × 1/50 × 1/4 = 1/600。计算结果表明，表兄妹婚配所生子女的发病风险是随机婚配所生子女发病风险的 16.67 倍。

图 5 - 9 是一例无 AR 病家族史的系谱。①如果群体中某一 AR 病致病基因的频率为 0.01，则群体中携带者频率为 1/50，即 III$_2$ 是致病基因携带者的频率为群体中携带者的频率（1/50）。若 III$_1$ 和 III$_2$ 婚配，由于他们是三级亲属，基因相同的可能性为 1/8，故所生子女 IV$_1$ 的发病风险为 1/50 × 1/8 × 1/4 = 1/1600。若 III$_2$ 在群体中随机婚配，所生子女的发病风险则为 1/50 × 1/50 × 1/4 = 1/10000。计算结果表明，表兄妹婚配所生子女的发病风险是随机婚配所生子女发病风险的 6.25 倍。②如果群体中某一 AR 病致病基因的频率为 0.001，则群体中携带者频率为 1/500，III$_1$ 和 III$_2$ 近亲婚配所生子女 IV$_1$ 的发病风险为 1/500 × 1/8 × 1/4 = 1/16000，而 III$_2$ 在群体中随机婚配所生子女的发病风险为 1/500 × 1/500 × 1/4 = 1/1000000。与随机婚配相比，表兄妹婚配所生子女的发病风险是随机婚配所生子女发病风险的 62.5 倍。这说明随着致病基因频率的降低，群体中 AR 病发病的绝对风险率虽然也随之降低。但与随机婚配相比，近亲婚配使其后代发病的相对风险率反而更高。即越是罕见的 AR 病，群体发病率越低，近亲婚配的危害性就越大。事实上，一些发病率极低的 AR 病一般仅见于近亲婚配所生子女中。

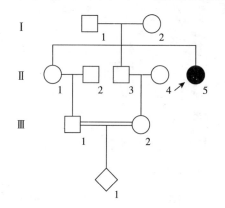

图 5 - 8　一例常染色体隐性遗传病系谱

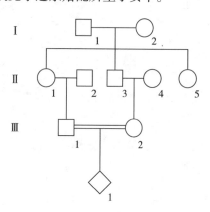

图 5 - 9　一例无 AR 病家族史的系谱

三、X 连锁显性遗传病

控制一种性状或疾病的基因位于性染色体上，那么该基因的传递就与性别相关，其遗传方式称为性连锁遗传（sex - linked inheritance），又称为伴性遗传。对于 X 连锁基因的遗传来说，男性由于性染色体为 XY，其 X 连锁基因只能从母亲传来，将来只能传给他的女儿，这种遗传现象称为交叉遗传（criss - cross inheritance）。

根据基因显隐性的不同，X 连锁遗传分为 X 连锁显性遗传和 X 连锁隐性遗传两类。位于 X 染色体上的显性基因所控制性状的遗传称为 X 连锁显性遗传（X - linked dominant inheritance，XD），符合该遗传方式的疾病称为 XD 病，常见疾病如表 5 - 5 所示。

表 5 - 5　一些常见的 X 连锁显性遗传病

疾病中文名称	疾病英文名称	OMIM	致病基因定位
抗维生素 D 佝偻病	vitamin D - resistant rickets	#307800	Xp22.11
口面指（趾）综合征 I 型	orofaciodigital syndrome I	#311200	Xp22.2

续表

疾病中文名称	疾病英文名称	OMIM	致病基因定位
色素失调症	incontinentia pigmenti	#308300	$Xq28$
葡萄糖 – 6 – 磷酸脱氢酶缺乏症	anemia, nonspherocytic hemolytic, due to G6PD deficiency	#300908	$Xq28$
X 连锁遗传的奥尔波特综合征	Alport syndrome 1, X – linked	#301050	$Xq22.3$

（一）婚配类型与子代发病风险

X 连锁显性遗传病中，致病基因为显性，只要在任何一条 X 染色体上携带致病基因都将患病。假设致病基因为 X^A，正常基因为 X^a，女性有 2 条 X 染色体，显性纯合子（$X^A X^A$）和杂合子（$X^A X^a$）都会患病。由于群体中致病基因的频率通常很低，女性为显性纯合患者的概率极小，故人群中的女性患者一般为杂合子；男性只有 1 条 X 染色体，基因型为 $X^A Y$ 即患病，$X^a Y$ 则正常。因此，女性发病率是男性的 2 倍，但病情往往较男性患者轻。

如图 5 – 10 所示，男性患者（$X^A Y$）与正常女性婚配（$X^a X^a$），由于交叉遗传，女儿（$X^A X^a$）都患病，儿子（$X^a Y$）则都正常。

杂合女性患者（$X^A X^a$）与正常男性（$X^a Y$）婚配，女儿（$X^A X^a$ 或 $X^a X^a$）和儿子（$X^A Y$ 或 $X^a Y$）患病的可能性均为 1/2。

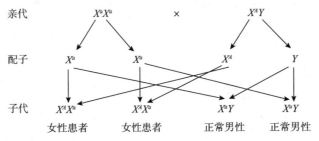

图 5 – 10　XD 男性患者与正常女性婚配致病基因传递图解

（二）典型系谱

图 5 – 11 为一例抗维生素 D 佝偻病的系谱，抗维生素 D 佝偻病（vitamin D – resistant rickets）又称 X 连锁显性低磷酸盐血症（hypophosphatemic rickets，X – linked dominant），是一种以低磷酸盐血症导致骨发育障碍为特征的遗传性骨病。患者由于小肠对钙磷的吸收及肾远曲小管对磷酸盐的重吸收发生障碍，导致尿磷增加，血磷降低而影响骨质钙化，形成佝偻病。男性患者多在 1 岁左右发病，常见症状为 O 型、X 型腿，严重者可导致进行性骨骼发育畸形和身材矮小。女性患者的病情较轻，少数只有低磷酸盐血症，而无佝偻病的骨骼变化。患者由于使用常规剂量的维生素 D 治疗无效，只有大剂量地补充维生素 D 和磷方能见效，因而称为抗维生素 D 佝偻病。

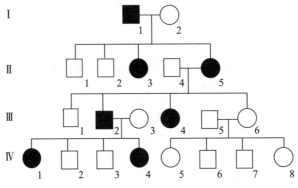

图 5 – 11　一例抗维生素 D 佝偻病系谱

（三）X 连锁显性遗传病系谱特点

通过对多个 XD 病系谱的分析，总结出以下主要系谱特点：①患者双亲必有一方为患者，系谱中存在连续传递现象；②女性患者多于男性患者（约多 1 倍），但女性患者病情较轻；③男性患者后代中，女儿均发病，儿子均正常；女性患者（杂合子）后代中，子女发病的可能性均为 1/2。

四、X 连锁隐性遗传病

位于 X 染色体上的隐性基因所控制性状的遗传称为 X 连锁隐性遗传（X - linked recessive inheritance，XR），符合该遗传方式的疾病称为 XR 病，常见疾病如表 5 - 6 所示。

表 5 - 6　一些常见的 X 连锁隐性遗传病

疾病中文名称	疾病英文名称	OMIM	致病基因定位
色盲	colorblindness, partial, protan series	#303900	Xq28
色盲	colorblindness, partial, deutan series	#303800	Xq28
进行性假肥大性肌营养不良	Duchenne muscular dystrophy	#310200	Xp21.2 - p21.1
血友病 A	hemophilia A	#306700	Xq28
血友病 B	hemophilia B	#306900	Xq27.1
睾丸女性化综合征	androgen insensitivity syndrome	#300068	Xq12
X 连锁的无丙种球蛋白血症	agammaglobulinemia, X - linked	#300755	Xq22.1
X 连锁的鱼鳞病	ichthyosis, X - linked	#308100	Xp22.31
X 连锁的慢性肉芽肿	granulomatous disease, chronic, X - linked	#306400	Xp21.1 - p11.4

（一）婚配类型与子代发病风险

在 XR 病中，假设致病基因为 X^h，正常基因为 X^H，男性只要在 X 染色体上携带致病基因就将患病（X^hY）。女性则需要 2 条 X 染色体上均携带致病基因才患病（X^hX^h），只有 1 条 X 染色体上携带致病基因并不患病，而是成为 X 连锁隐性遗传病的携带者（X^HX^h）。若群体中 XR 病致病基因的频率为 0.01，男性的发病率即为致病基因频率，即为 1/100；女性的发病率则为 $0.01 \times 0.01 = 1/10000$。因此，人群中男性患者远多于女性患者，且致病基因频率越低，女性患者就越罕见。

男性患者（X^hY）与正常女性（X^HX^H）婚配，由于交叉遗传，儿子（X^HY）都正常，女儿（X^HX^h）都为携带者。

男性患者（X^hY）与女性携带者（X^HX^h）婚配，儿子 1/2 正常（X^HY），1/2 患病（X^hY）；女儿 1/2 患病（X^hX^h），1/2 为携带者（X^HX^h）。

正常男性（X^HY）与女性携带者（X^HX^h）婚配，儿子 1/2 正常（X^HY），1/2 患病（X^hY）；女儿 1/2 正常（X^HX^H），1/2 为携带者（X^HX^h）。

（二）典型系谱

血友病 A（hemophilia A）患者由于缺乏凝血因子Ⅷ，凝血发生障碍，在临床上表现为反复自发性出血或轻微损伤后出血不止，出血一般多为缓慢持续性出血，大出血罕见。皮下、肌肉内出血可形成瘀斑、血肿或积血；关节腔出血可导致活动受限及关节畸形，不经治疗者往往造成关节永久性畸形；颅内出血严重者可导致死亡。图 5 - 12 是一例血友病 A 的系谱，从系谱中可以看出：Ⅲ₆ 的致病基因来自于他的母亲Ⅱ₆，他的舅舅Ⅱ₅ 和姨表兄 Ⅲ₂ 都是血友病 A 患者，故 Ⅰ₂ 和Ⅱ₁ 均为血友病 A 的携带者。因此，表型正常的个体Ⅲ₁ 和Ⅲ₇ 也均有 1/2 的可能性为携带者。

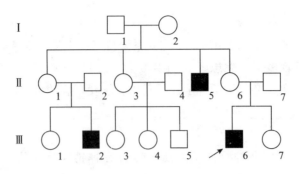

图 5-12　一例血友病 A 系谱

（三）X 连锁隐性遗传病系谱特点

通过对多个 XR 病系谱的分析，总结出以下主要系谱特点：①男性患者远多于女性患者，尤其是一些发病率低的 XR 病往往仅有男性患者；②双亲无病时，儿子可能发病，女儿不会发病，儿子的致病基因来自于携带者母亲（新生突变除外）；③由于交叉遗传，男性患者的兄弟、姨表兄弟、外甥、舅父、外孙可能为患者；④如果女性是患者，其父亲一定也是患者，母亲一定是携带者。

五、Y 连锁遗传

位于 Y 染色体上的基因控制性状的遗传称为 Y 连锁遗传（Y-linked inheritance，YL）。由于 Y 染色体只能由父亲传给儿子，再由儿子传给孙子，所以 Y 连锁遗传又称为全男性遗传或限雄性遗传。

Y 染色体上与人类性状或疾病相关的基因数量是所有染色体中最少的，截至 2022 年 7 月，OMIM 中收录 Y 染色体上与人类性状或疾病相关的基因条目为 51 个。主要包括睾丸决定基因（*SRY*）、Y 连锁耳聋基因（*DFNY*1）、Y 连锁视网膜色素变性基因（*RPY*）等。

外耳道多毛症是一种 Y 连锁遗传性状，受累男性青春期后在外耳道长出 2~3cm 长、成丛的黑色硬毛。图 5-13 为一例外耳道多毛症的系谱，从系谱中可以发现，该家系中每一代的所有男性均有外耳道多毛的性状，而女性均无此性状。

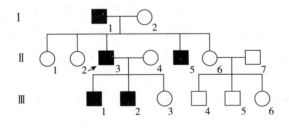

图 5-13　一例外耳道多毛症系谱

第三节　两种单基因性状的伴随传递

PPT

人类的单基因性状或疾病，分别受不同的基因控制。当一个家系中同时出现两种单基因遗传病，在分析他们的遗传规律时，需要考虑控制这两种单基因病的致病基因是位于不同染色体上还是同一条染色体上。

一、两种单基因性状的自由组合

⇒ 案例引导

案例　父亲表型正常，母亲是短指症 A1 型患者，已生育了一个苯丙酮尿症患儿。这对夫妇欲再次生育，来医院进行遗传咨询。

讨论：本案例中这对夫妇若再生一个孩子，子代的患病风险会如何？

如果一个家系中同时出现两种性状或疾病，并且决定这两种性状或疾病的基因位于非同源染色体上，那么其传递将遵循自由组合律。自由组合律（law of independent assortment）是指生物在形成生殖细胞时，位于非同源染色体上的两对或两对以上的非等位基因可以自由组合，进入不同的生殖细胞。

例如：父亲是并指 I 型患者，母亲表型正常，已生育了一个眼皮肤白化病 1A 型患儿。这对夫妻若再次生育，子代的发病风险将会如何？

并指 I 型致病基因定位于 2q34 – q36；眼皮肤白化病 1A 型致病基因定位于 11q14.3，因此，这两个致病基因的传递将遵循自由组合律。设并指（AD）和白化病（AR）的致病基因分别为 A 和 b，则白化病患儿的基因型为 $aabb$，父亲和母亲的基因型分别为 $AaBb$ 和 $aaBb$。根据自由组合律，父亲可以产生 AB、Ab、aB 及 ab 四种类型的精子，母亲可以产生 aB 和 ab 两种类型的卵子，精卵随机组合，子代可能的基因型和表型见表 5 – 7。

表 5 – 7　父亲（$AaBb$）和母亲（$aaBb$）再生孩子可能的基因型与表型

	AB（精子）	Ab（精子）	aB（精子）	ab（精子）
aB（卵子）	$AaBB$（并指）	$AaBb$（并指）	$aaBB$（正常）	$aaBb$（正常）
ab（卵子）	$AaBb$（并指）	$Aabb$（并指合并白化病）	$aaBb$（正常）	$aabb$（白化病）

因此，这对夫妇再次生育时，后代并指合并白化病的概率为 $1/2 \times 1/4 = 1/8$；仅有并指而不患白化病的概率为 $1/2 \times 3/4 = 3/8$；无并指仅有白化病的概率为 $1/2 \times 1/4 = 1/8$；表型正常的概率为 $1/2 \times 3/4 = 3/8$。

二、两种单基因性状的连锁与互换

当决定两种性状或疾病的基因位于同一条染色体上时，这两种性状或疾病的传递符合连锁定律。连锁定律（law of linkage）又称连锁互换律或遗传学第三定律，是指在配子形成过程中，位于同一染色体上的两个或两个以上非等位基因可随染色体伴同遗传，也可由于同源染色体的非姐妹染色单体间交换而改变连锁状态。交换可形成重组类型配子，是生物变异的基础之一，其出现概率用交换率来表示。

例如：红绿色盲与血友病 A 的致病基因都位于 Xq28，在传递时彼此连锁，假如这两个基因之间的交换率为 10%。某一家庭中，父亲患红绿色盲，母亲表型正常，已生育了一个红绿色盲的女儿和一个血友病 A 的儿子。这对夫妇若再次生育，子代的发病风险将会如何？

⊕ 知识链接

红绿色盲

红绿色盲（red – green blindness，anerythrochloropsia）是红色盲和绿色盲的统称。红色和绿色的色觉基因都位于 Xq28。红色盲的致病基因为 *OPN1LW*（OMIM *300822），绿色盲的致病基因为 *OPN1MW*（OMIM *300821）。由于红色盲基因和绿色盲基因紧密连锁在一起传递，故一般将它们导致的疾病称为红绿色盲，其遗传方式为 X 连锁隐性遗传。

设红绿色盲（XR）的致病基因为 X^b，血友病 A（XR）的致病基因为 X^h。家庭中血友病 A 儿子的基因型为 $X_h^B Y$，他的 X_h^B 染色体来自于母亲；色盲女儿的基因型为 $X_H^b X_H^b$，其中一条 X_H^b 染色体来自于父亲，另一条 X_H^b 染色体来自于母亲。因此，色盲父亲的基因型为 $X_H^b Y$，而表型正常母亲的基因型为 $X_H^B X_H^b$。若这两个基因之间的交换率为 10%，母亲可以产生 4 种类型的卵子：X_h^B 和 X_H^b（非交换型配子），各占 45%；X_H^B 和 X_h^b（交换型配子），各占 5%。而父亲只产生 X_H^b 和 Y 两种类型的精子。精卵随机组合，子代可能的基因型与表型见表 5–8。

表 5–8　母亲（$X_h^B X_H^b$）与父亲（$X_H^b Y$）再生孩子可能的基因型与表型

	X_h^B（占 45%） （卵子）	X_H^b（占 45%） （卵子）	X_H^B（占 5%） （卵子）	X_h^b（占 5%） （卵子）
X_H^b （精子）	$X_h^B X_H^b$（占 45%） 正常表型女儿	$X_H^b X_H^b$（占 45%） 色盲女儿	$X_H^B X_H^b$（占 5%） 正常表型女儿	$X_h^b X_H^b$（占 5%） 色盲女儿
Y（精子）	$X_h^B Y$（占 45%） 血友病儿子	$X_H^b Y$（占 45%） 色盲儿子	$X_H^B Y$（占 5%） 正常儿子	$X_h^b Y$（占 5%） 色盲合并血友病儿子

因此，这对夫妇再次生育时，女儿表型正常或患红绿色盲的可能性均为 50%；儿子单独患血友病或红绿色盲的可能性均各为 45%，既患血友病又患红绿色盲的可能性为 5%，正常的可能性也为 5%。

第四节　影响单基因遗传病分析的因素 微课 3

PPT

在分析单基因遗传病遗传方式的过程中，人们发现在遗传背景、环境等多种因素的影响下，某些单基因性状或疾病的遗传存在不符合孟德尔遗传的例外情况，主要包括基因多效性、遗传异质性、遗传早现、遗传印记等。

一、基因多效性

基因多效性（gene pleiotropy）是指一个或一对基因可以产生多种表型效应。个体发育过程中，很多生理生化过程相互联系、彼此依赖。因此，一个或一对基因的异常常会在不同组织或个体发育的不同阶段引起一系列组织结构或生化代谢的异常，从而使疾病呈现出多种表型效应。

例如，苯丙酮尿症（AR）是由于编码苯丙氨酸羟化酶的基因突变，患者肝脏中缺乏苯丙氨酸羟化酶，致使苯丙氨酸主要代谢途径受阻，不能正常转变为酪氨酸，黑色素合成减少，导致皮肤、毛发和眼睛颜色变浅，出现"白化"现象。与此同时，苯丙氨酸代谢旁路增强，转化为苯丙酮酸和苯乙酸，过多的苯丙酮酸及其衍生物产生并从尿液、汗液中排出，使患儿的尿液和汗液均散发出特殊的腐臭气味；而苯丙酮酸及其衍生物在体内蓄积又可影响大脑的发育，造成智力障碍。由此可见，虽然只是一对基因的突变，但却可以使个体显现出多种异常表现。

二、遗传异质性

遗传异质性（genetic heterogeneity）是指不同基因型产生相同表型的现象，又称为多因一效。分为等位基因异质性与基因座异质性两种类型。

（一）等位基因异质性

等位基因异质性（allelic heterogeneity）是指一个基因发生不同的突变，产生相同或相似异常表型的现象。例如：β 地中海贫血是既可能由编码 β 链的 β 珠蛋白基因多种不同类型的点突变所导致，也可能

由 β 珠蛋白基因的缺失而引起，表现出等位基因异质性。

（二）基因座异质性

基因座异质性（locus heterogeneity）是指同一个表型变异可由多个不同基因座的任何一个遗传变异机制所引起的现象，即这些表型相同的遗传病可表现出相同或不同的遗传方式。

遗传性耳聋存在着明显的遗传异质性，以耳聋为唯一症状的非综合征型耳聋占所有遗传性耳聋的70%，而大部分的非综合征型耳聋符合孟德尔遗传方式，即单基因突变导致耳聋。其遗传方式包括常染色体显性遗传、常染色体隐性遗传、X 连锁遗传等。目前已报道的非综合征耳聋基因约 100 余个，其中包括常染色体显性基因 47 个，常染色体隐性基因 74 个，X 连锁基因 6 个，表现出明显的基因座异质性。

例如，常染色体隐性遗传性耳聋 1A 型（OMIM #220290）可由 1p34.3 的 GJB3 基因突变导致，也可由连锁于 13q12.11 的 GJB2 或 GJB6 基因突变导致。上述任何一个隐性致病基因处于纯合状态，就会导致先天性耳聋。但如果一对聋哑夫妇的致病基因不同，所生子女均不聋哑。即一个亲代的基因型为 AAbb，另一个亲代的基因型为 aaBB，两个亲代都是某一隐性致病基因的纯合子患者，但他们子女的基因型为 AaBb，在两个基因座上均为杂合子，故表型正常。

> ⊕ **知识链接**
>
> ### 夏家辉院士——中国首位遗传病致病基因克隆者
>
> 夏家辉，中南大学教授，中国工程院院士，我国著名的人类与医学遗传学家，临床遗传学奠基者，医学遗传学国家重点实验室创始人，为我国医学遗传学的发展做出了卓越的贡献。
>
> 1973 年在中国开设首家遗传咨询门诊。1976 年编写了中国首部《医学遗传学讲座》教材，率先在医学院校开出了医学遗传学讲座课程。1973 年在世界上首创了 75 ℃ 染色体显带技术烤片法，1975 年发现了一条鼻咽癌标记染色体，1981 年将人类睾丸决定基因定位于 Yp11.32 带，1985 年率先开展了遗传资源的收集、保藏与利用，1989 年首创了显微切割、PCR 基因定位克隆技术。1998 年成功地克隆了人类耳聋疾病基因 GJB3，论文发表在《Nature Genetics》，实现了中国遗传病致病基因克隆零的突破，在 1998 年"中国基础科学研究十大新闻"首次评选中排名第一。1999 年 10 月，科技部将人类耳聋疾病基因 GJB3 的研究成果列为中国基础研究 50 年（1949—1999）"理论建树的 25 项成果之一"。

三、遗传早现

遗传早现（genetic anticipation）是指某些遗传病的发病一代早于一代，症状逐代严重的现象。现有研究表明，遗传早现在三核苷酸异常重复类疾病中较为常见。三核苷酸重复序列的拷贝数随着世代的传递不断扩增，达到一定倍数后就导致疾病的发生。重复拷贝数越多，病情越严重，发病年龄也越早。

脊髓小脑性共济失调 2 型（OMIM #183090）是一种常染色体显性遗传病，致病基因定位于 12q23 – q24.1，由三核苷酸 CAG 序列重复次数增多致病。患者发病年龄一般为 35～40 岁，早期表现为行走困难，站立摇摆不定，语言不清，晚期则下肢瘫痪。在图 5 – 14 的家系中，I_1 39 岁开始发病，II_4 38 岁开始发病，III_4 在 30 岁发病，而 IV_2 在 23 岁就已经瘫痪。在这一疾病的许多家系中，都可以看到遗传早现现象。

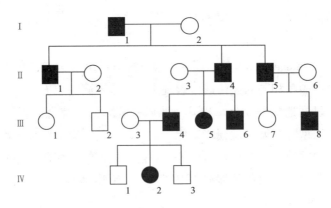

图 5 - 14   一例脊髓小脑性共济失调 2 型系谱

四、遗传印记

遗传印记（genetic imprinting）又称为基因组印记（genomic imprinting），是指同一基因由于亲代的性别不同传递给子女时其表达可能不相同，从而引起不同的效应，产生不同表型的现象。例如：亨廷顿病的致病基因如果经母亲传递，子女的发病年龄与母亲发病年龄相似且病情较轻；如果经父亲传递，则子女的发病年龄比父亲发病年龄提前且病情较重。遗传印记的机制比较复杂，目前认为其形成原因是精子和卵子成熟过程中基因或其所在染色体受到了不同的表观遗传修饰（如 DNA 甲基化）所致。

遗传印记发生于配子形成期，并持续存在于个体的一生中。它不会改变基因组 DNA 的序列组成，仅仅影响基因的表达，且这一影响并非永久性的，在下一代配子形成时，旧的印记将被消除，并按下一代个体的性别形成新的印记。

五、从性遗传

从性遗传（sex-influenced inheritance）是指在常染色体显性遗传中表现出表型受性别影响的现象，即杂合子（Aa）的表型在男性和女性中显示出发病率或病情严重程度的差异。

例如：雄激素性秃发 1 型是常染色体显性遗传病，男性杂合子（Aa）在 35 岁左右即可出现早秃症状，表现为从头顶中心向周围扩展的进行性、弥漫性和对称性脱发。而女性只有显性纯合子（AA）才会表现秃顶，且脱发症状相对较轻；杂合子（Aa）仅表现为头发稀疏。这种性别差异是由于秃发基因（AGA1）的表达受雄性激素的影响造成的，女性杂合子只有当体内雄激素水平异常升高时才会出现早秃。但值得注意的是，上述女性可将致病基因传递给后代。

六、限性遗传

限性遗传（sex-limited inheritance）是指某一特定表型只在一种性别中表现的遗传现象。位于常染色体上的某些基因表达受性别的限制，只能在一种性别表现，而在另一性别则完全不能表现，但这些基因能传递给下一代。限性遗传与男女两性生理结构的性别差异等因素密切相关，例如尿道下裂为常染色体隐性遗传病，致病基因在男女两性中都可存在，但由于男性和女性解剖结构的不同，该病患者只见于男性。此外，女性的子宫阴道积水、男性的前列腺癌也均为限性遗传。

七、X 染色体失活

根据 Lyon 假说，胚胎发育早期女性两条 X 染色体中有一条随机失活，只有一条在遗传上具有转录活性（详见第三章）。这一理论可以解释 XD 病中女性患者（杂合子）病情较轻，XR 病中女性携带者（杂合子）患病的现象。

在 X 连锁显性遗传病中，男性患者全身体细胞都为突变型，因此病情严重。而对于女性杂合子而言，体细胞中 X 染色体的随机失活会导致女性体内部分体细胞是带有正常隐性基因的 X 染色体失活，细胞为突变型；部分体细胞是带有显性致病基因的 X 染色体失活，细胞为正常型。因此，女性杂合子患者的病情往往轻于男性，且随着正常细胞数目与突变细胞数目比例的不同，病情表现程度不一。

同理，在 X 连锁隐性遗传病中，可能有某些女性杂合子表现出较轻的临床症状。这种现象称为显示杂合子（manifesting heterozygote），例如部分女性血友病 A 携带者出现凝血时间延长的现象。

八、拟表型

拟表型（phenocopy）又称为表型模拟，是指环境改变所引起的表型改变与某基因引起的表型变化很相似的现象。例如，使用药物（链霉素）引起的耳聋和常染色体隐性遗传所致的先天性耳聋都表现出相同的耳聋症状，这种由于药物引起的耳聋即为拟表型。拟表型是由于环境因素的影响所致，并非生殖细胞中基因本身的改变所致，因此并不会遗传给后代。

九、生殖腺嵌合

生殖腺嵌合（gonadal/germline mosaicism）是指一个个体存在正常的和带有突变的生殖细胞的现象。其产生原因主要包括：①异源嵌合体，两个精子分别与两个卵细胞受精后发生了融合，导致该个体的生殖腺成为两种不同基因型的细胞群组成的嵌合体；②生殖腺细胞的新生突变，在胚胎发育过程中，某个未来的生殖腺细胞的遗传物质发生突变，从而导致该个体的生殖腺细胞成为嵌合体。

由于胚胎发育初始阶段生殖腺细胞就与其他体细胞隔离，所以生殖腺嵌合的个体通常其他组织都没有发生改变，个体表型正常，外周血检测也无法检测出 DNA 异常。但由于生殖腺的嵌合，能产生带有致病基因的配子，可能导致后代患病。因此，在临床遗传诊疗过程中，对于双亲表型和基因型均正常，但反复生育或妊娠相同异常表型后代，尤其是常染色体显性或 X 连锁遗传病的案例，需要考虑到生殖腺嵌合的可能性。

目标检测

答案解析

1. 什么是系谱？简述系谱有何作用？

2. 如何根据系谱特点判断单基因遗传病的遗传方式？

3. 请简述单基因遗传病中近亲婚配的危害有哪些？

4. 如何判断两种单基因遗传病在一个家系中的传递规律？

5. 多指轴后 A1 型为常染色体显性遗传病，外显率为 80%。①杂合子患者与正常个体婚配，子女患病概率是多少？②杂合子患者间婚配，子女患病概率是多少？

（罗　兰）

书网融合……

本章小结　　　　微课 1　　　　微课 2　　　　微课 3　　　　题库

PPT

第六章　多基因遗传病

📖 学习目标

1. **掌握**　多基因遗传、易感性，易患性、阈值等概念。
2. **熟悉**　多基因遗传病的特点及再发风险的估计。
3. **了解**　遗传率的计算。
4. 学会分析多基因病发病风险的影响因素，具备多基因遗传病再发风险评估的能力，培养学生用科学的思维来分析问题和解决问题的能力。

多基因遗传病（polygenic disorder）属于多基因遗传性状，其遗传方式称为多基因遗传（polygenic inheritance）。多基因遗传是由多对基因与环境因素共同作用的复杂遗传方式，因而多基因遗传病又称复杂性疾病（complex disease），常见的有某些先天畸形、原发性高血压、糖尿病、支气管哮喘、癫痫、精神分裂症、智力发育障碍、动脉粥样硬化症、自身免疫性疾病、老年性痴呆、类风湿关节炎等。

⇒ 案例引导

案例　一对青年男女即将结婚，男方的祖母和姑姑曾患过精神分裂症，目前男方的父亲又有精神抑郁的倾向，为了婚姻和生育健康，他们前来做婚前咨询。

讨论　1. 精神分裂症是不是遗传性疾病？是何种遗传病？遗传性多大

2. 男青年将来有没有可能患上精神分裂症？

3. 婚后所生子女患病的风险有多大？

第一节　多基因遗传的定义和特点

一、多基因遗传的定义

多基因遗传是受多对非等位基因控制的遗传性状。性状受多基因的协同决定，而非一对等位基因的控制。其中每对基因的性状效应是微小的，故称微效基因（minor gene），但不同基因之间又具有累加效应（additive effect），因而多基因遗传呈现数量变化的特征，又称数量性状遗传，多基因遗传性状又称为数量性状。此性状除受微效基因作用外，还受环境因素的影响，因此，这种遗传方式又称多因子遗传（multifactorial inheritance）。

二、多基因遗传的特点

（一）数量性状与质量性状 ⒠微课

由于多基因遗传的基础是多对微效基因，性状变异呈现数量上的变化，所以在一个群体中变异的分布是连续的，呈正态分布，即大部分个体属于中间类型，极端变异的个体较少，而且个体之间只有量的差别而没有质的变化，这些性状，往往可以通过测量、称量或计算等方法进行定量，因而被称为数量性状（quantitative trait）。在群体中，数量性状变异的分布曲线呈正态分布（normal distribution）（图 6 - 1）。数量性状的表达除了遗传基础外，环境因素的作用也一样重要。人的身高、体重、肤色、智力、血压、血糖、血脂等都是数量性状。

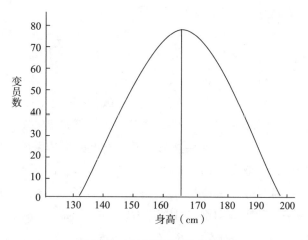

图 6 - 1　数量性状变异分布图

事实上，有众多的生物性状变异在群体中的分布是不连续的，比如，孟德尔豌豆杂交实验中，植株高和矮这一对相对性状；人类的 MN 血型系统，有 M 型、N 型和 MN 型三个相对性状。各相对性状之间具有质的差异，非此即彼，这样的性状称为质量性状（qualitative trait）。一个群体中质量性状的变异分布是不连续的，可明显地区分为 2～3 群，没有中间类型（图 6 - 2）。质量性状的遗传基础是一对等位基因，故质量性状又称为单基因遗传性状。质量性状中，在某个变异范围内，有些也是可以定量的，并且环境因素对性状变异的波动起到一定的作用。例如，豌豆的高度，高植株在 190～210cm 之间连续变异，矮植株在 20～40cm 之间连续变异，但从整个群体来看，高和矮之间没有中间类型，这一对相对性状一目了然，性状变异在群体中的分布仍然不连续。

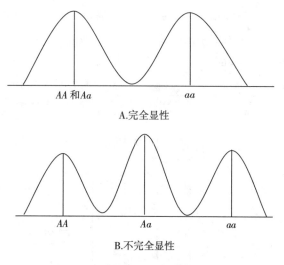

图 6 - 2　质量性状变异分布图

（二）多基因假说

在多基因遗传中，基因之间是如何协同作用，基因与环境因素之间又是如何相互作用，这些机制是学者们致力研究的方向。1908 年，尼尔逊·埃尔用红粒和白粒小麦进行杂交试验，提出了多基因假说，对数量性状的遗传进行了解释。其要点为：①数量性状的遗传基础也是基因，是涉及两对或两对以上的等位基因控制的遗传性状；②每个基因位点上的等位基因之间没有显性或隐性的区别，而是呈共显性；③每个基因对表型的影响是微小的，称为微效基因，这些微效基因具有累加效应，因此，这些基因又称为累加基因（additive gene）；④数量性状的形成，不但受微效基因的影响，还受环境因素的作用。⑤每对等位基因遗传方式仍然服从孟德尔的遗传规律。

数量性状是由许多数目不详、作用微小的共显性的微效基因通过累加效应控制的，那么，它是怎样影响性状或疾病呢？现以人的身高性状为例来分析数量性状形成的遗传机制。

假设有三对基因影响人的身高：Aa、Ab、Cc，其中 A、B、C 三个基因的效应可使个体的身高在平均身高（165cm）的基础上，再增高15cm，而 a、b、c 三个基因可使个体的身高在平均身高的基础上，降低15cm。根据多基因假说，那么具有 $AABBCC$ 基因型的个体就是极高的个体（180cm），具有 $aabbcc$ 基因型的个体就是极矮的个体（150cm）。如果这两个极端类型的个体婚配，后代的基因型应是 $AaBbCc$ 的杂合状态，从理论上说应是中等身高（165cm），但由于环境因素的影响，后代中不同个体之间的身高会有一定差异。如果两个基因型均为 $AaBbCc$ 的人婚配，根据孟德尔的分离和自由组合定律，父亲和母亲可能产生 8 种精子或卵子，种类分别都是 ABC、ABc、AbC、Abc、aBC、aBc、abC、abc，理论上可产生 27 种基因型的子女（表6−1）。假设 A、B、C 作用等同，a、b、c 作用等同，身高从 150~180cm 共 7 种，各种身高的子女所占的比例为，1：6：15：20：15：6：1，可见中间类型占大多数，极端个体的类型较少。事实上身高的变异分布也将受到环境因素的影响而使变异范围更广泛，即得到近乎于正态分布的曲线（图6−3）。

表 6−1　$AaBbCc \times AaBbCc$ 后代可能的基因型

	ABC	ABc	AbC	Abc	aBC	aBc	abC	abc
ABC	AABBCC	AABBCc	AABbCc	AaBBCC	AaBBCc	AaBbCC	AaBbCc	aAbBcC
ABc	AABBcC	AABBcc	AABbcC	AABbcc	AaBBcC	AaBBcc	AaBccC	AaBbcc
AbC	AAbBCC	AAbBCc	AAbbCC	AAbbCc	AabBCC	AabBCc	AabbCC	AabbCc
Abc	AAbBcC	AAbBcc	AAbbcC	AAbbcc	AabBcC	AabBcc	AabbcC	Aabbcc
aBC	aABBCC	aABBCc	aABbCc	aABbCc	aaBBCC	aaBBCc	aaBbCC	aaBbCc
aBc	aABBcC	aABBcc	aABbcC	aABbcc	aaBBcC	aaBbcC	aaBbcc	aaBbcc
abC	aAbBCC	aAbBCc	aAbbCC	aAbbCc	aabBCC	aabBCc	aabbCC	aabbCc
abc	aAbBcC	aAbBcc	aAbbcC	aAbbcc	aabBcC	aabBcc	aabbcC	aabbcc

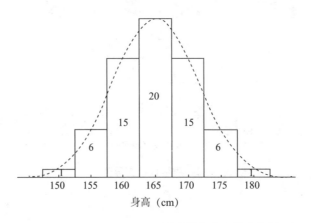

图 6−3　$AaBbCc \times AaBbCc$ 后代身高变异分布图

从以上实例总结出多基因遗传的特点：①两个极端变异类型的个体（纯合子）杂交后，子一代（F_1 都是中间类型，但存在一定范围的变异，这是环境因素影响的结果；②两个中间类型的 F_1 个体杂交后，子二代（F_2）大部分也是中间类型，但是，其变异的范围比 F_1 更广，有时会出现极端变异的个体，除环境因素外，微效基因的分离组合起主要作用；③在一个随机杂交的群体中，变异范围广泛，但大多数个体近于中间类型，极端变异的个体所占比例很少，变异在群体中分布符合正态分布。

一般说来，控制数量性状的基因远不止 3 对，而且研究报道表明，每个基因的作用并不相等。因此，影响常见病的基因数量远超出我们的认识。以影响身高的基因研究为例，一项名为 GIANT 的项目检测了 25 万人的基因组，确定了影响人类身高的 700 种遗传变异体。如预测，每个遗传变异体对身高都有着微小的作用，约 1mm 的作用。科学家曾估计，大约 80% 的人类身高变异可以通过遗传因素来解释。Pritchard 及其团队重新分析了 GIANT 数据，并计算出可能有超过 100 000 种遗传变异体会影响到人类身高，其中大多数遗传变异体的影响微小，很难将它们与统计学误差区分开来，因此常被忽略。由于这些遗传变异体均匀分布在整个基因组上，因此它们对身高的影响几乎涉及所有基因。

1855 年，高尔顿发表《遗传的身高向平均数方向的回归》一文，他通过测量 204 对双亲和他们的 928 名成年子女身高获此结论：当双亲的身高都高于群体平均的身高时，他们的子女身高也会偏高，但是，这些子女中多数将比父母矮，而接近于群体平均身高，比父母更高的极少；如果双亲身高都矮于群体的平均身高，他们的子女身高也会偏矮。但是，这些子女中多数将比父母高，而近于群体的平均身高，比父母更矮的极少。这就是说，数量性状在遗传过程中，子代将向群体的平均值靠拢，这就是回归现象。这种现象也表现于其他相似的数量性状。回归现象对理解多基因遗传病遗传特点有着重要的指导意义。

第二节　多基因遗传病的特点

多基因遗传病包括常见的复杂性疾病和一些先天畸形，发病受多个微效基因累积作用所致，同时也受环境因素影响，常表现出家族聚集倾向，其发病率一般高于 0.1%，患者同胞的发病率不遵循单基因遗传的规律，为 1%～10%。少数疾病可更高，而且环境因素对性状的表现程度影响较大。据报道，人群中 15%～20% 的个体受累于多基因病，目前已发现的人类多基因遗传有 100 多种。

一、易患性、阈值和遗传率

（一）易患性与阈值

在多基因遗传病中，遗传基础和环境因素的共同作用，决定一个个体是否易于患病，称为易患性（liability），只由遗传基础决定一个个体患病的风险称为易感性（susceptibility），所涉及的基因称为易感基因。易患性在群体中的变异分布是连续的，呈正态分布（图 6-4）。在一个群体中，大部分个体的易患性接近平均值，易患性很低和很高的个体都很少。当一个个体的易患性高达一定限度时，个体就发病，这是使个体发病的易患性的最低限度，称为阈值（threshold）。阈值代表了发病所需要的最低的易感基因的数量。阈值将具有连续的易患性变异的群体分为两部分：一部分是正常群体，另一部分是患病群体。

个体的易患性高低很难测量，只能根据婚后所生子女的发病情况做出粗略的估计。但一个群体的易患性平均值的高低则可以从该群体的发病率（易患性超过阈值的部分）来估计。利用正态分布的性质，已知群体发病率时，可计算阈值与易患性平均值之间的距离，该距离以正态分布的标准差（σ）为单位，以易患性分布曲线下的面积为 1，代表整个群体，易患性高于阈值的那部分面积为患者所占的比例，即群体发病率。例如，当群体发病率为 2.3% 时，通过计算可知，阈值与群体易患性平均值相距 2

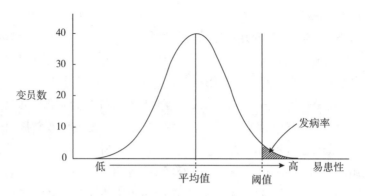

图 6 - 4 群体中易患性变异与阈值图解

个标准差；当群体发病率为 0.13% 时，阈值与群体易患性平均值则相距 3 个标准差。因此，一个群体发病率越高，群体的易患性平均值越高，与阈值距离越近；相反，群体发病率越低，群体的易患性平均值与阈值距离越远（图 6 - 5）。

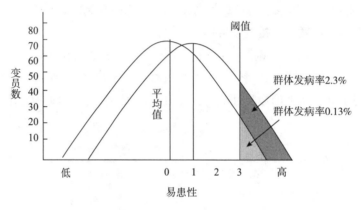

图 6 - 5 发病率、易患性平均值与阈值的关系

（二）遗传率及其估算

为了衡量多基因遗传中遗传因素与环境因素两者的相对作用大小而提出遗传率的概念。所谓遗传率（heritability）或遗传度，是指在多基因遗传病中，遗传因素所起作用的大小，一般用百分率（%）来表示。如果一种遗传病的遗传率为 80%，那么环境因素的作用就是 20%。一种遗传病如果完全由遗传基础决定，其遗传率就是 100%，当然这种情况很少见。常见的多基因病遗传率可高达 70% ~ 80%，低的只有 30% ~ 40%（表 6 - 2）。遗传率越高，遗传因素所起作用越大，而环境因素的作用越小；反之，遗传因素是次要的，环境因素起主导作用。人类某些正常性状的遗传率分别为语言能力 68%、计算能力 12%、拼音能力 53%、智商 68%。

表 6 - 2 一些常见多基因遗传病的群体发病率、性别比和遗传率

疾病	群体发病率（%）	性别比（男：女）	遗传率（%）
腭裂	0.04	0.7	76
唇裂 ± 腭裂	0.17	1.6	76
无脑儿	0.5	0.5	60
脊柱裂	0.3	0.8	60
先天性心脏病	0.5	1.0	35
先天性幽门狭窄	0.3	5.0	75

续表

疾病	群体发病率（%）	性别比（男：女）	遗传率（%）
先天性巨结肠	0.02	4.0	80
精神分裂症	0.7	1.0	80
原发性癫痫	0.36	0.8	55
原发性高血压	7.0	1.0	62
冠心病	2.5	1.5	65
哮喘	1.5	0.8	80
1型糖尿病	0.2	1	75
强直性脊柱炎	0.2	0.2	70

遗传率的表示符号为 H 或 h^2，多基因病遗传率的大小一般使用 Falconer 公式计算，现在较少使用 Holgiger 公式计算遗传率。Falconer 公式的依据是患者亲属的发病率与遗传率的相关性，即患者亲属的发病率越高，遗传率越大，可以通过调查患者亲属发病率和一般人群发病率，来计算遗传率。

Falconer 公式：$h^2 = b/r$，$b = (Xg - Xr) /a_g$。

其中 h^2 为遗传率，b 为亲属对患者的回归系数，r 为亲缘系数，Xg 为一般群体易患性平均值与阈值之间的距离，Xr 为患者亲属易患性平均值与阈值之间的距离，a_g 为一般群体易患性平均值与患者易患性平均值之间的距离。Xg、Xr 和 a_g 可根据相应群体发病率查编制好的 X 和 a 值表（附表）得到。r 值：一级亲属为 1/2，二级亲属为 1/4，三级亲属为 1/8。

例如，先天性房间隔发育不全患者，一般人群中的发病率为 0.1%，通过对 100 个该病先证者家系的调查得知，先证者一级亲属共 668 人（双亲 200 人、同胞 277 人、子女 191 人），共有 22 人发病，计算遗传率。

一般群体发病率为 0.1%，查附表得：$a_g = 3.367$，Xg = 3.090；计算得出先证者一级亲属发病风险为 22/668 = 3.3%，查表得：Xr = 1.838，调查对象为先证者一级亲属，则 r = 1/2 = 0.5，根据 Falconer 公式：

$b = (Xg - Xr) /a_g = (3.090 - 1.838) /3.367 = 0.37$，$h^2 = b/r = 0.7/0.5 = 0.74 = 74\%$。计算结果表明，先天性房间隔发育不全的遗传率为 74%。

遗传率是在特定的环境中对特定的群体进行统计的结果，用到个体毫无意义，而且遗传率的估算仅适合于既没有遗传异质性也没有主基因效应的疾病。

二、多基因遗传病的遗传特点

多基因遗传病与单基因遗传病相比较具有以下特点。①多基因遗传病发病率一般为 0.1% ~ 1.0%；有家族聚集现象，但患者同胞中的发病率远低 1/2 ~ 1/4，为 1.0% ~ 10%。②随着亲属级别的降低，发病风险率明显下降，如唇裂在一级亲属中发病率为 4%，二级亲属（叔、伯、舅、姨）中约 0.7%，三级亲属（堂兄弟姐妹，姑、姨表兄弟姐妹等）仅为 0.3%。③亲属发病率与家族中已有的患者人数和患者病变的程度有关，家族病例数越多，病变越严重，亲属发病率就越高。④近亲婚配子女再发风险增高，但不如常染色体隐性遗传病明显。⑤多基因遗传病的发病率可能会有种族差异，如脊柱裂，日本人发病率 3.0‰，美国人 2.0‰；唇裂在黑人中发病率为 0.04‰，白种人为 1‰，而黄种人为 1.7‰（表 6 - 3）。

表 6 - 3　一些多基因遗传病发病率的种族差异

疾病名称	发病率（%）	
	美国	日本
先天性畸形足	5.5	1.4
唇裂 ± 腭裂	0.2	0.3
先天性髋脱臼	0.7	1.0
无脑儿	0.5	0.6

🌐 知识链接

原发性高血压

原发性高血压（hypertension）是一种复杂的多基因遗传病。在我国高血压患者高达 8000 余万人，近十年来升高约 25%。高血压具有家族聚集现象和复杂的遗传方式，分子遗传学研究表明，该病和两个重要基因密切相关，即血管紧张素转化酶基因（angiotensinconvertingenzyme，ACE）血管紧张素原基因（angiotensinogen，AGT）。最近证明 AGT 基因参与高血压的形成，高血压时局部 AGT 水平增高。此外，在高血压的发病中，环境因素（精神紧张、抽烟、高盐食物等）也起到重要的作用。

2016 年国务院发布《"健康中国 2030" 规划纲要》，给国人展示了未来 15 年国家在小康社会发展过程中，一个"以人为本、健康优先"的全新科学发展的治国理念。其与高血压相关的内容主要有：全面实施 35 岁以上人群首诊测血压制度；推进"三高"（高血压、高血糖、高血脂）共管，开展超重肥胖、血压血糖增高、血脂异常等高危人群的患病风险评估和干预指导，做好高血压、糖尿病、血脂异常的规范化管理。

三、多基因遗传病发病风险的估计

多基因病的遗传基础为多对微效基因，并且也受到环境因素的影响，所以发病原因复杂，并有家族聚集等现象。因此，对其发病风险进行估计，有重要的临床意义。由于其发病的复杂性，在进行再发风险估计时，要综合考虑以下因素。

（一）发病风险与亲属级别有关

在多基因遗传病中，患者亲属的发病率要远远高于一般群体发病率，但是随着患者亲属级别降低而明显下降。例如，遗传率为 68% 的先天性畸形足的群体发病率为 0.1%，患者一级亲属的发病率为 2.5%，二级亲属的发病率为 0.5%，三级亲属的发病率为 0.2%。

（二）发病风险与遗传率和群体发病率有关

当某种多基因遗传病的一般群体发病率为 0.1% ~ 1.0%，遗传率为 70% ~ 80%，则患者一级亲属的发病率可根据 Edwards 公式直接计算，即 $f = \sqrt{P}$，f 为患者一级亲属的发病率，P 为一般群体发病率。例如，唇裂在我国人群中的发病率为 0.17%，遗传率为 76%，则患者一级亲属的发病率为 $f = \sqrt{P} = \sqrt{0.17\%} = 4.1\%$。如果群体发病率不在 0.1% ~ 1.0%，遗传率也不在 70% ~ 80%，则 Edward 公式不适用。可用一般群体发病率、遗传率和患者一级亲属发病率关系图解（图 6 - 6）求，从此图中可以直观地看出，患者一级亲属的再发风险随着一般群体发病率和遗传率的增高而增高。此图横坐标为群体发病率，纵坐标为患者一级亲属发病率，斜线为遗传率，所以，可以根据群体发病率和遗传率查出患者一级亲属的发病率。例如，原发性高血压的群体发病率约为6%，遗传率62%，则患者一级亲属的发病率从图中可查出，约为16%。

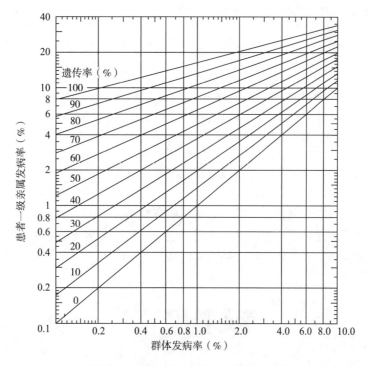

图6-6 一般群体发病率、遗传率和患者一级亲属发病率的关系

当一般群体发病率低于0.1%和（或）遗传率低于70%时，患者一级亲属的再发风险小于Edwards公式的计算值；当一般群体发病率高于1.0%和（或）遗传率高于80%时，患者一级亲属的再发风险大于Edwards公式的计算值。

（三）再发风险与患者畸形或疾病严重程度有关

多基因病患者的病情越严重，说明患者携带更多的易感性基因，其亲属的发病风险也就越高，以唇裂为例，如患者仅一侧唇裂，其同胞的再发风险为2.46%；如一侧唇裂合并腭裂的患者，其同胞的再发风险为4.21%；如双侧唇裂合并腭裂的患者，其同胞的再发风险可高达5.74%。

（四）再发风险与亲属中患者人数有关

再发风险是指在一个家庭中发现一例某种遗传病患儿后，患儿父母再次生育，生出该病患儿的概率。如果一对夫妇生育了两个某种遗传病患儿，那么这对夫妇再生患儿的风险比只生了一个患儿的夫妇要高2~3倍。因为生育患儿越多，说明该夫妇携带易感性基因越多，再生患儿的可能性也就越大。虽然这对夫妇的易患性没达到阈值未发病，但与只生了一个患儿的夫妇相比，易患性更接近阈值，由于微效基因的加性效应，再发风险必然将相应增高。资料表明，一对夫妇生有一个唇裂患儿，再次生育患儿的风险约为4%；若这对夫妇生育过两个患儿，再次生育患儿的风险要增加2~3倍，约为10%，这表明夫妇二人都带有较多的易感基因。

（五）再发风险与性别相关

多基因病的群体发病率具有性别差异时，发病率低的性别，患者亲属的再发风险高；发病率高的性别，患者亲属的再发风险低。这种情况称为Carter效应。发病的性别差异，表明了不同性别的易患性阈值不同，发病率低的性别发病阈值高，患者具有较多的易感基因，患者亲属获得易感基因达到阈值的可能性就大，发病风险就高；反之，发病率高的性别，发病阈值低，患者只需较少的易感基因就可发病，患者亲属获得易感基因的可能性较小，所以发病风险就低（图6-7）。例如，先天性幽门狭窄，男性发病率是女性的5倍（男0.5%，女0.1%），男患者的儿子发病风险为5.5%，女儿发病风险为2.4%；女患者的儿子发病风险高达19.4%，女儿发病风险达7.3%。

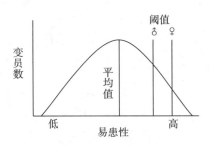

图6-7　发病率与性别差异

总之，多基因遗传病病因复杂，分布广，有些疾病在临床上还是常见的，在进行发病风险估计时，要综合考虑患者的一般群体发病率、遗传率、亲属级别、亲属中患病人数、患者畸形或疾病严重程度以及发病率的性别差异等多种因素，才能得出较为准确的结论。

目标检测

答案解析

1. 试比较质量性状与数量性状的异同。
2. 简述多基因遗传病的特点。
3. 临床医师怎样估计多基因遗传病的发病风险？
4. 唇裂合并腭裂的遗传率为76%，在我国该病的群体发病率为0.16%，试问患者的一级亲属再发风险是多少？

（成细华）

书网融合……

本章小结

微课

题库

第七章　线粒体遗传病

📖 学习目标

  1. 掌握 母系遗传、异质性、阈值效应等基本概念；人类线粒体基因组的结构特点、遗传特征。

  2. 熟悉 线粒体基因突变的主要类型；线粒体基因组与核基因组的关系。

  3. 了解 常见线粒体遗传病的遗传学机制。

  4. 学会线粒体遗传病的遗传方式和基因组特点；具备解读常见线粒体遗传病发病机制的基本能力，培养学生的家国情怀。

  线粒体（mitochondrion，mt）是真核细胞的能量代谢中心，是细胞内相对独立且较重要的细胞器。自 1894 年德国生物学家 Altmann 发现动物细胞中存在线粒体至今已有百余年历史，1963 年，Nass M. 和 Nass S. 首次在鸡卵母细胞中发现线粒体中存在有 DNA，Schatz 于同年分离到完整的线粒体 DNA（mitochondrial DNA，mtDNA），从而开始了人类对 mtDNA 的探索。1987 年，Wallace 等通过对线粒体 DNA 突变和 Leber 遗传性视神经病关系的研究，提出线粒体 DNA 突变可以引起人类的疾病。

  广义的线粒体遗传病（mitochondrial genetics disease）是指以线粒体功能异常为病因学核心的一大类疾病，包括线粒体基因组、核基因组的遗传缺陷及两者之间的通信缺陷；狭义的线粒体遗传病是指 mtDNA 突变（自发或遗传）所致的线粒体功能异常而引起的疾病。近年来，已发现人类 100 余种疾病与 mtDNA 突变有关，如不同形式的耳聋、糖尿病、肿瘤、帕金森病及衰老等。

第一节　线粒体基因组

一、线粒体 DNA 的结构特点

  人线粒体 DNA（mitochondrial DNA，mtDNA）构成线粒体基因组，是核基因组外的一独立的基因组，被称为"人类第 25 号染色体"，1981 年，剑桥大学 Anderson 等测定出完整的人 mtDNA 全长核苷酸序列（Anderson 序列或剑桥序列）。人 mtDNA 全长 16569 bp，不与组蛋白结合，为裸露的双链闭合环状 DNA 分子。外环为重链（H 链），富含鸟嘌呤（G）；内环为轻链（L 链），富含胞嘧啶（C）。mtDNA 编码 13 种多肽链、22 种 tRNA 和 2 种 rRNA（12S rRNA，16S rRNA），其中 H 链编码 12 种蛋白质、12S rRNA、16S rRNA 和 14 种 tRNA；L 链编码 1 种蛋白质和 8 种 tRNA。mtDNA 编码的 13 种多肽链分别为：细胞色素 c 氧化酶复合体（复合体Ⅳ）催化活性中心的 3 个亚单位（COXⅠ、COXⅡ和 COXⅢ）；ATP 酶复合体（复合体Ⅴ）F_0 的两个亚基（A6 和 A8）；NADH–CoQ 还原酶复合体（复合体Ⅰ）的 7 个亚基（ND1、ND2、ND3、ND4L、ND4、ND5 和 ND6）；泛醌–细胞色素 c 还原酶复合体（复合体Ⅲ）中的 1 个亚基（细胞色素 b）（图 7–1）。线粒体基因组各基因之间排列极为紧凑，部分区域还出现重叠，即前一个基因的最后一段碱基与下一个基因的第一段碱基相衔接，利用率极高。并有终止密码结构，长度均超过可编码 50 个氨基酸多肽所必需的长度，无启动子和内含子，缺少终止密码子，仅以 U 或 UA

结尾。基因间隔区只有 87bp，占 mtDNA 总长度的 0.5%。因而，mtDNA 任何区域的突变都可能导致线粒体氧化磷酸化功能的病理性改变。

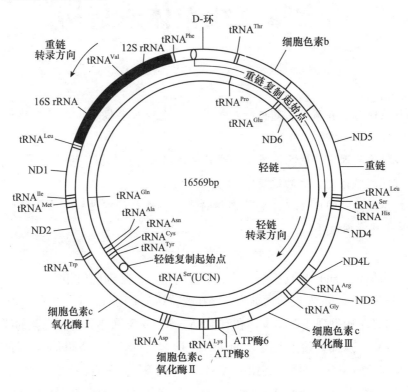

图 7-1　人类 mtDNA 结构

mtDNA 无内含子，有两段非编码区，一是由 1122bp 组成的控制区（control region，CR），也称为 D 环（displacement loop，D loop）区，它包含 mtDNA 重链复制起始点、轻重链转录的启动子和四个高度保守的序列，分别位于 213~235bp、299~315bp、346~363bp 以及终止区 16147~16172bp 处。另一个是 L 链的复制起始区。mtDNA 具有两个复制起始点，分别起始复制 H 链和 L 链。它的转录则是由位于 D 环区的两个启动子同时开始的。mtDNA 很少有重复基因或非编码基因。mtDNA 与 nDNA 不同，其分子上无核苷酸结合蛋白，缺少组蛋白的保护，而且线粒体内无 DNA 损伤修复系统，这就是 mtDNA 易于发生突变并且突变容易得到保存的分子基础。mtDNA 的另一特点是每个线粒体内含有 2~10 个拷贝的 mtDNA 分子，由此每个细胞可具有数千个 mtDNA 分子，因此 mtDNA 具有异质性。mtDNA 多态现象比较普遍，尤其是 D 环区是线粒体基因组进化速度最快的 DNA 序列，极少有同源性，其中有两个区域的核苷酸组成具有高度多态性，称为高变区Ⅰ（hypervariable region Ⅰ，HVⅠ）及高变区Ⅱ（hypervariable region Ⅱ，HVⅡ），分别位于 16024~16365bp 和 73~340bp 处（图 7-2），mtDNA 高变区的高度多态性导致了不同个体间的高度差异，对该区域的进行扩增和测序可进行群体遗传学研究，如生物进化、种族迁移、亲缘关系鉴定等。

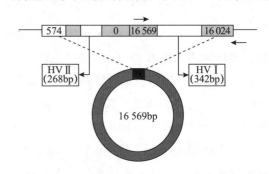

图 7-2　mtDNA 调控区的两个高变区

二、线粒体 DNA 的遗传学特征 📱微课

1. mtDNA 具有半自主性　线粒体可以利用自身的遗传物质独立地进行复制、转录和翻译，但这种

自主性有限。mtDNA 遗传信息量少，在线粒体所含 1000 多种蛋白质（其中 80 多种呼吸链 - 氧化磷酸化系统相关蛋白质亚基）中，mtDNA 仅负责合成 13 种与呼吸链 - 氧化磷酸化系统相关的蛋白质亚基，其余绝大多数蛋白质亚基及维持线粒体结构和功能的其他蛋白质都依赖核 DNA（nuclear DNA，nDNA）编码，这些蛋白质在胞质中合成后，经特定转运方式进入线粒体；所以 mtDNA 基因的表达受 nDNA 的制约，线粒体氧化磷酸化系统的组装和维持需要 nDNA 与 mtDNA 的协同作用。因此，线粒体功能受 nDNA 和 mtDNA 两套遗传系统共同控制，是一种半自主细胞器。

2. 遗传密码和通用密码不完全相同 在线粒体遗传密码中，有 4 个密码子的含义与核基因的通用密码不同，如 AUA 为起始密码子而非编码异亮氨酸的密码子；UGA 编码色氨酸而非终止信号。核通用密码中要阅读 64 个密码子至少需要 32 种 tRNA，线粒体中的 tRNA 兼用性较强，仅用 22 个 tRNA 便可识别线粒体 mRNA 全部密码子（表 7 - 1），因此线粒体内的密码子反密码子配对原则也与核基因通用密码子不同。

表 7 - 1　线粒体与核密码子编码氨基酸比较

密码子	核密码子编码氨基酸	线粒体密码子编码氨基酸				
		哺乳动物	植物	果蝇	链孢霉菌	酵母
UGA	终止密码子	色氨酸	终止密码子	色氨酸	色氨酸	色氨酸
AGA、AGG	精氨酸	终止密码子	精氨酸	丝氨酸	精氨酸	精氨酸
AUA	异亮氨酸	甲硫氨酸	异亮氨酸	甲硫氨酸	异亮氨酸	异亮氨酸
AUU	异亮氨酸	异亮氨酸	甲硫氨酸	甲硫氨酸	甲硫氨酸	甲硫氨酸
CUU、CUC、CUA、CUG	亮氨酸	亮氨酸	亮氨酸	亮氨酸	亮氨酸	苏氨酸

3. mtDNA 为母系遗传 母系遗传（maternal inheritance）是指母亲将 mtDNA 传给子女，但只有女儿才能将 mtDNA 传给下一代（图 7 - 3）。mtDNA 的母系遗传特征是由哺乳动物受精的特点决定的。在精卵结合时，卵母细胞拥有上百万拷贝的 mtDNA，而精子中只有很少的线粒体，并且精子的头部进入卵子，而精子的线粒体位于精子的中段，受精时几乎不进入受精卵，因此人类受精卵中的线粒体几乎全都来自卵子。由于 mtDNA 是母系遗传，mtDNA 的突变也是以母系遗传的方式传递。如果家系中发现一些成员具有相同的临床症状，并且是从受累的女性传递下来，而不是由受累男性传递时，就应考虑可能是由于 mtDNA 突变造成的，通过对 mtDNA 的序列分析可以确定基因突变的部位和类型。

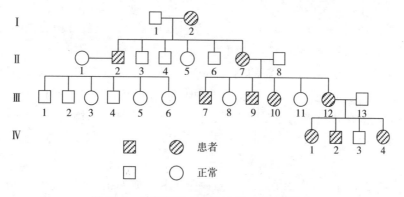

图 7 - 3　线粒体遗传病的系谱（母系遗传）

4. mtDNA 在有丝分裂和减数分裂期间都要经过复制分离 初级卵母细胞中大约有 10^5 个线粒体，但当卵母细胞成熟时，线粒体数目会减少到 10 ~ 100 个，甚至少于 10 个。此后，在早期胚胎细胞发育过程中，线粒体继续增殖可达到每个细胞含有 10^4 个或更多。线粒体数目从 10^5 个锐减至 10 ~ 100 个的过程称为遗传瓶颈（genetic bottleneck）。如果通过遗传瓶颈存活下来的线粒体携带一种突变基因，经过增殖，带有突变基因的线粒体就会在细胞中占有一定的数量。由于细胞有丝分裂过程中，线粒体随机分离进入子细胞，因此，一些干细胞很可能接受大量的携带突变基因的线粒体，随后形成的成体组织细胞会具有高比例的携带突变基因的线粒体。如果氧化磷酸化系统缺陷的线粒体数量超过野生型，将会造成组织中能量供应水平降低，进而会影响组织的功能，甚至导致疾病，特别是那些需能量较高的组织。遗传瓶颈效应造成传递给下一代的 mtDNA 的种类和数量不同，造成了子代个体间的异质性，甚至同卵双生子也可表现为不同的表型（图 7-4）。

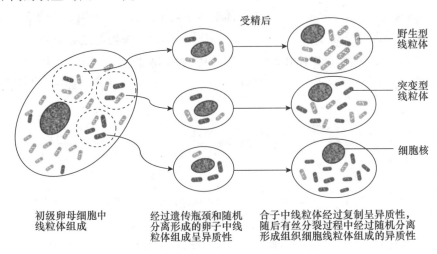

图 7-4　mtDNA 的遗传瓶颈和复制分离

5. 异质性和阈值效应　一个人体细胞内通常有数百个线粒体，每个线粒体内含 2~10 个 mtDNA（血小板和未受精的卵细胞除外，它们的每个线粒体内仅含有单拷贝 mtDNA），所以每个细胞有数千个 mtDNA 分子，即为 mtDNA 的多质性（polyplasmy）。多质性是线粒体 DNA 遗传异质性的基础。由于 mtDNA 随机突变会产生部分突变型的 mtDNA，导致同一个体的不同组织、同一组织的不同细胞、同一细胞的不同线粒体、甚至同一线粒体内同时存在两种或两种以上类型的 mtDNA，即称为 mtDNA 的异质性（heteroplasmy）。

在异质性的细胞或组织中，突变型 mtDNA 与野生型 mtDNA 的比例，以及该组织对能量的依赖程度决定了是否出现疾病表型。如果携带突变型线粒体数量很少，则能量产生不会受到明显的影响。相反，在含有大量突变型线粒体基因组的组织细胞中，产生的能量可能不足以维持细胞的正常功能，就会出现异常的性状，即线粒体病（mitochondrial disease）。能引起特定组织或器官功能障碍的突变型 mtDNA 的最低数量称为阈值效应（threshold effect）。阈值效应是一个相对概念，不同组织对氧化磷酸化代谢损伤的反应不同，引起细胞代谢功能障碍所需的突变 mtDNA 分子的数量不同。因此，那些需能量较高的组织，如脑、骨骼肌、心脏和肝脏，非常容易受到线粒体突变的影响。此外，同一组织在不同的时间由于功能的需要，对氧化磷酸化代谢损伤的反应不同，例如，婴儿刚出生时，肌肉组织中的 mtDNA 部分突变不表现症状，随着年龄增长，受损的氧化代谢不能应对逐渐增加的能量需要时即表现出肌病（myopathy）。

6. mtDNA 的突变率极高　mtDNA 的结构特点决定了其突变率比 nDNA 高 10~20 倍，其原因有以下几点。第一，mtDNA 是裸露的生物大分子，不与组蛋白结合，缺乏组蛋白的保护。第二，线粒体内部缺乏有效的 DNA 损伤修复系统。第三，mtDNA 位于线粒体内膜附近，直接暴露与呼吸链代谢产生的超氧自由基和电子传递产生的羟自由基中，极易受到氧化损伤。第四，mtDNA 复制频率较高，复制时不对称，亲代 H 链被替换下来后，长时间处于单链状态，直至子代 L 链合成，而单链 DNA 可自发脱氨基，导致点突变。因此 mtDNA 的高突变率造成个体及群体中 mtDNA 序列的不同。任何两个人的 mtDNA，平均每1000个碱基对中就有4个不同。人群中含有多种中性到中度有害的 mtDNA 突变，且高度有害的 mtDNA 突变不断增多。但有害的突变会通过选择而消除，故虽然携带 mtDNA 基因突变的个体很多，但是线粒体遗传病并不常见。

第二节 线粒体 DNA 突变与人类疾病

自从1988年报道第一个 mtDNA 突变导致线粒体肌病的病例以来，目前在线粒体基因组中已发现有100多个点突变、200多种 mtDNA 缺失/重排与人类疾病相关联，涉及到各种各样的多系统紊乱。由于 mtDNA 突变可影响线粒体氧化磷酸化功能，使 ATP 合成减少，从而导致线粒体疾病多累及能量需求旺盛的肌肉和中枢神经组织，故出现相应的临床特征包括：肌病、脑病、痴呆、肌阵挛性癫痫、耳聋、失明、贫血、糖尿病和大脑供血异常（休克）等。

一、线粒体 DNA 突变类型

1. 点突变 点突变发生的位置不同，所产生的效应也不同。已发现的100多种与疾病相关的 mtDNA 点突变种，大约60%的点突变发生在线粒体内蛋白质翻译有关的 tRNA 基因上，35%发生在与线粒体内蛋白质翻译有关 mRNA 基因上，5%发生在线粒体 rRNA 基因上。目前在线粒体疾病中检测到 mtDNA 常见点突变如表7-2所示。

表 7-2 一些 mtDNA 突变 DNA 相关的疾病

线粒体病	相关基因	相关点突变位点
MELAS	$tRNA^{Leu(UUR)}$、$tRNA^{Val}$、$tRNA^{Lys}$	nt-3243、nt-3271、nt-1642、nt-8316
MERRF/MELAS	$tRNA^{Lys}$	nt-8356
MERRF	$tRNA^{Lys}$	nt-8344、nt-8356、nt-8363
LHOH	ND4、ND1、COX1、ND6、Cyt6	nt-11778、nt-4160、nt-3460、nt-7444、nt-14484、nt-15257

发生在 mRNA 基因的点突变使编码的氨基酸发生改变，即引起错义突变，进而影响线粒体内氧化磷酸化相关酶的结构及活性，使细胞氧化磷酸化功能下降。主要与脑脊髓性及神经性疾病有关，如 Leber 遗传性视神经病、神经性肌无力、共济失调、并发色素性视网膜炎或 Leigh 综合征等。此外，mtDNA 点突变还与一些代谢性疾病（如高血压、糖尿病和高胆固醇血症等）和神经变性疾病（如帕金森病和阿尔茨海默病等）的易感性有关。

发生在与线粒体蛋白质生物合成有关的基因，如 tRNA 或 rRNA 基因的点突变，造成 tRNA 或 rRNA 的结构异常，会影响了 mtDNA 编码的全部多肽链的翻译过程，导致呼吸链中多种酶合成障碍。如大多线粒体肌病脑病伴乳酸酸中毒及卒中样发作综合征（MELAS）病例是由 mt-$tRNA^{Leu(UUR)}$ 基因的异质性突变 A3243G 引起，UUR 为 tRNA 上亮氨酸的密码子。$tRNA^{Lys}$ 基因 A8344G 是与肌阵挛性癫痫伴破碎性红肌纤维病（MERRF）相关的最为常见的 mtDNA 突变。发生于 rRNA 基因的点突变也与线粒体病的发生有关。12S rRNA 基因是与耳聋相关的一个突变热点，该基因的一些点突变，如 A1555G、T961C 和 C1494T 等能够引发氨基糖苷类诱导性耳聋（aminoglycoside-induced deaf）。这类突变引起疾病具有阈值效应，当突变的 mtDNA 不超过阈值时，不发病，一旦超过发病阈值，就会表现出严重的临床症状。一般出生时不表现症状，随年龄增长症状逐渐加重，而且该类突变比发生在线粒体 mRNA 基因的错义突变的疾病表现出更具系统性特征。

2. 缺失、插入突变 主要是 mtDNA 大片段的缺失或重复，目前已在人类疾病中发现200余种 mtD-

NA 缺失和重排，其中以缺失较为多见。缺失常涉及多个基因，缺失片段大小不等，发生的原因往往由于 mtDNA 的异常同源重组或在复制过程中同向重复序列产生异常复制滑动（replication slipping）和脱链误配（slipped strand mispairing）或 RNA 的错误剪接所致。大片段缺失往往涉及多个基因，可导致线粒体氧化磷酸化功能下降，产生 ATP 减少，从而影响组织器官的功能，常发生于神经性疾病中，如 KSS 综合征、慢性进行性眼外肌麻痹等。一些退行性疾病，如帕金森病、阿尔茨海默病、惠灵顿舞蹈症、衰老等也与 mtDNA 大片段缺失突变有关，这类疾病往往无家族史，呈散发性。

⇒ 案例引导

案例　患者，男性，12 岁。睡眠中出现意识不清，双眼向上凝视，口吐白沫，四肢僵硬伴抖动，持续 1~2 分钟后自行好转，听力逐渐下降等症状 2 年。2011 年 1 月就诊，患者出现情绪淡漠，自称"听不见"，对问话无反应，自觉右下肢无力。头颅 MRI 报告：多发性皮质异常信号影。听性脑干反应可见各波。生化检测：血沉 15 mm/h。乳酸（运动前）50.5 mg/dl。脑脊液检查：细胞总数 8×10^6/L，红细胞计数 6×10^6/L，葡萄糖 3.36 mmol/L，氯化物 124.5mmol/L，总蛋白 0.46 g/L，钾 2.47mmol/L，脑脊液乳酸 39.4mg/dl，脑脊液乳酸脱氢酶 26.1U/L。专家结合检查数据和临床表现综合分析，诊断为线粒体脑疾病，症状性癫痫。

讨论：1. 肌阵挛性癫痫伴破碎性红肌纤维病（MERRF）的致病分子机制和主要临床症状是什么？

2. MERRF 发病阈值与发病年龄是否相关？

二、线粒体遗传病

线粒体遗传病是一种多系统疾病，发病机制与临床表现均复杂多样，由于中枢神经和骨骼肌对能量的依赖性最强，故临床症状以中枢神经系统和骨骼肌病变为特征，一些内分泌系统的疾病也与线粒体功能障碍有关。如果病变以中枢神经系统为主，称为线粒体脑病；如果病变以骨骼肌为主，称为线粒体肌病；如果病变同时累及中枢神经系统和骨骼肌，则称为线粒体脑肌病。线粒体疾病通常累计多个系统，表现型有高度差异。美国线粒体病基金会（United Mitochondrial Disease Foundation）根据线粒体病的临床表现，将其分为 40 余种，多数为综合征。

1. Leber 遗传性视神经病　1871 年由德国眼科医生 Leber 首次报道了 Leber 遗传性视神经病（Leber Hereditary Optic Neuroretinopathy，LHON）（OMIM #535000），该病是一种罕见的眼部线粒体疾病，也是被证实的第一种线粒体遗传的疾病。LHON 首发症状是视物模糊，继而在几个月之内出现无痛性、完全或接近完全的失明。通常是两眼同时受累，或者两眼相继失明。视神经和视网膜神经元退化是 LHON 的主要病理特征。LHON 通常在 20~30 岁时首发，但发病年龄范围可从儿童时期一直持续到 70 多岁。通常存在性别差异，一般男性患病率是女性的 5 倍，造成这种差异的原因目前还不清楚。Leber 遗传性视神经萎缩尚无特效疗法，预后较差，多数造成终身严重视力障碍，甚至失明。

Leber 遗传性视神经病患者的线粒体 DNA 突变涉及 9 种编码线粒体蛋白的基因（如 ND1，ATPase 6 等），至少有 18 种错义突变直接或间接导致 LHON 表型的出现。LHON 分为两种类型：第一种是指单个线粒体基因突变就足以导致出现 LHON 表型，这类 LHON 患者中，大约 95% 的病例被证实存在三种突变（G11778A、G3460A、T14484C）中的一种。这三种突变的发生频率在世界范围内有很大差异，在北欧、澳大利亚和亚洲主要是 *MTND4 * LHON*11778A，11778A 突变在这些地区的患者中占 69%~92%。在这种 LHON 家族中，同质性较常见，在异质性 LHON 家族中突变 mtDNA 的阈值水平 ≥70%。第二种是指少见的、需要二次突变或其他变异才能产生的临床表型，其发生的分子机制尚不完全清楚。

2. MERRF 综合征　MERRF 综合征即肌阵挛性癫痫伴破碎性红肌纤维病（myoclonusepilepsy with ragged – red fibers，MERRF）（OMIM #545000），是一种罕见的、异质性母系遗传病，初发年龄一般 10 ~ 20 岁，病情可持续若干年。具有多系统紊乱的症状，包括肌阵挛、癫痫发作、小脑共济失调、轻度痴呆、耳聋等，"破碎红肌纤维"是指大量的团块状异常线粒体，主要聚集在肌细胞中，活检可显示特殊染色的红色肌纤维。患者常伴有血乳酸、丙酮酸以及肌酸激酶升高。MERRF 是线粒体脑肌病的一种，包括线粒体缺陷和大脑与肌肉功能的变化。严重的 MERRF 患者大脑的卵圆核和齿状核，发现有神经元的缺如，在小脑、脑干和脊索等部位也发现神经元的缺如。MERRF 最常见的突变是线粒体基因组的 tRNA^{Lys} 基因发生了点突变（A8344G）。正式的名称为 *MTTK* * *MERRF*8344G。线粒体碱基替换疾病的命名包括三个部分：第一部分 MTTK 中的 MT 表示线粒体基因突变，第二个 T 代表转运 RNA 基因，K 表示赖氨酸；星号之后第二部分，使用了描述临床特征的疾病字母缩略词：MERRF；第三部分中术语 8344G 表示在核苷酸 8344 位置替换为鸟嘌呤核苷酸。突变的结果影响线粒体编码的 tRNA^{Lys} 的 TψCG 环，主要影响了复合物 I 和 IV 的合成，造成氧化磷酸化功能下降，导致患者多系统病变。少数突变为 mtDNA T8356C、A8296G、G8363A 等。

MERRF 的发病阈值与发病年龄相关。20 岁以下的个体，神经和肌肉细胞中 A8344G 突变达到 95% 以上时才会出现典型的 MERRF 症状；对于 60 岁以上的个体，A8344G 突变达到 85% 以上时就会表现为典型的症状。当突变的线粒体所占比例较少时，MERRF 的症状也随之变轻。

3. MELAS 综合征　MELAS 综合征即线粒体肌病脑病伴乳酸酸中毒及卒中样发作综合征（mitochondrial myopathy，encephalopathy，lactic acidosis，and stroke – like episodes，MELAS）（OMIM #540000），发病年龄在 2 ~ 15 岁，也可发生于成人。临床症状包括卒中、肌病、共济失调、肌阵挛、痴呆和耳聋等，少数患者会出现反复呕吐、周期性的偏头痛、糖尿病、进行性眼外肌麻痹、眼睑下垂、肌无力、身材矮小等。特征性病理变化是在脑和肌肉的小动脉和毛细血管管壁中有大量的形态异常的聚集的线粒体，异常的线粒体不能够代谢丙酮酸，导致大量丙酮酸生成乳酸，而后者在血液和其他体液中累积导致血液 pH 值下降和缓冲能力降低。

引起 MELAS 的分子机制是线粒体转运 RNA^{leu} 基因的点突变，一般情况下，常见位点为 A3243G，命名为 *MTTL*1 * *MELAS*3243G。当肌肉组织中 A3243G ≥ 90% 时，出现复发性休克、痴呆、癫痫、共济失调等症状。当 A3243G 达到 40% ~ 50% 时，出现慢性进行性眼外肌麻痹、肌病和耳聋。少数患者 tRNA$^{leu(UUR)}$ 基因点突变位点为 3252、3271 和 3291，有的患者突变发生在线粒体 tRNA^{Val}（MTTV）与 COX Ⅲ（MTCO3）基因上。

4. 氨基糖苷类抗生素耳聋　使用中等剂量的氨基糖苷类抗生素（aminoglycoside antibiotic，AmAn），如链霉素、庆大霉素、卡那霉素等能致耳聋早已有报道，1993 年，Prezant 等通过对 3 个母系遗传的 AmAn 致聋家系的研究，首次报道 mtDNA 编码的 12SrRNA 基因 A1555G 突变，同年 Ghodsian 和 Prezant 等在散发性耳聋患者中也证实存在 A1555G 突变。AmAn 耳毒性耳聋（OMIM #561000）的致病机制是氨基糖苷干扰了耳蜗内毛细胞线粒体 ATP 的产生。其他导致听力丧失的突变还有 T7445G，是线粒体 DNA 重链上的 COX I 基因最后一个核苷酸和轻链上紧靠 3′末端 tRNA^{Ser} 基因核苷酸的变化，导致线粒体蛋白合成速率降低。

⇨ 案例引导

　　案例　1999 年，严明等在江苏淮阴县发现一个非综合征耳聋大家系，该家系包括 5 代共 483 人，其中遗传性耳聋患者 137 人。核心家系 4 代共 41 人，其中耳聋患者 16 人且均为非综合征耳聋，患者发病包括先天性和进行性，全部患者均进行系统的听力检测后确诊。他们对该家系成员及正常对照组进行分子遗传学研究，结果发现，该家系全部患者和 1 个母亲亲属有 mtDNA A1555G 突变，而家系中正常配偶和正常对照组的 mtDNA 1555 位点均为 A。

　　讨论：该家系患者致聋的分子机制是什么？如何确定该非综合征耳聋家系的遗传方式？

　　5. KSS 综合征　KSS（Kearns – Sayre syndrome）综合征（OMIM #530000）是一种多系统的线粒体疾病，发病年龄一般低于 20 岁，大多数患者在确诊后几年内死亡。常见临床表现是慢性进行性眼外肌麻痹和视网膜色素变性。KSS 的表现还包括心脏传导功能障碍、共济失调、听力丧失和痴呆等。引起 KSS 的分子机制主要是 mtDNA 缺失，包括大片段缺失（＞1000bp）。这些缺失大多数发生在重链和轻链两个复制起始点之间。由于缺失了多个基因，尤其是 tRNA 基因的缺失，导致不同程度的线粒体蛋白合成缺陷，大约有三分之一的 KSS 病例伴有 4977bp 的 mtDNA 缺失。

　　KSS 的病情严重性取决于 mtDNA 异质性的水平和组织分布。当在肌细胞中有缺失的线粒体基因组大于 85％ 时，可引起严重的 KSS。当有缺失的线粒体基因组处于较低水平时，仅表现为眼外肌麻痹。当在造血干细胞有缺失的线粒体基因组大量存在时，会引起 Pearson 综合征，该病的主要特点是血细胞不能利用铁来进行血红蛋白的合成，从而引起缺铁性贫血。

⊕ 知识链接

核 DNA 编码的线粒体遗传病

　　线粒体为半自主性细胞器，含有线粒体基因组，可编码部分蛋白质发挥作用，但线粒体内大部分蛋白质是由核基因编码，接受细胞核的调控，在细胞质中合成，然后转运到线粒体中发挥作用。因此，绝大数 nDNA 突变导致的线粒体病是由于编码线粒体蛋白的核基因突变造成的。此外，nDNA 中与线粒体相关的基因突变还可以导致 mtDNA 稳定性降低，mtDNA 出现继发性突变，即造成核基因组和线粒体基因组间交流缺陷，目前已鉴定与线粒体疾病相关的核基因突变约 90 种。nDNA 突变引起的线粒体病符合孟德尔遗传方式，呈常染色体显性遗传、常染色体隐性遗传或 X – 连锁遗传。

三、其他与线粒体有关的病变

　　1. 衰老　随着年龄的增长，线粒体的数量逐渐减少，各种突变逐渐增加，其功能也逐渐退化。在正常生理状态下，机体可及时清除能量代谢过程中产生的氧自由基，在个体衰老的过程中，线粒体内的氧自由基不能有效清除而累积，导致线粒体的氧化损伤，包括生物膜损伤、mtDNA 损伤等。老年人各种组织的 mtDNA 常有多种大段缺失、点突变、插入、重复等，其中 mtDNA 缺失常包括一个或几个 mRNA 基因和 tRNA 基因，可累及脑、心肌、骨骼肌、肝、肾、肺、皮肤、卵巢、精子等多种器官组织。不同年龄的人心肌、脑、骨骼肌、肝、膈肌等细胞中 mtDNA 片段缺失的位置可能不同，但缺失率均随年龄的增长而增加。此外，mtDNA 点突变率也随年龄增加而增高，这些突变 mtDNA 的累积使线粒体氧化磷酸化的能力逐渐降低，细胞产生的能量低于细胞正常功能维持所需的阈值，从而导致细胞死亡，引起衰老和多种老年退化性疾病。

2. 肿瘤 在肿瘤组织中，存在多种类型的 mtDNA 突变，包括碱基替换、缺失、插入、mtDNA 拷贝数改变等，可导致错义突变、影响蛋白质合成的 tRNA、rRNA 基因突变以及 D 环区突变引起线粒体转录效率降低，突变导致氧自由基产生增加，而后者又加剧了 mtDNA 的突变，进一步增加氧自由基的产生，从而造成线粒体内持续的氧化应激环境，促进肿瘤的发生；mtDNA 突变还可通过调节细胞凋亡，导致肿瘤的发生；此外，对胃癌和宫颈癌的分子机制研究表明，线粒体受损崩解的 mtDNA 片段可能通过核膜进入细胞核，随机整合到核 DNA 分子中，激活原癌基因或抑制抑癌基因，使得细胞增殖分化失控，导致癌变。

3. 糖尿病 家系研究表明，一些 2 型糖尿病患者具有明显的遗传倾向，部分与 mtDNA 突变有关。1997 年美国糖尿病学会将其归为其他特殊类型糖尿病 β 细胞遗传性缺陷中的一类。与线粒体糖尿病有关的 mtDNA 点突变的类型主要有 tRNA^{Leu}A3243G，tRNA^{Lys}A8296G，12sRNA G1438A，T1310C 等，此外还有缺失及重复等突变。mtDNA 突变导致胰岛 B 细胞不能感受血糖值，呼吸链复合体酶活性下降，胰岛素分泌降低，诱发自身免疫介导的 B 细胞损坏，糖耐量减退，出现高血糖。60% 以上的患者伴不同程度的听力障碍，部分患者有心肌及视网膜病变。

4. 冠心病 研究表明，冠心病患者 mtDNA 5.0 kb 片段，7.4 kb 片段和 10.4 kb 片段的缺失较正常人高。mtDNA 大片段的缺失会导致线粒体氧化磷酸化功能障碍，ATP 产生不足，氧自由基清除也发生障碍，导致线粒体内的氧化应激水平提高，氧化应激能大大增加线粒体的损伤程度，结果又使氧化磷酸化障碍加重，形成恶性循环。在心肌缺血时，mtDNA 损伤产生永久性心肌细胞氧化功能障碍，继而加重心肌缺血，故心肌缺血与 mtDNA 突变相互促进。

5. 帕金森病 帕金森病（Parkinson disease，PD）（OMIM #556500）又称震颤性麻痹，是一种晚年发病的神经系统变性疾病，患者表现为运动失调，震颤，动作迟缓等，少数病人有痴呆症状。神经病理学特征包括黑质致密区多巴胺能神经元发生退行性变，部分存活的神经元内出现 Lewy 体。帕金森病患者脑组织，特别是黑质中存在 4977bp 长的一段 DNA 缺失，缺失区域从 ATPase8 基因延续到 ND5 基因，结果导致多种组织细胞内的线粒体复合体 I、II、III 甚至 IV 都存在功能缺陷，进而引起神经元中能量代谢障碍。大多数观点认为单纯的基因或环境毒物很少能直接引起 PD，大部分病例是基因和环境甚至更多因素共同作用的结果。

目标检测

答案解析

1. 简述 mtDNA 的结构特点。
2. 线粒体基因组遗传特性是什么？
3. 简述 Leber 遗传性视神经病的发病机制。
4. 为什么 mtDNA 的突变率极高？

（史海龙）

书网融合……

本章小结

微课

题库

第八章 分子病与遗传性代谢缺陷

PPT

📖 学习目标

1. 掌握 分子病、遗传性代谢缺陷、血红蛋白病的概念；常见分子病及遗传性代谢缺陷发病的分子机制。

2. 熟悉 血红蛋白的分子结构、遗传控制及其发育演变；常见分子病和遗传性代谢缺陷的临床特征。

3. 了解 常见分子病和遗传性代谢缺陷的临床治疗。

4. 学会解释分子病和遗传性代谢缺陷的发生机制，具备对疾病进行初步诊疗的能力，培养学生透过现象看本质的认知能力以及事物相互联系的唯物观。

基因是具有遗传效应的 DNA 片段，基因突变会影响多肽链的数量和质量，导致酶、受体、载体等蛋白质结构和功能改变，从而影响机体的代谢或构成，引起一系列病理生理变化，导致疾病产生。根据突变基因编码的蛋白质功能及对机体所产生的影响，可将这类遗传病分为分子病和遗传性代谢缺陷。

第一节 分子病 ⓔ微课

1949 年 Pauling 研究镰状细胞贫血患者血红蛋白的电泳特征时发现可能是异常的血红蛋白分子引起了镰状细胞贫血，并首次提出"分子病"（molecular disease）的概念。

基因突变导致蛋白质分子结构或数量异常，从而引起的疾病都可认为是分子病。但从基因突变所影响的蛋白质的主要功能特征来看，习惯上将由基因突变导致非酶蛋白质的分子结构或合成数量异常，直接引起机体功能障碍的一类疾病称为分子病。常见分子病有血红蛋白病、血浆蛋白病、胶原蛋白病和受体蛋白病等。

一、血红蛋白病

血红蛋白（hemoglobin，Hb）是红细胞内主要的蛋白质，执行着重要的生理功能。血红蛋白分子结构异常或合成速率变化引起的遗传病称为血红蛋白病（hemoglobinopathy），分为异常血红蛋白病和地中海贫血两类。血红蛋白病是人类遗传病中研究最深入的分子病，也是危害人类健康的常见病之一，全世界至少有 1.5 亿人携带血红蛋白病致病基因。

（一）血红蛋白的分子结构、遗传控制及发育演变

1. 血红蛋白的分子结构 人类正常血红蛋白分子是由 4 个亚单位构成的球形四聚体，每个亚单位是由一条珠蛋白肽链与一个结合了铁元素的血红素分子构成。四条珠蛋白肽链分两种类型，一对是类 α - 珠蛋白肽链（α 链和 ζ 链），由 141 个氨基酸残基组成；另一对是类 β - 珠蛋白肽链（ε、β、γ 和 δ 链），其中 γ 链有 2 种亚型，即 $^A\gamma$ 和 $^G\gamma$，类 β - 珠蛋白链由 146 个氨基酸残基组成。

2. 血红蛋白的遗传控制 人类血红蛋白的珠蛋白肽链分别由类 α - 珠蛋白基因簇（α - like globin gene cluster）和类 β - 珠蛋白基因簇（β - like globin gene cluster）所编码。

（1）类 α-珠蛋白基因簇　类 α-珠蛋白基因簇定位于 16pl3.3，全长 30kb，按 5′→3′方向排列顺序为：5′-ζ-ψζ-ψα₂-ψα₁-α₂-α₁-θ-3′（图 8-1）。每条 16 号染色体上有 3 个功能基因（α₁、α₂、ζ₂）和 3 个假基因（ψζ₁、ψα₁、ψα₂）及 1 个功能不详的 θ 基因。α₁、α₂ 编码同一种 α-珠蛋白链，表达的 α 珠蛋白数量几乎相等。在 ζ 基因上游 40kb 处的 HS-40 是类 α-珠蛋白基因簇的调控元件，HS-40 是红系特异性 DNase I 高敏结合位点，调控着结构基因的表达。

（2）类 β-珠蛋白基因簇　类 β-珠蛋白基因簇定位于 11p15.5，全长 60kb，按 5′→3′方向排列顺序为：5′-ε-^{G}γ-^{A}γ-ψβ-δ-β-3′（图 8-1）。每条 11 号染色体上，有 5 个功能基因（β、δ、^{G}γ、^{A}γ 和 ε）和 1 个假基因（ψβ₁）。在 ε 上游 6~23kb 处，有位点控制区（locus control region，LCR），LCR 与类 β-珠蛋白基因之间相互作用，精确地调控从胚胎到胎儿最终到成人的血红蛋白转变。

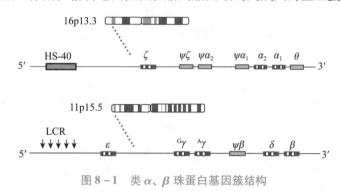

图 8-1　类 α、β 珠蛋白基因簇结构

3. 血红蛋白的发育演变　珠蛋白基因的表达具有组织特异性，并且在人体发育过程中表达次序与其基因排列顺序完全一致，发育早期是 5′端基因表达，晚期 3′端基因表达。在生命的前几个星期，血红蛋白的合成发生在卵黄囊中，ζ 和 ε 基因首先表达，合成 ζ 链和 ε 链。然而很快，这两个珠蛋白链迅速消失，α 和 γ 基因开始表达，合成 α 链和 γ 链，因此胚胎期血红蛋白有 3 种类型：Hb Gower I（ζ₂ε₂）、Hb Gower II（α₂ε₂）和 Hb Portland（ζ₂^{A}γ₂、ζ₂^{G}γ₂）。在胎儿期（妊娠 8 周至出生），血红蛋白合成的场所转移到胎儿的肝脏和脾脏中，由 α 链和 γ 链组成胎儿期血红蛋白 HbF（α₂γ₂）。从 γ 到 β 的过渡是从出生前的某个时刻开始，持续到出生后的几个月内，这个过程平滑而有序，并且 γ 和 β 的总量总是保持恒定。在同一时期，血红蛋白转移到骨髓红细胞的发育过程中合成。因此成人血红蛋白主要是 HbA（α₂β₂），约占 97%，而 HbF（α₂γ₂）在出生后 6 个月含量降低，大约只占 1%。δ 基因的发育时间与 β 相似，但 δ 基因启动子区缺陷可引起 δ 基因低水平表达，致使成人体内 Hb A₂（α₂δ₂）的含量很少，约占 2%（表 8-1，图 8-2）。

正常人体发育的任何时期，类 α-珠蛋白基因和类 β-珠蛋白基因都处于表达平衡状态，这一平衡是人体正常生理功能所必需的，从而产生两组等量的珠蛋白肽链，形成人体胚胎期、胎儿期和成人期的血红蛋白。

表 8-1　不同发育阶段人体血红蛋白的类型

发育阶段	胚胎期	胎儿期	成人期
血红蛋白类型和组成	Hb Gower I（ζ₂ε₂）	Hb F（α₂^{A}γ₂、α₂^{G}γ₂）	Hb A（α₂β₂）
	Hb Gower II（α₂ε₂）		Hb A₂（α₂δ₂）
	Hb Portland（ζ₂^{A}γ₂、ζ₂^{G}γ₂）		Hb F（α₂γ₂）
主要造血器官	卵黄囊、肝脏、脾脏	肝脏、脾脏、骨髓	骨髓

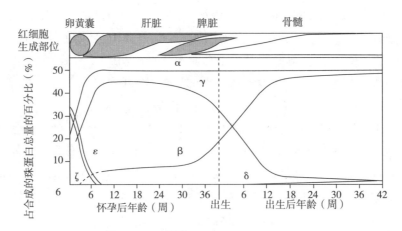

图 8 - 2   人体血红蛋白肽链的发育演变

（二）珠蛋白基因突变的类型

珠蛋白基因突变是导致血红蛋白病发生的根本原因，常见以下几种类型。

1. 碱基替换   绝大多数异常血红蛋白和 β 地中海贫血都是由于珠蛋白基因发生单个碱基替换所致。如 β 珠蛋白基因的第 6 位密码子由 GAG 突变为 AAG，从而导致编码的氨基酸由谷氨酸转变为赖氨酸，形成一种常见的异常血红蛋白 C。

α、β 珠蛋白基因也会发生无义突变，如 Hb Mckees - Rock，其 α 链正常，β 珠蛋白基因的 mRNA 第 145 位酪氨酸密码子 UAU 突变成终止密码子 UAA，使 β 链合成提前终止，只有 144 个氨基酸。终止密码突变也会出现，如 Hb Constant Spring 是 α 珠蛋白基因第 142 位终止密码子 UAA 突变成编码谷氨酰胺的 CAA，导致 α 链由 141 个氨基酸延长为 172 个氨基酸。

2. 碱基的插入和缺失   珠蛋白基因中发生 1 个或 2 个碱基的丢失或插入，导致移码突变，从而改变了珠蛋白肽链氨基酸顺序。如 Hb Cranston 是由于在 β 珠蛋白基因第 144 和 145 位密码子间插入了 AG 两个碱基，从而使其编码的肽链增加了 11 个氨基酸。珠蛋白基因中缺失和插入一个或数个密码子，将导致珠蛋白肽链发生整码突变。如 Hb Freiburg 是由于在 β 珠蛋白基因第 23 位密码子缺失，导致 β 珠蛋白肽链的第 23 位缬氨酸缺失。

3. 融合基因   融合基因是由于两种非同源基因的部分片段因减数分裂时的错误配对和不等交换，拼接而成的一类基因。例如 δ 和 β 基因大约 90% 相同，如果它们在减数分裂期发生错误配对和不等交换，形成 δβ 融合基因，编码的 β 链是由 δ 和 β 链连接而成，其 N 端像 δ 链，C 端像 β 链，故称 δβ 链，形成 Hb Lepore。同时，另一个融合基因 βδ，编码的 β 链 N 端像 β 链，C 端像 δ 链，称为 βδ 链，形成 Hb anti - Lepore （图 8 - 3）。携带 Hb Lepore 的个体，体内的 δ 和 β 链的合成都减少，表现为 δβ 地中海贫血。携带 Hb anti - Lepore 的个体不仅含有一个 βδ 链融合的 anti - Lepore 基因，还含有正常的 β 和 δ 基因，因此临床表现正常。

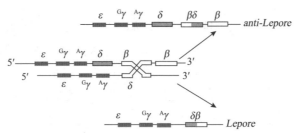

图 8 - 3   不等交换产生血红蛋白 δβ 和 βδ 融合基因

（三）异常血红蛋白病

珠蛋白基因突变导致珠蛋白肽链结构和功能异常产生异常血红蛋白（abnormal hemoglobin）。全世界现已发现异常血红蛋白900多种，但大多数异常血红蛋白并不致病，存在于正常人群中；能引起临床表现者称为异常血红蛋白病（abnormal hemoglobinopathy），常见的有镰状细胞贫血、不稳定血红蛋白病和血红蛋白 M 病。我国异常血红蛋白的发生率以云南省最高，其次为江西、新疆、广东、广西和贵州等地。

1. 镰状细胞贫血（sickle cell anemia）　镰状细胞贫血是发现最早、患病人数最多的一种血红蛋白病，呈常染色体隐性遗传。1956 年 Vernon Ingram 发现镰状细胞 β 珠蛋白在第 6 位氨基酸发生改变，缬氨酸替代了原来的谷氨酸。通过基因克隆和测序，发现基因突变使 β 珠蛋白基因的第 6 位密码子由 GAG 突变为 GUG，导致血红蛋白发生改变，形成异常的血红蛋白 S（hemoglobin S，HbS）。HbS 分子表面形成一个疏水区，致使其溶解度下降。在氧分压低的毛细血管中，HbS 聚合形成管状凝胶结构，使红细胞扭曲成镰刀状。镰状细胞的变形能力降低，不易通过微循环的小动脉和毛细血管，挤压时易破裂，导致慢性溶血性贫血（图 8 - 4）。同时由于 HbS 引起血液的黏滞度增大，阻塞微循环，引起局部组织器官缺血缺氧，产生脾肿大、胸腹疼痛、严重的骨痛等临床表现，长期的阻塞会引起内脏器官严重受损。纯合子（HbS/HbS）症状严重，有的患者在童年就死亡。杂合子（HbA/HbS）红细胞 HbS 含量少于40%，大部分不表现临床症状，只在氧分压低时表现为镰状细胞性状。

本病主要分布在非洲，也散发于地中海地区，我国南方也有发现，在黑色人种群体中发病率约为1/500。利用分子生物学技术可对镰状细胞贫血进行基因诊断。本病目前无根治办法，常用的治疗方法为输血和羟基脲，羟基脲用来缓解症状，增加胎儿血红蛋白浓度，减少溶血，防止急性血管阻塞，但并不能治愈。骨髓移植因伴有严重的风险，目前只限于严重患者，基因治疗和基因编辑等新的治疗方案还在开发中。做好婚前指导，避免携带者之间联姻及进行产前诊断对于预防本病的发生十分关键。

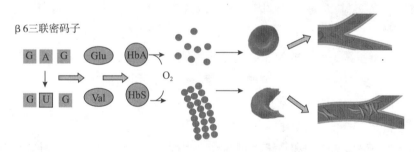

图 8 - 4　镰状细胞贫血的发病机制

2. 不稳定血红蛋白病（unstable hemoglobinopathy）　α 或 β 珠蛋白基因突变，导致血红蛋白空间构象改变及分子结构不稳定，不稳定血红蛋白容易自发或在诱变的作用下变性和沉淀，形成红细胞内变性珠蛋白小体（Heinz 小体）。Heinz 小体附着于红细胞膜上使红细胞变形性降低而膜通透性增加，易于在脾内破坏，造成溶血，进而引起黄疸和脾大。不稳定血红蛋白病溶血程度变化较大，一般表现为慢性溶血或发作性溶血危象，后者多由发热或摄入氧化性药物诱发，而轻者可无贫血。本病是一种较少见的血红蛋白病，多呈常染色体不完全显性遗传。

3. 血红蛋白 M 病（hemoglobin M syndrome，HbM）　血红蛋白传递氧依赖于血红蛋白中的铁处于还原状态（Fe^{2+}），当铁氧化为高铁状态（Fe^{3+}），形成高铁血红蛋白而不能结合氧。本病是由于珠蛋白基因突变，引起与血红蛋白铁原子连接或作用有关的氨基酸发生替代，导致部分血红蛋白的 Fe^{2+} 变成 Fe^{3+}，从而影响了血红蛋白与氧的结合能力，导致组织缺氧，患者表现发绀症状和继发性红细胞增多。血红蛋白 M 病又称为高铁血红蛋白病，呈常染色体显性遗传，杂合子 HbM 的含量通常在 30% 以内，可出现发绀症状。已知的血红蛋白 M 病有 HbM Boston（α58 组氨酸→酪氨酸）、HbM Hyde Park（β92 组氨酸→酪氨酸）和 HbM Saskatoon（α58 组氨酸→酪氨酸）等。

⇒ 案例引导

　　案例　一对夫妇连生二胎都是 Hb Bart's 胎儿水肿综合征，经血液遗传学检查，夫妇俩均诊断为"标准型 α – 地中海贫血"。

　　讨论：请从遗传咨询医生的角度为这对夫妇避免再次生出患儿提供建议。

（四）地中海贫血

　　珠蛋白基因缺失或突变导致珠蛋白肽链合成障碍（减少或缺如），造成 α 肽链和 β 肽链数量的不平衡，导致溶血性贫血，由于这类疾病在地中海地区居民中的发病率相当高，因此被命名为地中海贫血（thalassemia），也称为珠蛋白生成障碍性贫血。根据合成障碍的珠蛋白肽链类型的不同，常见 α – 地中海贫血和 β – 地中海贫血，此外，还有 γ – 地中海贫血、δ – 地中海贫血和 δβ – 地中海贫血等。

　　1. α – 地中海贫血（α – thalassemia）　α – 地中海贫血（简称 α – 地贫）是 α – 珠蛋白基因缺失或突变导致以 α – 珠蛋白肽链合成障碍为特征的遗传性溶血性贫血疾病。该病广泛分布于热带和亚热带地区，我国长江以南是高发区，人群中 α – 地贫基因携带者检出率约为 1% ~20%，其中广西和广东群体筛查发现 α – 地中海贫血携带者频率分别高达 14.95% 和 8.3%。

　　（1）α – 地贫发生机制　基因缺失是 α – 地贫发生的主要原因，α – 珠蛋白基因若发生缺失突变，会导致 α 珠蛋白肽链的合成不同程度减少。如果同一条 16 号染色体上的 2 个 α 基因均缺失，完全不能合成 α 链，称为 $α^0$ – 地贫（--/，称为东南亚型，表示为 $--^{SEA}$）；如果一个 α 基因缺失，尚能合成部分 α 链，称为 $α^+$ – 地贫（$-α/$）。$α^+$ – 地贫常见的有右缺失（$-α^{-3.7}/$）和左缺失（$-α^{-4.2}/$），$-α^{-3.7}$ 缺失 $α_2$ 基因的 3′端及 $α_1$ 基因的 5′端，因此 $α_2$ 基因的 5′端及 $α_1$ 基因的 3′端形成了融合基因；$-α^{-4.2}$ 缺失了 $α_2$ 基因。$--^{SEA}$、$-α^{-3.7}$ 和 $-α^{-4.2}$ 为中国人常见的三种缺失。

　　点突变或少数几个碱基缺失引起的为非缺失型 α – 地贫（$α^Tα$ 或 $α^Tα$，$α^T$ 代表有突变），点突变引起的 α – 地贫较少。点突变主要影响 mRNA 加工、翻译及翻译后的加工；或者为错义突变，导致不稳定的 α – 珠蛋白肽链的合成，如中国人较常见的 Hb Quong Sze 是 $α_2$ 珠蛋白基因第 125 位密码子由 CUG 突变成 CCG，产生易于降解的高度不稳定血红蛋白，从而导致 α – 地贫。

　　（2）α – 地贫分类　根据基因型和临床表现的严重程度，α – 地贫可分为 4 种临床类型。

　　①Hb Bart's 胎儿水肿综合征　患者 4 个 α – 珠蛋白基因均缺失，基因型为 --/--。由于不能合成 α 链，相对过多的 γ 链便聚合为 γ 四聚体（$γ_4$，即 Hb Bart's），Hb Bart's 对氧的亲和力极高，因而释放到组织的氧减少，造成胎儿宫内严重缺氧。同时 Hb Bart's 不稳定，易解离成游离 γ 链，其氧化物直接损伤红细胞，加重胎儿组织缺氧，导致胎儿肝脾肿大、心功能不全，产生显著的全身水肿。本病是胎儿期致死性疾病，患胎多于妊娠晚期（30 ~40 周）或产后数小时内死亡。

　　②HbH 病　患者有 3 个 α – 珠蛋白基因缺失或缺陷，基因型为 --/ -α、--/$α^Tα$ 或 $α^Tα/α^Tα$。由于 α 链的合成受到严重的抑制，过多的 β 珠蛋白链聚合为 β 四聚体（$β_4$，即 Hb H）。HbH 具有较高的氧亲和力，并且是一种不稳定的四聚体，其 β 链上的巯基易被氧化，易解聚成游离的 β 链，沉积聚集形成 H 包涵体，附着于红细胞膜上，使红细胞变形性降低，从而易被网状内皮系统破坏，最终发生溶血性贫血。患者表现为终身轻度至中度贫血和肝脾肿大等，但差异较大，严重者症状似重型 β – 地贫。

　　③标准型 α – 地贫　患者有 2 个 α – 珠蛋白基因缺失或缺陷，我国标准型 α – 地贫多为 --/αα 类型；-α/ -α 型多见于黑人。另外还有 -α/$αα^T$ 或 $α^Tα/αα$ 的点突变类型。标准型 α – 地贫患者多无临床

症状，仅表现出轻度溶血性贫血，又称为轻型 α - 地贫。

④静止型 α - 地贫　患者有 1 个 α - 珠蛋白基因缺失或发生点突变，基因型为 $-\alpha/\alpha\alpha$、$\alpha\alpha^T/\alpha\alpha$ 或 $\alpha^T\alpha/\alpha\alpha$。患者无临床症状，仅在出生时血液中含有少量的 Hb Bart's，一般少于 5%。

2. β - 地中海贫血（β - thalassemia）　β - 地中海贫血（简称 β - 地贫）是 β 珠蛋白基因缺失或突变导致以 β - 珠蛋白肽链合成障碍为特征的遗传性溶血性贫血病。完全不能合成 β 珠蛋白链的称为 β^0 - 地贫，β - 珠蛋白链合成减少的称为 β^+ - 地贫。地中海沿岸地区是 β - 地贫高发区，另外也好发于中东、印度、巴基斯坦、东南亚和中国的广东、广西、海南等地区。

（1）β - 地贫发生机制　除少数缺失型突变外，β - 地贫多是由 β 珠蛋白基因调控区不同类型的点突变引起，现已证实有 170 多种点突变能够导致 β - 地贫。引起 β - 地贫的点突变包括转录的突变、RNA 加工过程的突变、导致翻译缺陷的突变、RNA 修饰缺陷以及生成不稳定的 β 珠蛋白的突变。

（2）β - 地贫的分类　根据临床表现严重程度，β - 地贫分以下几种类型。

①重型 β - 地贫　1925 年 Cooley 等首先报道，因此又称 Cooley 氏贫血。主要类型包括 β^0 地贫、β^+ 地贫或 $\delta\beta^0$ 地贫的纯合子（β^0/β^0、β^+/β^+ 和 $\delta\beta^0/\delta\beta^0$），以及 β^0 和 β^+ 地贫的双重杂合子（β^0/β^+）。患者 β - 珠蛋白链不能合成或合成量极少，α 链过剩而沉降到红细胞膜上，引起膜的性能改变，发生严重的溶血反应，同时它们可与代偿性表达的 γ 链组合成 Hb F（$\alpha_2\gamma_2$），Hb F 氧亲和力高，致使组织缺氧，促使红细胞生成素大量分泌。患儿出生时无临床症状表现，通常在 3~6 个月开始出现进行性溶血性贫血，生长发育迟缓、智力迟钝、肝脾肿大、皮肤色素沉着等症状。过度造血刺激骨髓增生，骨质受损变得疏松，可出现头颅变大、额部隆起、颧高、鼻梁塌陷、两眼距增宽、眼睑水肿等特征性的"地中海贫血面容"。

②中间型 β - 地贫　患者一般为 β - 地贫变异型的纯合子，基因型通常为 β^+（高 F）/β^+（高 F），或两种不同变异型地贫的双重杂合子，基因型为 $\beta^+/\delta\beta^+$。病人的临床症状介于重型和轻型之间，表现为中度贫血、脾脏轻度或中度肿大，故称为中间型。患者一般不需依赖输血能存活到成年。

③轻型 β - 地贫　患者是 β^0 或 β^+ - 地贫的杂合子（β^+/β^A、β^0/β^A 或 $\beta^0/\delta\beta^A$），β - 珠蛋白肽链的合成轻度减少，患者的 HbA2（$\alpha_2\delta_2$）和 HbF（$\alpha_2\gamma_2$）可代偿性增高。患者临床症状包括无贫血或轻度贫血、黄疸及轻度肝脾肿大等，妊娠或严重疾病时病情加重。

④遗传性胎儿血红蛋白持续增多症　由于 β - 珠蛋白基因簇内某些基因的缺失或点突变，使胎儿出生后 β - 珠蛋白链的合成受到抑制，导致 γ - 珠蛋白链持续过量地合成，胎儿型血红蛋白 HbF 终身高水平。由于 γ 链合成的增高弥补了 β 和 δ 链合成的减少，使类 β 链与类 α 链之间达到了平衡状态，因此患者一般无临床症状和血液学异常。

3. α - 地贫、β - 地贫的预防和治疗　临床上主要对 HbH 病和重型 β - 地贫患者进行治疗，常采用输血治疗的方法，长期输血后易导致体内铁负荷过重，需用铁螯合剂进行去铁治疗，必要时施行脾切除，缓解溶血进程。异基因造血干细胞移植是目前根治地贫的方法，诱导多能干细胞针对 β - 地贫的基因治疗尚处于实验性阶段。

对于 α - 地贫和 β - 地贫的群体预防包括在高发区做好群众宣传教育、杂合子筛查和产前诊断。地贫杂合子筛查最常用的方法是采用平均红细胞体积和血红蛋白电泳，若夫妇双方均为同型地贫的高风险携带者夫妇，要对其进行遗传咨询和基因诊断，通过基因检测确定其突变型，并对孕早中期胎儿进行产前基因诊断。多重 PCR 技术可以用来鉴定 α - 地贫基因的缺失和类型，反向点杂交法可检测 β - 地贫常见的突变类型，也可采用 DNA 测序技术直接确定突变。

中国地贫防控项目

中国地贫防控项目是在国家财政支持下，由国家卫生健康委员会负责组织实施的公共卫生服务项目，为项目地区新婚和计划受孕夫妇免费提供健康教育、地贫筛查及基因检测、咨询指导和高风险夫妇孕期追踪、产前诊断、遗传咨询、妊娠结局随访等服务。2012 年，卫计委启动地中海贫血防控试点项目，自 2015 年起，地贫防控项目在福建、江西、湖南、广东、广西、海南、重庆、四川、贵州、云南等我国南方 10 个地贫高发省（市、区）普遍实施。

随着地贫防控项目和患儿救助项目顺利推进，目前地贫在广东、广西等地得到有效控制，重型地贫患儿出生率逐步下降，地贫患者治疗率和救助比例不断提高。同时，在国家项目带动下，多数省份陆续扩大项目实施范围，让更多人群受益。

二、血浆蛋白病

由于基因突变导致某种血浆蛋白缺陷或缺乏所引起的疾病，称为血浆蛋白病（plasma protein disease）。血浆蛋白包括白蛋白、球蛋白、凝血因子、补体等，较常见的是由于缺乏某些凝血因子而引起以凝血功能障碍为特点的一类出血性疾病——血友病。

（一）血友病 A

血友病 A（hemophilia A，HEMA）即甲型血友病，约占 85%。是编码凝血因子Ⅷ（coagulation factor Ⅷ）的基因 F8 突变引起凝血因子Ⅷ功能缺陷或含量不足导致的一种凝血功能障碍性疾病，又称凝血因子Ⅷ缺乏症。呈 X 连锁隐性遗传，男性发病率约为 1/5000，在我国的发病率约为 2.73/100000。

血友病 A 在临床上主要表现为缓慢地持续渗血，常为自发性或微小创伤引起，大出血罕见。出血部位广泛，可累积皮肤、黏膜、肌肉或器官等，关节腔内出血特别常见，反复出血可导致关节损伤变形引起严重的功能障碍，颅内出血可导致死亡。

凝血因子Ⅷ是由抗血友病球蛋白、Ⅷ因子相关抗原和促血小板黏附血管因子组成的复合分子。F8 基因位于 Xq28，全长 186.9kb，含有 27 个外显子，编码含 2351 个氨基酸的 F8 前体。F8 基因突变类型很多，40% ~50%重型血友病 A 都是由于 F8 基因内含子 22 倒位所致，中型和轻型血友病 A 中，86%为错义突变。

凝血因子Ⅷ替代疗法是治疗本病与预防急性出血发作最有效的措施，常用的替代品包括血浆、浓缩凝血因子Ⅷ及重组凝血因子Ⅷ等。患者应避免使用阿司匹林、非类固醇消炎类药物以及其他可引起血小板聚集的药物。

（二）血友病 B

血友病 B（hemophilia B，HEMB）即乙型血友病，又称凝血因子Ⅸ缺乏症，约占 15% ~20%。本病是编码凝血因子Ⅸ（coagulation factor Ⅸ，F9）的基因 F9 突变所致的一种凝血功能障碍性疾病，呈 X 连锁隐性遗传，其临床症状与血友病 A 非常相似，男性发病率约为 1/30000。

人类编码凝血因子Ⅸ的 F9 基因定位于 Xq27.1，全长 32.7kb，由 8 个外显子和 7 个内含子构成，编码的 F9 前体含有 461 个氨基酸，F9 基因发生的突变中点突变最常见。用新鲜血液、血浆及浓缩凝血因子Ⅸ等进行替代疗法是治疗本病的基本手段。可通过基因诊断技术检测患者、携带者或进行产前诊断。

（三）血友病 C

血友病 C（hemophilia C，HEMC）即丙型血友病，又称凝血因子Ⅺ缺乏症。此型较少见，主要见于犹太人，遗传方式呈常染色体显性遗传或常染色体隐性遗传。本病症状较血友病 A 和血友病 B 轻，肌肉或关节血肿少见，鼻出血、月经量过多、碰撞伤出血较为多见。

血友病 C 是由于编码第 XI 凝血因子的基因突变而引起第 XI 凝血因子缺乏所致。*F11* 基因位于4q35.2，全长 23.5kb，有 16 个外显子，编码含有 625 个氨基酸的 F11 前体。迄今已发现 *F11* 基因的致病性基因突变 223 种。大多数严重血友病 C 患者用小剂量血浆或浓缩血浆即有效。

（四）血管性血友病

血管性血友病（von Willebrand disease，VWD）是一种较常见的与凝血因子Ⅷ有关的凝血障碍遗传病，是由于血浆中的一种糖蛋白 von Willebrand 因子（von Willebrand factor，vWF）缺乏所致，亦称 von Willebrand 病。vWF 为Ⅷ因子的载体，同时还作为血小板的黏附蛋白，vWF 的缺乏不仅会降低Ⅷ因子的活性，同时会影响血小板的凝血功能。患者会有明显的出血倾向，常在儿童期发病，病情会随着年龄的增长而有所缓解。

vWF 基因 *vWF* 定位于 12p13.31，长度为 175.8kb，有 53 个外显子，编码的前 vWF 含有 2813 个氨基酸。本病常染色体显性遗传方式较常见，常染色体隐性遗传方式较罕见。

三、胶原蛋白病

胶原蛋白（collagen，COL）是人体含量最丰富的蛋白，约占蛋白质总量的 30% 以上。不同的胶原用罗马数字Ⅰ、Ⅱ等表示，目前人体至少鉴定出 18 种类型的胶原。Ⅰ型胶原是机体主要结构胶原，主要存在于骨、皮肤、肌腱、巩膜、韧带和血管系统等结缔组织中，是由 2 条 α_1 链和 1 条 α_2 链组成的异源三聚体，组成Ⅰ型胶原的 α_1 链用 $Pro\alpha_1$（Ⅰ）表示，相应的基因为 *COL1A1*；α_2 链用 $Pro\alpha_2$（Ⅰ）表示，相应的基因为 *COL1A2*。Ⅱ、Ⅲ型胶原都是由 3 条 α_1 链组成的同源三聚体。胶原蛋白病（inherited disorders of collagen）主要是由于原胶原基因转录、翻译或翻译后各种修饰酶的缺陷引起。

⊕ 知识链接

胶原的组成和结构

原胶原是胶原蛋白的基本结构单位，是由三条相同的或不同的 α 肽链组成的三聚体螺旋，直径 1.5nm，长 300nm。构成原胶原的每条 α 肽链约有 1000 个氨基酸残基，其组成及排列独特，其中甘氨酸含量占 1/3，脯氨酸及羟脯氨酸各约 1/10，羟脯氨酸为胶原所特有，此外还含有约 1% 的羟赖氨酸。原胶原每条肽链都是由重复的氨基酸序列构成，可以表示为 $(Gly - X - Y)_n$，其中 Gly 为甘氨酸，X 多为脯氨酸，Y 常为羟脯氨酸或羟赖氨酸。甘氨酸是三肽重复单位的必需成分，它的侧链很小，只有甘氨酸的氢原子能够位于三链螺旋的中央。原胶原是由三条这样的肽链组成的三聚体螺旋，并且在 N 末端及 C 末端分别存在由 3 条前肽构成的球形结构域。原胶原分子在细胞外进行修饰，球状部分被蛋白水解酶切除，三聚体螺旋片段自身组装成一种有序排列，形成胶原。

（一）成骨不全

成骨不全（osteogenesis imperfecta，OI），又称"脆骨病"。群体发病率约为 1/15000，是由于原胶原基因突变，导致Ⅰ型胶原合成障碍，结缔组织中胶原尤其是Ⅰ型胶原含量下降所致。根据遗传方式和临床表现，成骨不全主要有四种类型。

Ⅰ型是最常见、症状最轻的类型。临床表现为轻中度骨脆性增加、蓝色巩膜及听力丧失"三联征"。多数患者出生时正常，10%的患者出生时有骨折，出生后轻微创伤即可导致骨折，从而导致肢体畸形，青春期后骨折减少。患者通常在20~30岁之间出现传导性耳聋，随年龄变化而发展为混合性或神经性耳聋。部分患者牙本质发育不全，蓝色巩膜为其典型特征，程度因家族各异。Ⅰ型呈常染色体显性遗传，其致病基因位于17q21.33，主要是 *COL1A1* 基因无功能突变导致Ⅰ型胶原蛋白含量减少所致。

（二）埃勒斯－当洛斯综合征

埃勒斯－当洛斯综合征（Ehlers－Danlos syndrome，EDS）表现为组织弹性和脆性增加，关节松弛，皮肤变薄可过度伸展并产生异常瘢痕。EDS 患病率约为1/5000，有10多种临床亚型（EDS Ⅰ ~ EDS Ⅸ），其遗传方式也不同，有常染色体显性遗传，还有常染色体隐性及 X 连锁隐性遗传等。EDS 不同类型患者的临床特征变化差异大，大部分可有正常寿命预期，包括Ⅰ、Ⅱ、Ⅲ型；Ⅳ型病情最为严重，患者大血管的脆性显著增加，可因主动脉、脾动脉或肾动脉的破裂而突然死亡，患者生存期短。

EDS 综合征产生的分子机制可能是编码胶原纤维 α 链的基因突变所致。但需要注意的是Ⅵ型 EDS 和Ⅸ型 EDS 不是由胶原基因突变引起，而分别由赖氨酰羟化酶和赖氨酰氧化酶基因突变所引起。

四、受体蛋白病

基因突变导致受体结构异常或数量减少甚至缺如所引起的疾病称为受体蛋白病（receptor protein disease）。家族性高胆固醇血症（familial hypercholesterolemia，FH）是由于细胞膜表面低密度脂蛋白受体（low density lipoprotein receptor，LDLR）遗传性缺陷所引起。临床表现为高胆固醇血症、多发黄色瘤、角膜弓和早发冠状动脉硬化性心脏病。FH 是欧洲、美洲、南非等地区最常见的遗传病之一，人群中纯合子频率约为1/1000000，杂合子频率高于1/500。

低密度脂蛋白（low density lipoprotein，LDL）是血清中运输胆固醇的主要载体，正常情况下，它与细胞膜上的 LDLR 结合，通过受体介导的内吞作用进入细胞后，二者分离，LDLR 回到细胞表面循环起作用；LDL 则进入溶酶体，被溶酶体中的酸性水解酶水解，释放出游离胆固醇，在细胞内激活脂酰辅酶A，合成胆固醇脂储存。同时，胆固醇可反馈抑制位于微粒体的胆固醇合成中的限速酶 β－羟基－β－甲基戊二酰辅酶 A（3－hydroxy－3－methylglutaryl coenzyme A reductase，HMG CoA）还原酶，使细胞内胆固醇的合成减少。因此细胞膜表面 *LDLR* 基因的突变，导致 LDLR 缺如或异常，体内 LDL 代谢障碍，致使血浆中的 LDL 不能进入细胞，并使细胞内胆固醇的反馈抑制解除，使细胞内胆固醇合成增加并进入血浆，加重血浆胆固醇的堆积，最终导致心血管疾病的发生。

LDLR 基因定位于19p13.2，全长44.4kb，包括18个外显子和17个内含子。迄今已报道超过300种 *LDLR* 基因突变类型，包括缺失、碱基替换、插入等，其中缺失是最常见的突变类型。*LDLR* 基因突变会导致5种类型的 LDLR 缺陷：①LDL 受体不能合成；②LDL 受体蛋白合成后不能正常地从内质网运输到高尔基体进行加工修饰；③受体蛋白与 LDL 的亲和力降低，合成的 LDL 受体运输到细胞表面后不能与 LDL 结合；④不能形成有被小窝，与 LDL 结合的受体出现内吞障碍；⑤溶酶体内 LDL 受体与 LDL 不能分离，受体不能再循环。

本病呈常染色体显性遗传，患者多为杂合子，纯合子的病情比杂合子严重得多，可在儿童期发生冠心病，一般5~30岁即可出现心绞痛和心肌梗死，甚至可能发生猝死。FH 的治疗仍以对症治疗为主，杂合子患者可给予低胆固醇饮食或 HMG CoA 还原酶抑制剂治疗，另外血浆 LDL 分离法也是治疗 FH 的有效方法。对纯合子患者目前尚无特异性的治疗方法。

第二节　遗传性代谢缺陷

由于基因突变导致酶蛋白缺陷引起机体代谢紊乱而产生的疾病称为遗传性代谢缺陷（inborn errors of metabolism，IEM），又称为先天性代谢缺陷。1902 年英国著名的内科医生 Garrod 在研究尿黑酸尿症、白化病、胱氨酸尿症和戊糖尿症等类似疾病时提出了此概念。

酶的生理功能是催化底物转变成产物，酶缺陷对代谢的影响包括以下几种情况：①酶缺陷导致膜转运功能异常；②酶缺陷导致中间产物或底物的堆积；③酶缺陷使代谢产物减少或缺乏；④酶缺陷导致反馈抑制减弱；⑤酶缺陷导致代谢旁路开放、副产品累积。任何一种酶的缺陷，都会对机体造成病理性损害。

遗传性代谢缺陷目前已达数千种，常见的有 400～500 种。绝大多数遗传性代谢缺陷呈常染色体隐性遗传，也有少数呈 X 连锁隐性遗传，常见的遗传性代谢缺陷病包括糖代谢病、氨基酸代谢病、核酸代谢病等。

一、糖代谢病

糖代谢病是指参与糖代谢的酶基因突变引起体内糖代谢异常所引起的疾病。如糖酵解缺陷的半乳糖血症，糖原代谢缺陷的糖原贮积症等。

（一）半乳糖血症（galactosemia）

半乳糖血症是由于半乳糖代谢途径中所需酶的缺乏所引起的一种先天性代谢病，发病率约为 1/50000。奶和乳制品中所含乳糖经消化道乳糖酶分解产生葡萄糖和半乳糖。半乳糖先后经半乳糖激酶 1（galactokinase，GALK1）和半乳糖 - 1 - 磷酸尿苷酰转移酶（galactose - 1 - phosphate uridylyl transferase，GALT）和尿苷二磷酸半乳糖 - 4 - 表异构酶（UDP - galactose - 4 - epimerase，GALE）催化，最终代谢为葡萄糖 - 1 - 磷酸，进入葡萄糖代谢途径（图 8 - 5）。根据缺乏的酶的类型将其分为 Ⅰ ～ Ⅲ 型半乳糖血症，它们均呈常染色体隐性遗传。

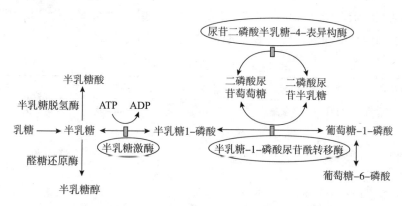

图 8 - 5　半乳糖代谢途径及半乳糖血症发病机制

Ⅰ 型是由于 *GALT* 基因缺陷引起 GALT 缺乏所致，这种类型约占 95%，又称经典型半乳糖血症。GALT 缺乏导致半乳糖和 1 - 磷酸半乳糖在体内累积，积累的半乳糖会进行旁路代谢途径，在醛糖还原酶和脱氢酶的作用下生成半乳糖醇和半乳糖酸。过量的半乳糖 - 1 - 磷酸在肝脏累积可引起肝肿大，肝功能受损。代谢产物在脑组织累积可引起智力障碍；在肾和肠累积可致肾功能损害而呈蛋白尿和氨基酸尿。半乳糖醇可使晶状体渗透压改变，使水分进入晶状体，影响晶状体代谢而致白内障。血中半乳糖升高会抑制糖原分解成葡萄糖，出现低血糖。

Ⅰ型患儿出生时多正常，哺乳数日后就开始出现呕吐、拒食、腹泻等症状。随后出现黄疸及肝肿大。小儿生长发育缓慢，体重不增加，营养不良，1~2个月出现白内障。还可有低血糖引起的抽搐、蛋白尿。如不控制乳汁摄入，几个月后即出现智力发育障碍，症状加重，最终因肝功能衰竭或感染而死亡。GALT基因定位于9p13.3，含有11个外显子，编码含有379个氨基酸的GALT，现已发现GALT基因有多种突变体。

Ⅱ型为GALK缺乏型，病情比半乳糖血症Ⅰ型轻，智力发育正常或迟缓，表现为青年型白内障，血中半乳糖浓度增高，无肝和脑的损伤。GALK1基因位于17q25.1。

Ⅲ型为GALE缺乏所致，罕见，临床表现不一，有的症状类似Ⅰ型，有的无临床症状。GALE基因位于1p36.11。

很多国家和地区将半乳糖血症作为新生儿筛查项目，一旦确诊，应立即停用乳类食品，避免一切含乳糖和半乳糖的食物，可改用豆浆、米粉等，并辅以维生素、脂肪等营养物质。治疗越早预后越好，如获得早期治疗大多数患儿生长发育可正常。

（二）糖原贮积症

糖原是动物细胞碳水化合物的主要储存形式，存在于各种组织中。糖原贮积症（glycogen storage disease，GSD）是糖原分解和合成代谢途径中所需要的酶发生先天性缺陷，导致糖原在肝脏、肌肉、肾脏等组织中蓄积量增加而引起的一类遗传代谢病。根据所缺的酶可将GSD分成多种类型（表8-2），其中，Ⅰ、Ⅲ、Ⅳ、Ⅵ、Ⅸ型以肝脏病变为主，Ⅱ、Ⅴ、Ⅶ型以肌肉组织受损为主；GSD多数呈常染色体隐性遗传，只有少数呈X连锁隐性遗传。

GSD Ⅰ型由Von Gierke于1929年首先报道，故又称Von Gierke病。这种类型最常见，是由于葡萄糖-6-磷酸酶（glycose-6-phosphatase，G6P）缺陷导致葡萄糖-6-磷酸不能转变成葡萄糖，糖原分解代谢受阻，使肝脏、肾脏及肠黏膜等组织中糖原贮积。临床表现为低血糖，并伴有肝、肾肿大、生长滞后等症状，严重时发生酸中毒。本病的活产儿发病率为1/100 000，呈常染色体隐性遗传，主要分为Ⅰa型和Ⅰb型。GSD Ⅰa为主要类型，约占80%，是中国GSD的常见类型，由位于17q21.31的G6P催化亚单位基因的缺陷所致。GSD Ⅰb是由位于11q23.3的G6P转运体基因突变所致，患者的中性粒细胞和单核细胞及巨噬细胞功能缺陷，导致患者机体免疫功能低下，因此常合并感染。

表8-2　糖原贮积症的几种类型

类型	MIM编号	缺陷的酶	遗传方式	基因定位	主要临床症状
GSD Ⅰa	#232200	葡萄糖-6-磷酸酶	AR	17q21.31	肝大、生长滞后、低血糖、乳酸酸中毒
GSD Ⅰb	#232220	葡萄糖-6-磷酸酶转位酶	AR	11q23.3	同Ⅰa，还伴有复发性细菌感染、口腔溃疡和感染性肠炎
GSD Ⅱ	#232300	溶酶体内酸性α-葡糖苷酶	AR	17q25.3	心衰、无力、巨舌、呼吸困难
GSD Ⅲ	#232400	糖原脱支酶	AR	1p21.2	肝大、低血糖、高脂血症、酮症酸中毒、肌无力、心肌肥厚
GSD Ⅳ	#232500	糖原分支酶	AR	3p12.2	肝脾肿大，肝硬化
GSD Ⅴ	#232600	肌糖原磷酸化酶	AR	11q13.1	肌无力，肌痉挛
GSD Ⅵ	#232700	肝糖原磷酸化酶	AR	14q22.1	肝大、生长迟缓
GSD Ⅶ	#232800	肌型磷酸果糖激酶	AR	12q13.11	肌痉挛，肌无力，肌痛
GSD Ⅸa1	#306000	肝磷酸化酶激酶	XR	X p22.13	轻型低血糖症，肝大、生长迟缓

续表

类型	MIM 编号	缺陷的酶	遗传方式	基因定位	主要临床症状
GSDⅨ b	#261750	肝脏/肌肉磷酸化酶激酶	AR	16q12.1	肝大、生长迟缓
GSDⅨ c	#613027	睾丸/肝磷酸化酶激酶	AR	16p11.2	肝大、低血糖
GSDⅪ	#227810	葡萄糖转运体2	AR	3q26.2	佝偻病、生长迟缓、肝大、腹部隆起
GSD 0a	#240600	肝糖原合成酶2	AR	12p12.1	婴儿早期的黎明酮性低血糖，偶有肌痉挛

二、氨基酸代谢病

参与氨基酸代谢的酶遗传性缺陷，导致体内的氨基酸代谢异常所引起的疾病称为氨基酸代谢病。常见的有苯丙酮尿症、白化病和尿黑酸尿症等。

（一）苯丙酮尿症

苯丙酮尿症（phenylketonuria，PKU）是一种常见的氨基酸代谢病，以智力低下为特征，因患者尿液中含有大量的苯丙酮酸而命名。我国 PKU 平均发病率为 1/16500，北方比南方发病率高。美国白人 PKU 发病率为 1/8 000，黑人比白人发病率低。PKU 分为经典型和非经典型两种类型。

⇒ **案例引导** ----------------------------------

> 案例 某患儿，男，3.5 岁。患儿出生时正常，出生后 3 个月开始头发逐渐变黄，尿有鼠尿臭味，1 岁左右出现智力滞后，发育迟缓。检查：皮肤白嫩，头发呈淡黄色，面容呆滞，四肢肌张力低。尿液三氯化铁试验呈强阳性，血苯丙氨酸浓度测定 1380 μmol/L（正常值 < 120 μmol/ L）。
>
> 讨论：该患儿可能患有何种疾病？该病是如何发生的？如何预防和治疗该病？

1. 经典型苯丙酮尿症 经典型 PKU 是由于编码苯丙氨酸羟化酶（phenylalanine hydroxylase，PAH）的基因突变导致肝脏内 PAH 缺乏所引起。

苯丙氨酸是人体必需氨基酸之一，在人体内，它除参与蛋白质合成外，主要在肝内经 PAH 催化生成酪氨酸而进一步代谢（图 8 - 6）。PAH 的缺乏导致苯丙氨酸在肝脏中代谢紊乱，血苯丙氨酸含量在体内积累增加，经旁路代谢途径生成苯丙酮酸、苯乳酸和苯乙酸等。患者体内大量的苯丙氨酸和旁路代谢产物会对患儿的神经系统造成不同程度的损害，另外酪氨酸来源的减少会使多巴胺、5 - 羟色胺、γ 氨基丁酸等重要的神经递质缺乏，从而影响大脑的发育，引起智力低下，出现神经精神症状。可伴有行为异常、癫痫、湿疹。因黑色素合成不足，患者皮肤、毛发和虹膜黑色素减少、颜色变浅。患者尿液和汗液含有较多的苯乙酸而有特殊的鼠尿臭味。

经典型 PKU 呈常染色体隐性遗传，致病基因 PAH 定位于 12q23.2，全长 80.4kb，含有 15 个外显子，编码的 PAH 含 452 个氨基酸。迄今已发现 500 多种 PAH 基因突变，绝大部分由单个碱基的错义突变引起。

PKU 患儿出生时正常，通常在 3 ~ 6 个月出现症状，大脑发育开始受损。对新生儿进行 PKU 筛查是预防本病的主要方法，一旦确诊，在患儿出生后 2 周内开始低苯丙氨酸膳食（如低苯丙氨酸的奶粉）治疗，治疗的时间越早，预后越好。低苯丙氨酸饮食治疗至少持续到青春期，终生治疗对患者更有益。对有家族史的夫妇可进行产前的基因诊断。

2. 非经典型苯丙酮尿症　非经典型 PKU 又称恶性 PKU，是由于四氢生物蝶呤（BH_4）缺乏所引起。

BH_4是苯丙氨酸羟化生成酪氨酸所必需的辅助因子，BH_4的缺乏会导致苯丙氨酸在体内积累而致病，引起与经典型苯丙酮尿症相似的临床症状，患者血苯丙氨酸增高，神经系统损害的症状和体征出现得更早且更严重，如不经治疗，常在幼儿期死亡。BH_4合成或代谢途径中某种酶的缺陷都会引起 BH_4 的缺乏，其中较常见的是 6 - 丙酮酰四氢蝶呤合成酶，另外还有二氢蝶呤还原酶、鸟苷三磷酸环水解酶、蝶呤 - 4 - 二甲醇胺脱水酶及墨蝶呤还原酶。

非经典型 PKU 呈常染色体隐性遗传，单纯的饮食治疗效果不佳，应根据酶缺陷情况给予不同的治疗，如 6 - 丙酮酰四氢蝶呤合成酶缺陷者的治疗需用 BH_4、左旋多巴和 5 - 羟色胺等替代治疗，但不需辅以低苯丙氨酸饮食。二氢蝶呤还原酶缺陷者应给予低苯丙氨酸饮食，同时补充 5 - 羟色胺、左旋多巴叶酸等。故应根据临床表现和血氨基酸分析，尿蝶呤谱分析，BH_4 负荷试验及基因检测等实验室检查，进行确定诊断及分型鉴别，以采取必要的治疗措施。

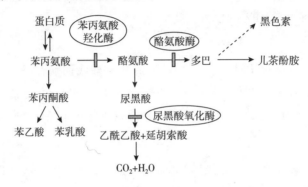

图 8 - 6　苯丙氨酸与酪氨酸代谢途径

（二）白化病

白化病（albinism）是一组表现为皮肤、眼睛、毛发等器官黑色素缺乏的遗传病。白化病世界范围患病率约为 1/17 000，我国发病率约为 1/20 000。根据临床表型特征可分为眼皮肤白化病、眼白化病以及白化病相关综合征三种类型。

眼皮肤白化病（oculocutaneous albinism，OCA）是最常见类型，呈常染色体隐性遗传，根据致病基因的不同，眼皮肤白化病又可分为四型（OCA Ⅰ ~ OCA Ⅳ）。OCA Ⅰ是我国白化病的主要类型，是由于酪氨酸酶基因突变致使酪氨酸不能转变为黑色素前体，而导致黑色素缺乏（图 8 - 6）。患者表现为皮肤、毛发变白，眼睛视网膜无色素，虹膜和瞳孔呈现淡红色，羞明怕光，眼球震颤，常伴有视力异常。患者对阳光敏感，暴晒可引起皮肤角化增厚，并诱发皮肤癌。致病基因 TYR 定位于 11q14.3。OCA Ⅱ临床症状比 OCA Ⅰ轻，是由位于 15q12 - q13.1 的黑素体跨膜蛋白基因突变引起，该基因编码的蛋白质是参与小分子转运的完整膜蛋白，特别是黑色素合成前体的酪氨酸。患儿出生时头发有色素但皮肤灰白，随着年龄的增加，眼睛和头发中的黑色素会有所增加，眼球震颤的程度也较 OCA Ⅰ患者轻，典型的患者表型为黄头发和白皮肤。OCA Ⅲ是由位于 9p23 的酪氨酸相关蛋白基因突变引起，患者表现为头发和皮肤呈微红色。OCA Ⅳ是由于膜相关转运蛋白基因突变，致病基因位于 5p13.3。

眼白化病（ocular albinism，OA）患者仅眼色素减少或缺乏，具有不同程度的视力低下，畏光等症状，皮肤和毛发色素正常，呈 X 连锁隐性遗传或常染色体隐性遗传。

白化病相关综合征患者不仅具有眼皮肤白化病表型，还伴有其他器官或系统异常，如同时具有免疫功能低下的 Chediak - Higashi 综合征和具有出血素质的 Hermansky - Pudlak 综合征，这类疾病较为罕见。

目前对白化病尚缺乏有效的治疗办法，除对症治疗外，主要是尽量减少紫外线辐射对眼睛和皮肤的损害。遗传咨询和产前基因诊断对预防白化病患儿的出生十分重要。

（三）尿黑酸尿症

尿黑酸尿症（alkaptonuria）是由于尿黑酸氧化酶先天性缺乏，导致尿黑酸不能被氧化成乙酰乙酸（图8-6），大量的尿黑酸从尿液中排出，含有尿黑酸的尿液在空气中放置后会逐渐变黑。该病在婴儿期就可表现出来，出生后不久尿布中有紫褐色斑点，日久变为黑褐色。童年期尿黑酸尿是唯一的特点。成年后除尿黑酸尿外，尿黑酸及其氧化衍生物在结缔组织沉积，会改变结缔组织的构成，导致褐黄病和褐黄病性关节炎。若在心脏沉着，可引起心脏疾病。

本病发病率为1/1000000～1/250000，呈常染色体隐性遗传，编码尿黑酸氧化酶（homogentisate 1,2 - dioxygenase，HGD）的基因 *HGD* 位于3q13.33，基因全长54 kb，含有16个外显子，编码含445个氨基酸的尿黑酸氧化酶，目前已经发现几十种尿黑酸氧化酶基因的错义突变。尿黑酸尿症的治疗主要是尝试在饮食中控制苯丙氨酸和酪氨酸摄入，口服维生素C，以改善尿黑酸代谢，预防褐黄病的发生。对已形成的褐黄病尚无有效的疗法。

三、核酸代谢病

核酸代谢过程中所需酶的遗传性缺陷，导致体内的核酸代谢异常而产生核酸代谢病。莱施－奈恩综合征（Lesch - Nyhan syndrome）是由于次黄嘌呤鸟嘌呤磷酸核糖转移酶（hypoxanthine guanine phosphoribosyl transferase，HGPRT）遗传性缺乏所引起。

HGPRT是体内核苷酸补救合成途径的关键酶，催化鸟嘌呤和次黄嘌呤与5－磷酸核糖－1－焦磷酸（PRPP）反应生成鸟苷酸和次黄苷酸，这两种核苷酸均可反馈抑制嘌呤前体5－磷酸核糖－1－胺生成。HGPRT缺乏导致鸟苷酸和次黄苷酸的合成受阻，它们的反馈抑制作用减弱或消失，嘌呤合成加快，尿酸增高，代谢紊乱而引发疾病。

本病的临床特征如下。①神经系统症状，包括智能衰退、痉挛性脑性瘫、舞蹈样动作，以及特别显著的自残行为。患儿自残行为大约从2～3岁起开始明显出现，早期是磨损牙齿、咬破嘴唇，以后即逐渐发展为不可克制的咬唇、咬手指甚至造成严重的残废，因此亦称为自毁容貌综合征。②血中尿酸增多，伴有尿中尿酸结晶增多、尿路结石、血尿以及痛风性关节炎和结节等现象。

本病发病率为1/38000，呈X连锁隐性遗传。*HGPRT* 基因定位于Xq26.2 - q26.3，由9个外显子组成，编码含有218个氨基酸的HGPRT。*HGPRT* 基因的突变类型有70多种，大部分的突变均导致HGPRT活性完全丧失，若突变导致HGPRT部分缺乏，可引起高尿酸血症和痛风，而不出现Lesch - Nyhan综合征症状。现尚无特殊治疗方法，一般采用口服黄嘌呤氧化酶的抑制剂——别嘌呤醇，可抑制尿酸的生成，防止尿酸结石和肾脏病损，但不改善神经系统症状。可通过测定羊水细胞或绒毛组织HGPRT活性进行产前诊断，也可通过基因诊断的方法进行杂合子的诊断或产前诊断。

目标检测

答案解析

1. 何谓血红蛋白病？血红蛋白病发生的分子机制是什么？
2. 对于重型α－地中海贫血，Hb Bart's胎儿水肿综合征的受累胎儿在胎儿期即可发病，发展成为严重贫血及胎儿水肿。但是重型β－地中海贫血患儿直到出生后几个月才开始出现溶血性贫血症状。什么原因导致这两个相关疾病的发病时间出现差异?

  3. 举例说明遗传性代谢缺陷的发病机制。

  4. 简述经典型苯丙酮尿症发病的分子机制及主要临床表现。

（张 静）

书网融合……

  本章小结   微课   题库

PPT

第九章　群体遗传

📖 学习目标

1. **掌握**　基因频率、基因型频率的概念和计算；掌握近婚系数的概念。
2. **熟悉**　遗传平衡定律及其在群体遗传学结构变化中的应用。
3. **了解**　近婚系数的计算和平均近婚系数。
4. 学会群体遗传结构变化的影响因素，具备遗传群体平衡判定的能力，理解近亲结婚的危害性。

　　群体（population）这一概念在不同的领域有不同的含义。在生物学的生态学领域内，群体是指同一物种的所有成员，如地球上生活的全部的人类个体的集合体，但这样的群体是难以研究的。在遗传学的领域内，群体是指共享同一基因库（gene pool），生活在某一地区的，同一物种且能相互交配的个体群。该群体可利用孟德尔遗传定律分析其基因传递规律，故这样的群体称孟德尔式群体（Mendelian population）。基因库指的是一个群体内全部的遗传信息，群体中的每一个体所具有的基因只是代表基因库的一部分。

　　研究群体的遗传结构及其演变规律的遗传学的分支学科称为群体遗传学（population genetics）。它是运用数学和统计学方法研究群体的基因频率、基因型频率以及影响这些频率的因素与遗传结构的关系。

　　群体中的遗传结构变化主要体现在基因频率和基因型频率的变化，而这些变化一般受群体的大小、婚配的方式、基因突变率、选择压力、隔离、迁移等因素的影响。

第一节　基因频率和基因型频率

一、基因频率

　　基因频率（gene frequency）是指群体中的某一基因在其等位基因的总数中所占的比率。任何一基因座位上全部基因频率总和必定等于 1。假设有一对等位基因 A 和 a，在某一群体的该基因座位上共有 1 000 个等位基因，其中 A 基因为 800，则 A 基因频率为 800/1000 = 80% = 0.8（基因频率一般用小数表示），a 基因频率为 1 - 0.8 = 0.2。

二、基因型频率

　　基因型频率（genotypic frequency）是指某种基因型个体占该群体个体总数的比率。例如：某一群体的个体总数为 1 000，其中 AA 个体为 400，Aa 个体为 500，aa 个体数为 100。那么相应基因型的频率：$[AA]$ = 400/1000 = 0.40；$[Aa]$ = 500/1000 = 0.50；$[aa]$ = 100/1000 = 0.10。

三、基因频率与基因型频率的关系

　　因为从群体调查中可以获得某种基因型相对应的表现型个体数量，这样就可以从群体中的基因型频率推算出相对应的基因频率。例如，PTC 尝味能力受一对等位基因 T 和 t 控制，该遗传方式属于不完全显性遗传。其中能尝出浓度为 1/75 0000 PTC 溶液的苦味者，视为纯合显性尝味者，基因型为 TT。只能尝出浓度为 1/2 4000 PTC 溶液苦味者，或 PTC 结晶物也尝不出苦味者，称为 PTC 味盲，基因型为 tt。介于这两种 PTC 溶液浓度的尝味者，称为杂合尝味者，基因型为 Tt。有人调查了 1 000 人的群体，其中 TT，Tt，tt 三种基因型（表现型）的例数分别为 480 人，420 人，100 人。则三种基因型的频率分别为：

$TT = 480/1000 = 0.48$；

$Tt = 420/1000 = 0.42$；

$tt = 100/1000 = 0.10$。

根据基因型频率，推算基因 T 和 t 的频率为：

$T = (480 \times 2 + 420)/(480 \times 2 + 2 \times 420 + 2 \times 100) = 0.69$ 　或

$T = TT + 1/2\ Tt = 0.48 + 1/2 \times 0.42 = 0.69$

$t = (100 \times 2 + 420)/(480 \times 2 + 2 \times 420 + 2 \times 100) = 0.31$ 　或

$t = tt + 1/2\ Tt = 0.10 + 1/2 \times 0.42 = 0.31$。

⊕ 知识链接

苯硫脲试验

　　苯硫脲英文缩写为 PTC，是一种白色晶体有刺激性气味的有毒物质，是一种白色结晶状药物，硫脲的苯基衍生物。由于含有 N—C≡S 基，所以有苦涩味。主要用作各种族人群的遗传学分析，一个人能否尝出苦涩味是由其基因决定的，与所属民族有关。由于基因型的不同，不同人对该物质的味觉敏感度不同。PTC 味盲是隐性遗传，因此如果父母都是苯硫脲味盲，那么子女也必定是味盲。中国汉族人群中，PTC 味盲约占 9%。苯硫脲味盲者在各种族人中的比例不同：澳洲和新几内亚土著 42%，白种人 28%，日本人 9%，美洲原住民 2%。

　　另外，当某等位基因为共显性遗传时，由于表型可以反映出基因型，所以群体中该等位基因的频率可以较方便地从相应基因型频率推出来。例如，已知 MN 血型是共显性遗传的，M 血型（MM）和 N 血型（NN）分别决定于纯合的基因型，MN 血型（MN）则代表杂合的基因型。在某一地区调查 837 人，其中 M 血型有 261 人，则 MM 基因型频率为 0.312；N 血型有 145 人，NN 基因型频率为 0.173；MN 血型有 431 人，MN 基因型频率为 0.515。

　　我们设 M 基因频率为 p，N 基因频率为 q，则 $p + q = 1$。

$p = MM + 1/2\ MN = 0.312 + 1/2 \times 0.515 = 0.57$

$q = NN + 1/2\ MN = 0.173 + 1/2 \times 0.515 = 0.43$ 或者 $q = 1 - p = 1 - 0.57 = 0.43$。

　　综上所述，对于共显性遗传和不完全显性遗传，由于表现型可以直接反映出基因型，所以群体中基因型频率可通过表型调查得出，利用基因型频率可直接计算出基因频率。但等位基因有显隐性之区分时，由于群体中纯合显性与杂合子在表现型上无法区别，用上述方法是无法计算基因频率的。当一个群体中某对等位基因已达到遗传平衡时，对有显隐性区分的等位基因频率，仍可以进行计算，下节着重介绍这个内容。

第二节　遗传平衡定律 ⓔ微课

一、遗传平衡定律的内容

英国的数学家 Hardy（1908）和德国医生 Weinberg（1909）分别应用数学统计方法，对群体遗传结构的变化规律进行研究，得出相同的结论，即当一个群体符合一定条件时，则群体中的基因频率和基因型频率在一代一代的繁殖传代中，保持不变。条件如下：①群体很大；②随机婚配；③无自然选择；④未发生新的基因突变；⑤无大规模的迁移。如果一个群体在此条件下达到这种状态，就称该群体达到遗传平衡，这就是遗传学上著名的 Hardy–Weinberg 定律，即遗传平衡定律。如果一个群体达到这种状态，就是一个遗传平衡的群体。

二、遗传平衡定律的应用

群体中的各基因型的频率符合怎样的规律，该群体才能处于遗传平衡的状态呢？

设一对等位基因 A 和 a，其基因频率分别为 p 和 q，则 $p+q=1$。

在 Hardy–Weinberg 平衡时，一个二倍体的生物个体继承父本与母本两个等位基因，这两个等位基因由父本与母本提供，且随机、独立来自基因库中的，故利用概率乘法原理可得：$(p+q)(p+q)=1$

展开二项式：$p^2+2pq+q^2=1$（哈迪–温伯格方程，亦称遗传平衡方程），根据概率乘法原理（图9–1）：

♀＼♂	A	a
A	AA $p \times p = p^2$	Aa $p \times q$
a	Aa $p \times q$	aa $q \times q = q^2$

图 9–1　等位基因与基因型频率对比

因此，可知二项式 $p^2+2pq+q^2=1$ 中：p^2 代表纯合显性基因型 AA 的频率；q^2 代表纯合隐性基因型 aa 的频率；$2pq$ 代表杂合子基因型 Aa 的频率。

当群体达到 $AA : Aa : aa = p^2 : 2pq : q^2$ 时，表明群体达到遗传平衡。因此可以根据遗传平衡公式判断群体是否为遗传平衡群体。原则是，先计算群体的基因频率，假设该群体已达到遗传平衡，因此可利用遗传平衡方程估算遗传平衡时的理论基因型频率，最后将理论基因型频率与群体实际的基因型频率进行比较，若相等，即可判断群体是遗传平衡的。即利用了数学中的"反证法"思想。

例如，假设有一个 100 人的群体，其中纯合子 AA 有 60 人，纯合子 aa 有 20 人，杂合子 Aa 有 20 人。判断该群体是否处于遗传平衡？

第一步：先计算基因型频率，然后根据基因型频率推算基因频率（表9–1）。

表 9 - 1 基因型频率

基因型	数量	基因型频率
AA	60	0.6
Aa	20	0.2
aa	20	0.2
合计	100	1.0

基因 A 的频率 $p = AA + 1/2\ Aa = 0.6 + 0.2/2 = 0.7$

基因 a 的频率 $q = aa + 1/2\ Aa = 0.2 + 0.2/2 = 0.3$

第二步：假设该群体遗传平衡时，则理论基因型频率应是 $AA：Aa：aa = p^2：2pq：q^2 = 0.49：0.42：0.09$。

第三步：理论基因型频率与实际的基因型频率 $AA：Aa：aa = 0.6：0.2：0.2$ 不相等，可以说这个群体未达到遗传平衡。

如何使该群体达到遗传平衡状态呢？我们试图让此群体随机婚配，再来分析子一代的基因型 $AA：Aa：aa$ 比例变化情况，见表 9 - 2。

表 9 - 2 随机婚配后子一代基因型频率

亲代 / 子一代 / 亲代	精子	
	A（$p = 0.7$）	a（$q = 0.3$）
卵 A（$p = 0.7$）	AA（$p^2 = 0.49$）	Aa（$pq = 0.21$）
子 a（$q = 0.3$）	Aa（$pq = 0.21$）	aa（$q^2 = 0.09$）

经随机婚配一代之后，子一代的基因型频率的比例改变为 $AA：Aa：aa = 0.49：0.42：0.09$，则达到遗传平衡时的基因型的理论值。再次随机婚配后代中，都将保持这种基因频率和基因型频率，而不再发生变化。所以，当某个群体未达到遗传平衡状态时，只要经一代随机婚配，以后各代即可达到遗传平衡。

Hardy - Weinberg 定律在研究群体的遗传结构特征时不仅可判断群体是否处于平衡状态及分析遗传平衡的影响因素与影响程度，还可应用到计算群体的基因频率和各种基因型频率。上一节已提到共显性遗传和不完全显性遗传的基因频率的推算公式。下面介绍其他遗传方式基因频率计算。

（一）常染色体隐性（AR）遗传病的基因频率计算

已知隐性表型频率与隐性基因型频率是完全一致的。群体调查可以得到隐性纯合子的频率（q^2），所以隐性基因频率 $q = \sqrt{q^2} = \sqrt{隐性表型频率}$，在常染色体隐性遗传病中，隐性表型频率实际就是群体发病率。

例如，调查某地区半乳糖血症，该病为 AR 病，群体发病率为 0.000001，试求致病基因频率和各基因型频率。

致病基因频率 $q = \sqrt{q^2} = \sqrt{发病率} = \sqrt{0.0000001}$

正常显性基因频率 $p = 1 - q = 1 - 0.001 = 0.999$

杂合携带者频率 $2pq = 2 \times 0.001 \times 0.999 \approx 0.002$

显性纯合子频率 $p^2 = 0.999^2$

隐性纯合子频率 $q^2 = 0.001^2$

当群体处于遗传平衡，AR 遗传病的致病基因频率 q 很低时，有 $p = 1 - q \approx 1$，则杂合携带者频率

$2pq \approx 2q$，即 AR 遗传病的杂合携带者频率约为致病基因频率的 2 倍。

（二）常染色体显性（AD）病致病基因频率计算

一般罕见的 AD 遗传病的致病基因 p 很小，所以纯合患者（AA）的频率 p^2 很低，可以忽略不计，所以杂合子患者（$2pq$）占全部患者的比例 $2pq/（p^2+2pq）\approx 1$，即几乎所有患者均为杂合子，则 $2pq =$ 发病率，其中 $q \approx 1$，所以 $p = 1/2 \times$ 发病率。

例如，视网膜母细胞瘤属于 AD 遗传病，群体发病率为 1/10 000，计算致病基因频率。

致病基因频率 $p = 1/2 \times$ 发病率 $= 1/2 \times 1/10000 = 1/20000$。

（三）X 连锁显性（XD）遗传病的基因频率计算

在 XD 遗传病中，女性患者有两种基因型，即 $X^A X^A$（p^2）和 $X^A X^a$（$2pq$），而男性患者基因型只有 $X^A Y$（p），可以看出 XD 遗传病中男性发病率就等于致病基因频率。当罕见的 XD 遗传病的致病基因 p 很低时，可以忽略不计，因此，男性发病率与女性发病率比例为：

$$\frac{p}{2pq+p^2} = \frac{p}{p（2q+p）} = \frac{1}{2（1-p）+p} = \frac{1}{2-p} \approx \frac{1}{2}$$

即女性发病率是男性发病率之 2 倍。

例如，遗传性肾炎为 XD 遗传病，男性发病率为 1/10000，则致病基因频率 $p =$ 男性发病率 $= 1/10000$，女性发病率 $= 2 \times$ 男性发病率 $= 2 \times 1/10000 = 1/5000$。

（四）X 连锁隐性（XR）遗传病的致病基因频率计算

在 XR 遗传病中，女性患者（基因型为 $X^a X^a$）的频率为 q^2，男性患者（基因型为 $X^a Y$）的频率 q 即男性发病率就等于致病基因频率 q。男性发病率与女性发病率之比是 $q/q^2 = 1/q$，随着致病基因频率（q）的降低，这种比例将明显增高。例如，血友病 A 为 XR 遗传病，男性发病率为 0.00008，则致病基因频率 $q =$ 男性发病率 $= 0.00008$，女性发病率 $q^2 = （0.00008）^2 = 64 \times 10^{-8}$，男女发病率相差 12500 倍。

（五）复等位基因频率计算

以上所介绍的都是计算一对等位基因频率，但遗传平衡定律同样可以用于复等位基因。例如人类 ABO 血型的基因，受 I^A，I^B，i 三个复等位基因的控制，其基因定位在 9q34。设它们的基因频率分别是 p、q、r，$p+q+r=1$，随机婚配情况下，子代的基因型及频率见表 9–3。

表 9–3 随机婚配后子代 ABO 血型的基因型及基因频率

卵子 \ 子代 \ 精子	I^A（p）	I^B（q）	i（r）
I^A（p）	$I^A I^A$（p^2）	$I^A I^B$（pq）	$I^A i$（pr）
I^B（q）	$I^A I^B$（pq）	$I^B I^B$（q^2）	$I^B i$（qr）
i（r）	$I^A i$（pr）	$I^B i$（qr）	$i i$（r^2）

当随机婚配一代后，子代处于遗传平衡状态时，ABO 血型的基因频率和基因型频率见于。

$(p+q+r)^2 = p^2 + q^2 + r^2 + 2pq + 2pr + 2qr = 1$ 三项式中各符号的遗传意义如下。

p^2，代表 A 血型纯合子 $I^A I^A$，基因型或表型频率；

q^2，代表 B 血型纯合子 $I^B I^B$，基因型或表型频率；

r^2，代表 O 血型 ii 基因型或表型频率；

$2pq$，代表 AB 血型 $I^A I^B$ 基因型或表型频率；

$2pr$，代表 A 血型杂合子 $I^A i$ 基因型或表型频率；

$2qr$，代表 B 血型杂合子 $I^B i$ 基因型或表型频率。

设 $\overline{A}$、$\overline{B}$、$\overline{AB}$、$\overline{O}$ 为 A、B、AB、O 四种血型的表型频率，表型频率和基因型频率可归类得出四种血型的关系式：

$$\overline{A} = p^2 + 2pr$$

$$\overline{B} = q^2 + 2pr$$

$$\overline{AB} = 2pq$$

$$\overline{O} = r^2$$

因此，根据基因型频率推算基因频率：

$$r = \sqrt{r^2} = \sqrt{\overline{O}}$$

$$p = 1 - q - r = 1 - (q+r) = 1 - \sqrt{(q+r)^2} = 1 - \sqrt{q^2 + 2qr + r^2} = 1 - \sqrt{\overline{B} + \overline{O}}$$

$$q = 1 - p - r = 1 - (p+r) = 1 - \sqrt{(p+r)^2} = 1 - \sqrt{p^2 + 2pr + r^2} = 1 - \sqrt{\overline{A} + \overline{O}}$$

利用上述公式可以推算人类 ABO 血型的基因频率和基因型频率。

例如，调查一个 200000 人的群体 ABO 血型分布情况：A 型血 83400 人，B 型血 17200 人，O 型血 93400 人，AB 型血 6000 人。计算这个群体的 I^A、I^B、i 的基因频率。

i 基因频率　$r = \sqrt{\overline{O}} = \sqrt{93400/200000} = \sqrt{0.467} = 0.683$

I^A 基因频率　$p = 1 - \sqrt{\overline{B} + \overline{O}} = 1 - \sqrt{17200/200000 + 0.467} = 1 - \sqrt{0.086 + 0.467} = 0.257$

I^B 基因频率　$q = 1 - \sqrt{\overline{A} + \overline{O}} = 1 - \sqrt{83400/200000 + 0.467} = 1 - \sqrt{0.417 + 0.467} = 0.06$

三、影响遗传平衡的因素

Hardy - Weinberg 的群体必须保证是一个大的群体、随机交配、无自然选择、无新发生突变、无大规模的迁移、无遗传漂变等条件下的群体，才能达到群体中的基因频率和基因型频率在世代间保持不变。然而在实际上很难达到像 Hardy - Weinberg 这样理想的群体。人类社会中这种理想的群体是不存在的，只有近似符合平衡条件的群体。由于自然界很多因素影响群体的基因频率，上述的任何一个条件发生改变，遗传平衡即被打破，以下讨论这些因素对遗传平衡的影响。

（一）突变

自然界中普遍存在着基因突变，每一个基因都有一定的突变率，即某一个基因在一个群体中发生突变的频率。通常用每代 100 万配子中某一基因发生突变的次数来表示，即 $n \times 10^{-6}$ 配子/代。假设一个大的随机交配群体中，只存在突变这个因素，无选择和迁移的影响，有一对等位基因 A 和 a，其基因频率分别为 p 和 q，如果 A 基因突变成 a（正突变）的突变率为 u，a 基因突变成 A（回复突变）的突变率为 v。每一代中，由 A 突变成 a 的数量为 pu，由 a 突变成 A 的数量为 qv。

如果：$pu > qv$，基因 a 的频率将增加；$pu < qv$ 基因 A 的频率将增加。

由此可见，突变可以影响遗传平衡。

当 $pu = qv$ 时，群体中基因处于平衡状态。

在遗传平衡时：$pu = qv$

$$(1 - q) u = qv$$

$$u - qu = qv$$

所以　$q = \dfrac{u}{u + v}$

$$p = \frac{v}{u+v}$$

这样，当无选择情况下，群体的基因频率由其等位基因突变率 u 和 v 的差异来决定。例如，人类对 PTC 的尝味能力决定 7q 上基因 T，T 突变为 t 以后失去了对 PTC 尝味能力。不同人群中等位基因 T 和 t 的频率，即 p 和 q 的差异可能就是来源于突变的差异。如果 $u = 60 \times 10^{-6}$ 配子/代，$v = 40 \times 10^{-6}$ 配子/代，计算基因 t 的频率：

$$q = \frac{u}{u+v} = \frac{6}{6+4} = 0.60$$

纯合子（tt）味盲频率 $= 0.6^2 = 36\%$，西欧白种人群的 PTC 味盲频率就是 36%。

例如，在我国朝鲜族 PTC 尝味能力调查中：$u = 100 \times 10^{-6}$ 配子/代，$v = 200 \times 10^{-6}$ 配子/代。如果理论上计算，基因 t 的频率 $q = u/(u+v) = 100/100 + 200 \approx 33\%$。纯合子（$tt$）味盲频率 $q^2 = (33\%)^2 \approx 10\%$，这与实际调查朝鲜族 PTC 的味盲频率 10% 的结果相符。

然而，在人类许多情况下的基因突变是有害的，基因突变将会产生有害的表型效应，因而面临选择的作用。

（二）选择

影响平衡的另一个重要因素是选择（selection）。自然界中普遍存在选择，而选择的作用是增加或减少个体的适合度（fitness）。适合度是指某一基因型的个体在同一环境条件下生存并将其基因传递给下一代的能力，其大小一般用相对生育率（fertility）来衡量。从进化角度来看，适合度高的个体，说明对环境适应能力强，主要表现为生育率高，所以能多留下些子裔；适合度低的个体，对环境适应能力也弱，生育率低，留下子裔也相对少。根据这个标准，如果选择作用发生在育龄期前或育龄期间，才会影响基因频率和基因型频率；如果选择发生在育龄期之后，那么，对基因频率或基因型频率的影响就微不足道了。

⇒ 案例引导

　　案例　根据在丹麦的一项调查发现：108 名软骨发育不全性侏儒生育了 27 个孩子，这些侏儒的 457 个正常同胞共生育了 582 个孩子。

　　讨论　请问软骨发育不全性侏儒患者的适合度是多少？

选择作用常用选择系数（selective coefficient，S）来表示，S 代表在选择的作用下，降低的适合度。因为适合度一般用相对生育率 f 来表示，所以 $S = 1 - f$。例如上述计算的软骨发育不全侏儒的相对生育率 $f = 0.2$，则选择系数 $S = 1 - 0.20 = 0.80$。当正常个体每留下一个子代个体时，患者只留下 $1 - S = 0.20$ 个子代个体，其余 $S = 0.80$ 个体被淘汰，也可以说患者的基因有 80% 被选择而没有传给后代，这必然影响群体中的基因频率。选择作用对显性基因和隐性基因的效果是不同的。

1. 选择对显性基因的作用　对显性有害基因，选择作用明显，基因型 AA 和 Aa 的个体都受选择的作用，基因型 aa 的个体不受选择的作用。但是由于致死基因频率 p 很低，所以患者多为杂合体（H），其频率 $H = 2pq$，又因 q 近于 1，所以，$H = 2p$（又代表显性遗传病的发病率），$p = 1/2H$。当选择系数为 S 时，每一代中因选择而减少的基因 A 将为 Sp，在一个遗传平衡群体中，这个被淘汰部分将由 a 突变为 A 来补偿，故其回复突变率为 $v = Sp = S \cdot 1/2H = 1/2SH$。

例如在丹麦哥本哈根市医院出生的 94075 个婴儿中，有 10 个婴儿患软骨发育不全侏儒症，其中 2 名患儿的双亲之一是同病者，应该推算是遗传所致；其余 8 名的双亲正常。该病呈 AD 遗传，外显率基本完全，所以认为是新突变的结果。当每个新生儿被诊断为软骨发育不全时，就表明形成这患儿的两个配子中，有一个配子发生了显性突变，则每个基因的杂合子基因型频率 H = 发病率 = 10/94075 = 0.0001063，$S = 0.80$，其突变率 $v = 1/2SH = 1/2 \times 0.80 \times 0.0001063 = 42.5 \times 10^{-6}$ 配子/代。换句话说，每一代人群中，每100万个配子或基因中有 42～43 个突变。

AD 遗传病危害愈严重，遭受的选择也越显著，所以，大多数病例将来源于突变。例如软骨发育不全侏儒症的 80% 病例来源于新生的突变。另一些疾病，例如慢性进行性舞蹈症为延迟显性遗传，一般都在生育子女后才发病而面临选择，选择系数 S 很小，所以，这种病大部分经上代传递而来，很少有突变病例。

2. 选择对隐性基因的作用　当突变基因是隐性时，由于杂合子 Aa 并不显现。选择对他们（$2pq$）不起作用，只有致病基因纯合子 aa 才会发病，所以 q^2 的个体才面临选择，因此，选择对罕见的有害隐性性状效应较小。某一隐性性状在群体中出现频率愈低，即 q^2 越低，而存在于杂合子中的机会也就愈高（表 9 - 4）。当选择系数为 S 时，则每一代中基因频率的减少将为 Sq^2。在一个遗传平衡的群体中，这被淘汰的部分将由新的突变（u）来补偿，故 $u = Sq^2$。例如，在美国半乳糖血症群体发病率为 1/1000000，这种病的适合度 $f = 0.30$，$S = 0.70$。计算半乳糖血症致病基因的突变率：$u = Sq^2 = 0.70 \times 1/1\,000\,000 = 70 \times 10^{-6}$/代。

表 9 - 4　AR 遗传病基因型频率

病名	群体基因频率（q）	纯合子频率（q^2）	杂合子频率（$2pq$）	$2pq : q^2$
苯丙酮尿症（中国）	0.0077	1/17 000	1/65	261 : 1
白化病（挪威）	0.007	1/20 000	1/70	189 : 1
胱氨酸尿症（英国）	0.005	1/40 000	1/101	396 : 1
半乳糖血症（英国）	0.0032	1/100 000	1/157	637 : 1
尿黑酸尿症（英国）	0.001	1/1 000 000	1/501	2000 : 1

3. 选择对 X 连锁隐性基因的作用　在一个遗传平衡的群体中，一种罕见 XR 遗传病的致病基因 X^a 的频率为 q，则只有基因型 X^aX^a 和 X^aY 的个体受影响，由于 X^aX^a 的个体极为稀少，所以受选择的几乎都是男性 X^aY 的个体。假如男性发病率为 q，其致病基因频率也为 q，由于男性细胞中具有人群全部 X 染色体数的 1/3，另外的 2/3 X 染色体在女性细胞中而不被选择。所以每代被淘汰的只是 $1/3Sq$，这将由新突变 $X^A \to X^a$ 来补偿。所以 X 连锁隐性基因突变率为 $u = 1/3Sq$。

血友病 A 比较少见，回顾性调查某医院住院记录，发现男性血友病 A 发病率约为 0.00008。假设血友病 A 的 $f = 0.25$，$S = 0.75$，突变率 $u = 1/3Sq^2 = 1/3 \times 0.75 \times 0.00008 = 0.00002 = 20 \times 10^{-6}$/代。

4. 选择对 X 连锁显性基因的作用　选择对 X 连锁显性基因的作用很明显，因为基因型 X^AX^A、X^AX^a 和 X^AY 的个体均受到选择作用。假设显性基因 X^A 的频率为 p，选择系数为 S，由于 p 很低，所以 q 值近于 1，则男性被淘汰基因为 $S \cdot 1/3p$；女性被淘汰基因为 $2pq \cdot 1/3 \cdot S = S \cdot 2p/3$，即每一代经选择被淘汰的基因为 $S(1/3p + 2p/3) = Sp$，这将由新的突变来补偿，故 $v = Sp$。

（三）遗传漂变

遗传漂变（genetic drift）是指在小的隔离群体中，由于个体间婚配机遇不等，可以使某些基因在群体中丢失，另一些基因在群体中固定，造成群体遗传结构明显改变的现象称为遗传漂变。或将这种小的隔离群体中基因频率的随机波动称为随机遗传漂变（random genetic drift）。遗传漂变的速度取决于群体的大小，群体越小，漂变速度越快，甚至只需一代就可以使某一基因固定而另一个基因消失。群体越大，遗传漂变越缓慢，乃至达到遗传平衡状态。

随机遗传漂变对基因的弃留不同于选择。它对有利的基因、有害的基因或既无利也无害的"中性基因"作用都一样，其基因波动大小取决于群体大小和生殖时的机遇。对于小的群体，由于不能像大群体那样达到充分的随机交配，使基因不能完全地自由组合和分离，所以产生了基因比例的失衡和基因频率的波动。因此，遗传漂变现象即可解释某些致病基因频率在某一群体中比较高的原因所在，同时也能说明某些基因种族间差异的原因。

（四）迁移

影响遗传平衡的另一个因素就是迁移（migration）。当大规模迁移时，便形成迁移压力（migration pressure），同时也会改变原有群体和接受群体的基因频率。这种迁移压力的大小取决于迁出和接受两个群体之间基因频率差异和每代移入的基因比例。例如 PTC 味盲频率变化，可以很好地解释迁移压力对遗传结构即基因频率影响的程度。我国汉族人群 PTC 味盲（tt）频率是 $q^2 = 9\%$，则味盲基因频率 $t = 0.30$；我国宁夏回族人群中的 PTC 味盲（tt）频率是 $q^2 = 20\%$，则味盲基因频率 $t = 0.45$；欧洲和西亚白人中，PTC 味盲频率为 36%，其味盲基因频率 $t = 0.60$。宁夏回族人群 PTC 味盲基因频率比汉族人高的原因，可追溯到唐代，欧洲和西亚部分人群，尤其是古代波斯人沿丝绸之路到长安进行贸易，以后又在宁夏附近定居，与汉族人通婚后形成的基因流所致。

第三节 近婚系数

达到 Hardy – Weinberg 遗传平衡的群体，最重要的一个因素是在一个无限大的群体中进行随机婚配，才可保证群体遗传结构的相对稳定。但实际生活中，人类活动范围受到一定限制，婚配受到地域、民族、习俗、宗教等因素影响，婚配很难随机。因此，有亲缘关系的人彼此通婚机会增多，这种婚姻往往使隐性致病基因的纯合子频率增加，导致隐性遗传病发病率增高。

> ⊕ **知识链接**
>
> **我国民法典与婚姻法规定禁止近亲结婚**
>
> 我国民法典第一千零四十八条明确规定直系血亲或者三代以内的旁系血亲禁止结婚。因此，有禁止结婚的亲属关系的婚姻是无效的不能近亲结婚的范围包括：①父母和子女之间、爷爷奶奶和孙子孙女之间、姥姥、姥爷和外孙子、外孙女之间，不能结婚；②和自己的伯伯、叔叔、舅舅、姑姑、姨母不能结婚；③和自己的亲兄弟姐妹、堂兄弟姐妹、表兄弟姐妹不能结婚；④同源于父母的兄弟姊妹（含同父异母、同母异父的兄弟姊妹），即同一父母的子女之间不能结婚；⑤不同辈的叔、伯、姑、舅、姨与侄（女）、甥（女），即叔叔（伯伯）不能和兄（弟）的女儿结婚；⑥姑姑不能和兄弟的儿子结婚；舅舅不能和姊妹的女儿结婚；姨妈不能和姊妹的儿子结婚。

一、近婚系数的概念及计算方法

在 3~4 代之内有共同祖先的个体之间的婚配称为近亲婚配（inbreeding consanguineous marriage）。由于近亲个体之间可能带有同一祖先传递下来的同一基因，他们如果婚配，就可能把这同一基因传递给子代，使其后代获得同一等位基因纯合子机会增加，也就是说近亲婚配可能会降低群体杂合体概率，但会增加纯合子的概率。尤其在 AR 病中，近亲婚配会提高后代再发风险，从而通过选择作用影响基因频率和遗传平衡。历史上有些国家和地区曾鼓励近亲婚配，不过，当人们的医学遗传学意识提高后，现大多数国家都禁止近亲婚配。但目前医学遗传学的近亲范围只是指具有共同祖先的近 3~4 代之内的亲属。

在我国自法律明文规定禁止近亲婚配以来，近亲婚配的比率大大降低，远期将能看到降低群体遗传负荷的优势。但在一些偏僻、落后的农村、山区以及少数民族地区，近亲婚配还存在一定的比例。婚配形式主要有：表亲婚配、隔代表亲婚配、隔山表亲婚配、从表亲婚配、隔山从表亲婚配等（图9-2）。

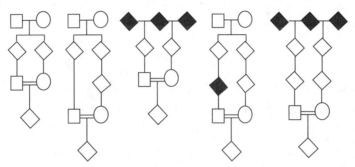

表亲结婚　隔代表亲结婚　隔山表亲结婚　从表亲结婚　隔山从表亲结婚

图9-2 近亲婚配形式图解

（一）近婚系数的概念

近亲婚配可增高隐性遗传病的发病风险，因为具有直系亲缘或旁系亲缘关系的两个体婚配，他们可将从共同祖先得到的同一基因通过婚后生育传递给其子女，而使子女获得的一对纯合子基因不仅性质相同，而且起源也相同，称为遗传完全相同的基因。它表示近亲婚配其后代即具备基因纯合的可能性，同时也增加了这种纯合子概率。而近婚系数（inbreeding coefficient，F）则是研究并推算由近亲婚配的两个个体经婚后生育将从共同祖先得到的同一基因传递给他们子女的概率。也就是说近亲婚配其子女获得某一等位基因纯合子的概率。因此，通过近婚系数计算可了解近亲婚配所生后代基因的纯合概率。

（二）近婚系数计算方法

1. AR基因近婚系数计算　同胞兄妹通婚是极罕见事件，但为了分析问题方便，首先以同胞兄妹婚配为例说明近婚系数（F）计算方法（图9-3）。假设一对同胞兄妹的父母亲 P_1 和 P_2 在染色体的同一基因位点上含有的等位基因分别为 A_1A_2 和 A_3A_4。他们的子女分别为 B_1 和 B_2。B_1 与 B_2 的子女为 S。根据分离律，等位基因每传递一步，下一代则有1/2概率获得此基因，那么 A_1 基因由 P_1、B_1 传给 S，经过 $P_1 \rightarrow B_1 \rightarrow S$ 二步，由概率的乘法定理可知 S 获得 A_1 的概率是 $(1/2)^2$。同理 A_1 由 P_1、B_2 传给 S，也经过 $P_1 \rightarrow B_2 \rightarrow S$ 二步完成，概率亦为 $(1/2)^2$。结果 S 为 A_1A_1 纯合子的概率为 $(1/2)^2 \times (1/2)^2 = (1/2)^4$。这里的4可以看成 S 得到 A_1A_1 这一对等位基因共需4步。同理 S 为 A_2A_2、A_3A_3、A_4A_4 的概率都为 $(1/2)^4$。于是 B_1 和 B_2 所生 S 的近婚系数 $F = 4 \times (1/2)^4 = 1/4$。

表兄妹婚配的近婚系数（图9-4）：计算方法同上，$F = 4 \times (1/2)^6 = 1/16$。

根据上述推导，AR基因近婚系数计算公式为：

$$F = 4 \times (1/2)^n \text{ 或者 } F = 2 \times (1/2)^n$$

公式中数字 $4\times$，代表近亲结婚的两个个体有两个共同祖先。因为两个共同祖先在某号的同源染色体有4条，则在同一位点上等位基因也只有4个座位，即 A_1、A_2、A_3、A_4，所以用 $4\times$。有一个共同祖先（即隔山情况）时用 $2\times$。因为1个共同祖先某号的同源染色体只有2条，则在同一位点上只有等位基因 A_1 和 A_2，所以用 $2\times$。公式中的 n 为共同祖先的等位基因传给近亲婚配婚后所生子女使之纯合所需的步骤。

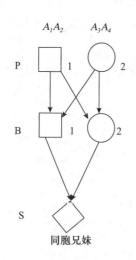

图 9 - 3　亲兄妹婚配 F 分析图

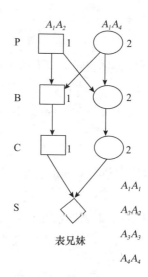

图 9 - 4　表兄妹婚配 F 分析图

2. XR 基因近婚系数计算　X 连锁基因计算与常染色体计算不同，计算时应考虑如下几个问题：首先，女性有两条 X 染色体，可以从祖先那里获得相同的等位基因成为纯合子（X^aX^a）；男性只有 1 条 X 染色体，Y 染色体没有与 X 染色体上相对应的等位基因，因此，男性细胞中的 X 染色体上基因称半合子，不存在纯合问题。所以 X 连锁基因近婚系数只算女儿的 F 值；第二，男性的 X 连锁基因只能传给女儿，即传递概率为 1，所以计算基因传递步骤时，可以不计算父亲向女儿的传递；第三，男性 X 连锁基因不传给儿子，所以遇到这种情况时，基因就传递中断，所以不再看成传递路线。在计算 X 连锁基因传递步骤时，只计算女性基因传递步骤。由此也看到，在 X 连锁遗传病中男性患者的后代宜生儿子，不宜生女儿，这样可以靠选择淘汰致病基因，降低遗传负荷。

（1）姨表兄妹婚配的近婚系数计算　从图 9 - 5 可知，X_1 从 P 经 B_1 和 C_1 传至 S 的传递路线中，只计算 B_1 到 C_1 一步；P_1 经 B_2 和 C_2 传到 S 需计算二步，两条路线共需三步，故 S 为 X_1X_1 的概率为 $(1/2)^3$。X_2 基因和 X_3 基因从 P_2 经 B_1 和 C_1 传至 S 需二步，从 P_2 经 B_2 和 C_2 传至 S 所需三步，所以 S 为 X_2X_2 和 X_3X_3 的各自概率都是 $(1/2)^{(2+3)} = (1/2)^5$。因此，姨表兄妹婚配的 $F = (1/2)^3 + 2 \times (1/2)^5 = 3/16$。

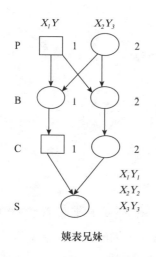

图 9 - 5　姨表兄妹婚配图

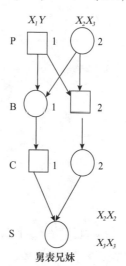

图 9 - 6　舅表兄妹婚配图

（2）舅表兄妹婚配的近婚系数计算　从图 9 - 6 可见，X_1 从 P_1 经 B_1 和 C_1 传至 S 只需计算一步，但

X_1 经 B_2 和 C_2 传到 S 路线在 P_1 到 B_2 传递时中断，所以 S 不能成为 X_1X_1 纯合子。基因 X_2 或 X_3 从 P_2 经 B_1 和 C_1 传至 S 需计算二步，从 P_2 经 B_2 和 C_2 传到 S 也需计算二步，共需四步，S 为 X_2X_2 和 X_3X_3 的各自概率都是 $(1/2)^4$，所以，舅表兄妹婚配的 $F = 2 \times (1/2)^4 = 1/8$

　　近婚系数是从个人角度讨论近亲婚配的危害性的，但从群体角度进行研究，可通过计算平均近婚系数（average inbreeding coefficient, a）来反映一个群体近婚情况。

$$平均近婚系数 \ a = \sum \frac{Mi}{N} Fi$$

式中，Mi 为群体中某类型近亲婚配数目，N 为总婚配的例数，Fi 为某一婚配类型的近婚系数，$\sum$ 为总和符号。

　　例如，调查某人群婚配情况，共调查 1 000 对夫妇，表兄妹婚配的有 5 对，$F = 1/16$；从表兄妹婚配的有 7 对，$F = 1/64$；其余为随机婚配，$F = 0$。该群体的平均近婚系数：

$$a = \left(\frac{5}{1000} \times \frac{1}{16} \right) + \left(\frac{7}{1000} \times \frac{1}{64} \right) + \left(\frac{1000 - 12}{1000} \right) \times 0 = 0.0004$$

　　一个群体的近亲婚配情况可从平均近婚系数反映出来。一般当 $a \geqslant 0.01$（100×10^{-4}）时，就认为近婚程度高。a 值高的群体一般为小的群体，很少与外面人通婚，所以成为一个独立的隔离群。另外 a 值高低也与民族习惯有关。例如印度南方人喜欢亲上加亲，所以 a 值特别高。而我国朝鲜族民族习惯中绝对禁止有亲缘关系人结婚，因此 a 值为 0。

二、利用近婚系数计算后代的发病风险

　　近婚系数不仅可推算近亲结婚后代从同一祖先获得同一基因纯合概率。同时也可以利用 F 值计算后代发病风险，这是研究近婚系数的重要性。

　　例如，已知某种 AR 病的群体发病率为 q^2，计算表兄妹婚配（图 9-7）后子女患病的概率。

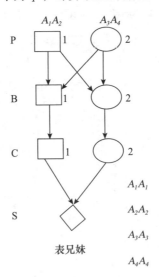

图 9-7　表兄妹婚配图

　　假设该病的致病基因为 a，那么 S 为纯合子 aa 来源途径：S 个体的 aa 是来源于其双亲的近亲结婚，从其共同祖先 P_1 或 P_2 将此基因传递而来，这 aa 纯合子属于遗传完全相同的基因。假如 P_1 的 A_1 基因就是致病基因 a，那么 S 从 P_1 经 B_1、C_1、B_2 和 C_2 传递，形成 aa 纯合子概率为 $(1/2)^6$，但实际中 A_1 是 a 基因的频率为 q，根据概率的乘法定律，S 为 aa 纯合子的概率为 $(1/2)^6 q$。但 C_1 和 C_2 的共同祖先 P_1 和 P_2 各有一对同源染色体都有 q 的机会带有 a 基因，即 A_1、A_2、A_3、A_4 为 a 基因的概率是 q，因此，S 获得

遗传上完全相同的 aa 纯合子总概率 $F = 4 \times (1/2)^6 q = (1/16) q$。

表兄妹婚配比随机婚配增高 $pq/16$。这种有害效应的大小与隐性基因频率（q）有关，从表 9－5 可见，当致病基因频率 $q = 0.20$ 时，则随机婚配所生子女的隐性纯合概率 $q^2 = 0.04$，而表亲婚配所生子女的隐性纯合概率 $q^2 + pq/16 = 0.05$，二者之比是 1.25：1，大约 55% 的纯合子来自表亲结婚，45% 是随机婚配的后代；当 $q = 0.02$ 时，$q^2 + pq/16 = 0.001625$，二者之比为 4.06：1，大约 80% 的隐性纯合子来源于表亲的后代；当 $q = 0.001$ 时，$q^2 + pq/16 = 0.0000635$，二者之比上升到 63.5：1，结果大约 98.5% 的隐性纯合子来自表亲婚配。所以隐性遗传病越是罕见，患儿来自表亲婚配的概率越大。

表 9－5 表亲婚配和随机婚配所生子女隐性纯合之概率

致病基因频率 q	随机婚配子女隐性纯合子概率 q^2	表亲婚配子女隐性纯合概率 $q^2 + pq/16$	增加有害效应 $pq/16$	表亲婚配与随机婚配比值 $(pq/16 + q^2)/q^2$
0.20	0.04	0.05	0.01	1.25
0.10	0.01	0.015625	0.00525	1.56
0.04	0.0016	0.004	0.0024	2.50
0.02	0.0004	0.001625	0.001225	4.06
0.01	0.0001	0.000719	0.000619	7.19
0.001	0.00001	0.0000635	0.0000625	63.50

我国西南地区 7 个少数民族近亲婚配调查资料表明，近亲婚配与随机婚配相比所生子女各种疾病出现率均有增高，如先天畸形增高 2 倍；流产和早产增高 0.55 倍；9 岁前夭折的增高 0.47 倍。这些惊人的数据都说明了，近亲婚配对后代的影响，不仅表现在隐性遗传病发病率的增高，而且先天畸形、早产和流产及幼儿早期夭亡的风险也大为提高。因此，法律规定近亲或旁系亲属禁止婚配，是相当必要的。

目标检测

答案解析

1. 什么是基因频率和基因型频率？什么是近婚系数？

2. 调查资料显示，我国苯丙酮尿症（AR 病）的群体发病率为 1/10000，适合度为 0.20。试问该病的致病基因突变率是多少？

3. 人类的 MN 血型由 L^M 和 L^N 这一对基因控制，为共显性遗传。在某城市随机抽样调查 1820 人的 MN 血型分布状况，结果如下：M 型 420 人，MN 型 672 人，N 型 708 人。在该人群中，L^M 基因的频率是多少？L^N 基因的频率是多少？

（邢永华）

书网融合……

本章小结　　　　微课　　　　题库

第十章 药物遗传

PPT

📖 **学习目标**

1. **掌握** 琥珀酰胆碱敏感性药物反应的遗传机制；异烟肼慢灭活者与快灭活者的遗传机制及对个体治疗的影响；G6PG 缺乏症的临床症状、发病机制及基因突变类型。

2. **熟悉** 遗传因素对药物药动学及药效学的影响。

3. **了解** 异喹胍-金雀花碱多态性、成人低乳糖酶症及α1-抗胰蛋白酶缺乏症的遗传基础；人类对乙醇耐受性及酒精中毒的遗传基础；吸烟与肺癌的关系。

4. **学会** 药物遗传的临床应用，具备预防药物遗传毒性的基本能力，培养学生科学健康的生活方式。

早在 1913 年，Hanzlik 在其调查的 300 例服用水杨酸钠的男性患者中，发现约有 2/3 的患者在水杨酸钠摄入总量达 65~130g 时有不良反应，但少数敏感个体在摄入总量仅为 3.25g 时即出现不良反应，相反也有少数耐受个体在摄入总量达到 130.0g 左右时才有不良反应。可见不同个体间引起药物不良反应的剂量相差很大，这样的例子临床上随处可见。这种药物反应的个体差异的产生主要取决于个体的遗传背景。

1959 年，德国遗传学家弗莱德里奇·范格尔（Friedrich Vogel）提出了药物遗传学（pharmacogenetics）。引起药物反应个体差异的因素包括性别、年龄、生理状态、遗传及环境因素等，有 20%~95% 的药物反应差异是由遗传因素决定的。药物遗传学（pharmacogenetics）研究遗传因素对药物代谢和药物效应的影响，尤其是在发生异常药物反应中的作用，并据此预测对药物异常反应的个休，从而进行有效的防治。

20 世纪 90 年代以来，随着人类基因组计划的提出和实施，药物遗传学得到了迅速的发展，研究内容从单基因角度拓展到从基因组水平整体分析药物与遗传之间的关系。这使得药物基因组学（pharmacogenomics）的概念在 1997 年应运而生，它从基因组整体水平研究遗传因素对药物反应的影响，旨在利用药物基因组学的知识，探讨用药个性化，并且根据不同人群及不同个体的遗传特征设计和制造新药，最终达到临床上个体化安全用药的目标。

第一节　药物反应的遗传基础

药物进入机体后，对机体产生的生物效应，包括药物对机体产生的治疗作用及其毒副作用，即药效学（pharmacodynamics）。另外，机体对药物的作用，包括药物的吸收、分布、代谢和排泄，即药动学（pharmacokinetics）。因此，药物在体内的作用取决于药物的吸收，药物在器官间的分布，药物与细胞受体的相互作用，以及药物的代谢和排泄。而这些过程均需要诸多蛋白质的参与，如药物代谢酶、药物转运蛋白和受体等。这些蛋白质的合成都受基因控制，编码这些蛋白的基因变异和缺陷就有可能使药物代谢酶、药物转运蛋白和受体的氨基酸序列改变和功能改变，进而导致相关的药物反应过程发生改变。

药物反应的遗传基础，也可归纳为对药物药效学和药动学的遗传基础。

一、药物药效学的遗传基础

药效学主要研究药物对机体的作用、作用规律及作用机制。药物分子需作用于靶细胞才能产生药效，而此过程则需要通过受体来完成。常见的药物作用靶点有：肾上腺素受体（adrenoceptor，AR）、血管紧张素受体（angiotensin receptor）、血管紧张素转化酶受体（angiotensin converting enzyme receptor）、多巴胺受体（dopamine receptor）、阿片受体（opioid recepptor）、组胺受体（histamine receptor）、维生素D受体（vitamin D receptor，VDR）等。

某些遗传变异可导致受体数目减少、功能缺陷或受体和效应器偶联反应异常等，使药物与靶细胞不能发生正常的药物反应。这些因素在不影响药动学的情况下，影响药效的强度和性质，改变了机体对药物的敏感性或药物的作用性质。

二、药物药动学的遗传基础

在接受药物治疗后，药物浓度需要在特定的反应时间内，在特定的作用部位达到一定的浓度，才可获得最佳治疗效果，药物在不同个体内的吸收、分布、生物转化（代谢）和排泄存在个体差异。

在药物的吸收、分布和排泄过程中发挥重要作用的转运体位于细胞表面，通过细胞膜转运生物和外源物质。药物转运体基因突变会改变药物在作用部位的浓度。过低的药物浓度会影响治疗效果，过高的药物浓度会对机体产生毒副作用，对人体产生危害。基因编码的蛋白几乎所有的转运体都是底物特异性的，它们在体内的分布模式决定了化合物在每个部位的浓度。目前，已知的两大药物转运体家族是ATP结合盒式转运体（ATP binding cassette transporter，ABC）和溶质转运体（solute transporter，SLC）。外排转运体ABCB1和ABCG2基因的突变，会增加相关药物在机体内的浓度，导致机体产生严重的不良反应。而转入转运体SLCO1B1和SLC22A6基因的突变，会使患者在接受治疗后，达不到预期效果。例如，最早发现的ABCB1，在多种底物（包括药物，如利福平等）的转运中起作用，成为肿瘤特异性多药耐药（multidrug resistance，MDR）的主要原因之一。此外，药物的分布通常借助于血浆蛋白的运输，血浆蛋白的缺乏也会影响到药物在体内的分布。

生物转化，又称为解毒，主要在肝脏中进行，一般通过两个步骤完成。第一步包括氧化、还原和水解过程，通过引入羟基、氨基、羧基等极性基团到原型药物中，形成极性更大、更易排泄的代谢物；第二步为结合过程，包括药物的某些代谢物与内源性小分子如葡萄糖醛酸、谷胱甘肽结合或者与甘氨酸、硫酸、甲基等基团结合，或者被乙酰化，最终随尿液或胆汁排出体外。药物代谢的各个过程均与代谢酶的活性密切相关。如果代谢酶的基因发生突变，影响酶的合成和（或）结构，使其数量或活性改变而发生缺陷，最终将会导致异常的药物代谢反应。如酶数量减少或活性降低可使药物代谢速度减慢，药物或其中间代谢产物积累，损害机体正常生理功能；反之药物转化速度过快，机体达不到有效浓度，药效将会降低。

三、药物反应的遗传控制

遗传因素对药物代谢及其效应的控制分为两类。一类是受多基因协同控制，人群中不同个体对这些药物反应的变异是连续分布的，只有一个峰，形成连续的正态分布曲线。另一类是受单基因控制，药物反应的变异在一个群体中的分布是不连续的，表现为双峰或者三峰曲线。假设某种药物的代谢受一个显性基因（R）控制，其相应的等位基因 r 为隐性基因，则群体中有三种基因型：RR、Rr 和 rr 三种基因型，其中隐性纯合子 rr 不能代谢该药。如果纯合子 RR 和杂合子 Rr 对该药物的代谢能力不能区分，则曲线呈双峰。如果该显性基因（R）为不完全显性，即 RR 个体表现为对该药物的强代谢能力，而杂合

子 *Rr* 表现为中等程度的代谢能力，人群可明确区分为 *RR*、*Rr* 和 *rr* 三种类型个体，曲线呈三峰。单基因控制的药物代谢和效应相对易于阐明，机制也较为清楚。

第二节　药物代谢异常的常见种类

在群体中，不同个体对某一药物可能产生不同的反应，某些个体甚至可能出现严重的不良反应，这种现象称为个体对药物的特应性（idiosyncracy）。药物特应性的产生主要取决于个体的遗传背景，其引起的异常药物反应实质上就是遗传缺陷对药物在机体内代谢过程或对药物效应的影响。许多异常药物反应实质上就是某一种酶遗传性缺陷的结果，为单基因所控制，符合孟德尔遗传定律。下面介绍一些常见的单基因控制的药物代谢缺陷症。

一、琥珀酰胆碱敏感性

琥珀酰胆碱（succinylcholine）是一种肌肉松弛剂，常作为外科麻醉辅助药物，其作用是在神经－肌肉接头处阻断神经冲动由神经末梢向骨骼肌纤维的传递，使肌张力下降、骨骼肌松弛，便于进行外科手术。

琥珀酰胆碱不仅可使一般骨骼肌松弛，而且还可使呼吸肌短暂麻痹，多数人在常规用药达到呼吸肌麻痹后，呼吸暂停仅维持 2～3 分钟即可恢复正常。这是由于用药后，琥珀酰胆碱可迅速被血浆和肝脏中的丁酰胆碱酯酶（butyrylcholinesterase，BCHE）（又称伪胆碱酯酶）水解为琥珀酰单胆碱，肌肉松弛作用大为减弱，故作用时间短暂（图 10－1）。但有少数患者（约 1/2000）用药后呼吸停止可持续一小时以上，如不及时进行抢救，往往可导致死亡，这种个体称为琥珀酰胆碱敏感性（succinylcholine sensitivity）。这是由于患者血浆 BCHE 活性缺乏或缺失，不能以正常速率水解琥珀酰胆碱，使其作用时间延长引起持续的呼吸肌麻痹。

⇒ 案例引导

临床案例　患者，女，42 岁，入院后在全麻下行子宫囊肿切除术。术前神经系统、肝、肾功能正常。用常规剂量芬太尼、异丙酚、琥珀酰胆碱全麻诱导，气管插管后机械通气，静脉滴注 1.5% 普鲁卡因复合液，间断吸入异氟烷维持麻醉平稳。手术历时 90 分钟。术后 30 分钟没有自主呼吸，在确认排尽异氟烷后，静脉滴注纳洛酮 0.4mg，患者仍无自主呼吸。术后 3 小时无自主呼吸、疼痛刺激反应。

讨论　患者术后长时间不能恢复自主呼吸的原因可能是什么？应做哪项检查以明确诊断？应做何处理以尽快恢复患者的自主呼吸？

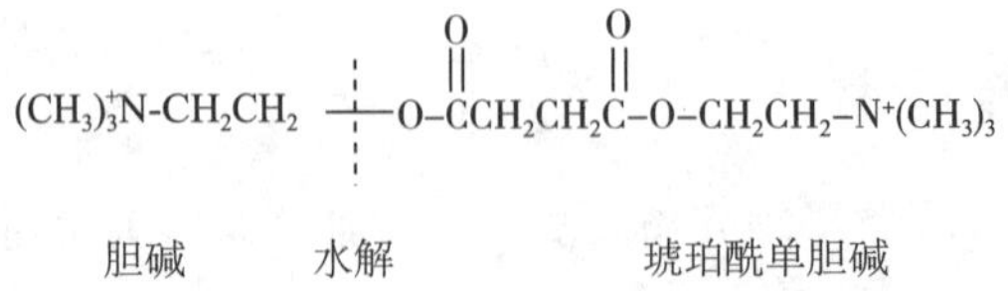

$$(CH_3)_3^+N\text{-}CH_2CH_2 \mid O\text{-}CCH_2CH_2C\text{-}O\text{-}CH_2CH_2\text{-}N^+(CH_3)_3$$

胆碱　　　水解　　　　　　琥珀酰单胆碱

图 10－1　琥珀酰胆碱的水解

琥珀酰胆碱敏感性属于常染色体隐性遗传。肝 BCHE 为单体或二聚体，分泌到血浆中，血浆 BCHE 为 4 个相同亚基组成的四聚体。基因定位于 3q26.1－3q26.2，全长 80kb，4 个外显子。已发现的 *BCHE* 基因的变异型有很多，例如，BCHE 双布卡因抗性 I，ASP70GLY，核苷酸 209A 突变为 209G，第 70 个密码子从 GAT 变为 GGT，天冬氨酸变为甘氨酸，从酸性到中性氨基酸，导致 BCHE 降低了对胆碱酯的亲和力；BCHE 抗氟化物 I，THR243MET，ACC 突变为 AGG，对氟化物抑制；另外还常出现一个基因内多位点突变的现象（表 10 - 1）。除琥珀酰胆碱外，还可水解丁酰胆碱、丙酰胆碱、乙酰胆碱、苯甲酰胆碱，还有临床相关化合物如米拉贝隆、可卡因、伊立替康、特布他林、氟司洛尔、泼尼松等。由于基因突变产生的变异型 BCHE 与其底物的结合能力降低，因而水解琥珀酸胆碱的效力减弱（表 10 - 1）。BCHE 活性与脂代谢相关，是心血管疾病的重要预测因子，也被广泛应用于农药中毒患者中毒程度以及评价治疗效果。

由于 BCHE 的许多变异型对其抑制剂如地布卡因、氟化物等有较大的抗性，因此可通过以苯甲酰胆碱作为底物，地布卡因和氟化物作为抑制剂来检测 BCHE 的活性，从而检出个体对琥珀酰胆碱的敏感性。

表 10 -1 胆碱酯酶变异型

名称	基因型	酶活性（%）	反应时间	发生率
典型	$E1^u E1^u$	60 ~125	正常	96/100
非典型	$E1^a E1^a$	<35	延长	1/3500
沉默型	$E1^s E1^s$	0	延长	~1/10 万
耐氟化物型	$E1^f E1^f$	55	不延长	~1/15 万
K 变异型	$E1^k E1^k$	66	不延长	1/100

二、异烟肼慢灭活 🄔 微课 1

异烟肼（isoniazid，INH）是治疗结核病的常用药物，在人体内主要通过 N - 乙酰基转移酶（N - acetyltransferase，NAT）的催化作用，经乙酰化为乙酰化异烟肼而失去活性后再经肾脏排泄（图 10 - 2）。根据异烟肼在体内的清除速度，人群中的不同个体可分为快灭活者（rapid inactivator）与慢灭活者（slow inactivator）两种类型。灭活快慢之间的差异与肝细胞内 NAT 的含量有关。快灭活者个体肝细胞内有 NAT，能将异烟肼迅速乙酰化并排出体外，故异烟肼半衰期短，45 ~110 分钟。慢灭活者肝细胞内缺乏 NAT，口服异烟肼后血液中保持药物的时间较长，半衰期可长达 2 ~4.5 小时。

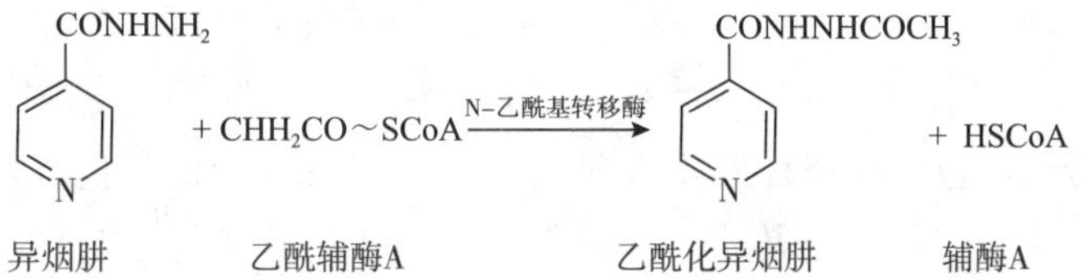

图 10 -2 异烟肼的乙酰化灭活过程

异烟肼慢灭活属于常染色体隐性遗传，其发生率在世界不同地区和种族中存在较大差异。如白种人与黑人中约 60% 属于此型，而黄种人中为 10% ~20%，埃及人比例高达 83%，爱斯基摩人则最少，约为 5%。中国居民以及新加坡的华裔人群中，约 22% 属于异烟肼慢灭活者。

人类 NAT 基因簇定位于 8p21.1 - p23.1，共包含有三个基因：NAT1、NAT2 和 NATP（假基因）。其中 NAT1 和 NAT2 为功能基因，二者均具有遗传多态性，其编码产物 NAT1、NAT2 的分子量分别为 33kDa 和 31kDa。其中 NAT1 表达于人体大多数组织，特别是红细胞和淋巴细胞，参与催化对氨基水杨酸和对氨基苯甲酸等芳基胺药物的乙酰化代谢。NAT2 仅表达于肝脏和肠道，参与催化包括异烟肼在内的 20 多种肼类化合物和具有致癌性的芳香胺或杂环胺类化合物的乙酰化代谢。NAT2 的野生型等位基因命名为 NAT2 * 4。目前发现，NAT2 至少存在 7 个等位基因点突变：G191A、C282T、T341C、C481T、

G590A、A803G 和 G857A，这些点突变的不同组合构成 10 多种不同的 *NAT2* 突变等位基因，其中较常见的慢灭活等位基因有 8 种（表 10 - 2），占已发现突变等位基因的 98%。*NAT2 * 4* 为快灭活型（野生型）等位基因，其余为慢灭活型（突变型）等位基因，即快灭活者的基因型为 *NAT2 * 4* 的纯合子或杂合子，慢灭活者基因型为各种突变型基因的纯合子或复合杂合子。

表 10 - 2　常见的 *NAT2* 慢灭活者等位基因

等位基因	核苷酸的改变	氨基酸的改变	等位基因	核苷酸的改变	氨基酸的改变
*NAT2 * 5A*	T341C	Ile114Thr	*NAT2 * 6A*	C282T	–
	C481T	–		G590A	Arg197Gln
*NAT2 * 5B*	T341C	Ile114Thr	*NAT2 * 6B*	G590A	Arg197Gln
	C481T	–	*NAT2 * 7B*	C282T	–
	A803G	Lys268Arg		G857A	Gly286Glu
*NAT2 * 5C*	T341C	Ile114Thr	*NAT2 * 13*	C282T	–
	A803G	Lys268Arg	*NAT2 * 14A*	G191A	Arg64Glu

异烟肼乙酰化速度的个体差异对其疗效和不良反应均有一定影响。在疗效方面，快灭活者由于异烟肼血浆浓度低，所以痰菌消失慢，易出现耐药菌株，疗效差。在不良反应方面，由于慢灭活者血液中药物保持时间长，反复给予异烟肼后容易引起蓄积中毒，有 80% 发生多发性神经炎，而快灭活者仅 20% 有此副作用。这是由于异烟肼在体内可与维生素 B_6 反应，使后者失活，从而导致维生素 B_6 缺乏性神经损害，故一般服异烟肼需同时服用维生素 B_6 来预防此不良反应的发生。此外，长期服用异烟肼后有少数患者可发生肝炎，甚至肝坏死，其中 86% 是快灭活者，其原因是快灭活者乙酰化速度快，可迅速产生大量的乙酰化异烟肼，其在肝脏中水解为异烟酸和乙酰肼，后者在肝微粒体内被细胞色素 P450 经过 N - 羟化反应变为强的酰化剂，可引起肝坏死。

除异烟肼外，通过 NAT 进行乙酰化灭活的药物还有磺胺二甲嘧啶、苯乙肼、普鲁卡因酰胺、甲基硫氧嘧啶、肼苯达嗪、氨苯砜等，也分为快灭活和慢灭活两种类型。

三、葡萄糖 - 6 - 磷酸脱氢酶缺乏症

葡萄糖 - 6 - 磷酸脱氢酶（glucose - 6 - phosphate dehydrogenase，G - 6 - PD）缺乏症是一种主要表现为溶血性贫血的遗传病，患者平时一般无症状，但在食用蚕豆或服用伯氨喹啉类药物后出现血红蛋白尿、黄疸、贫血等急性溶血反应，故俗称"蚕豆病"。G - 6 - PD 缺乏症呈世界性分布，据估计全球 G - 6 - PD 缺乏症患者达 2 亿人，多集中于热带、亚热带地区，特别是非洲与美洲黑人和地中海沿岸国家的居民发生率较高。我国该病呈"南高北低"的分布趋势，主要集中于黄河流域以南各省，尤以广东、广西、海南、贵州、云南、四川等地发生率高，为 4% ~ 20%。

红细胞中糖代谢（图 10 - 3）主要通过无氧糖酵解进行，但也有少量（约 10%）通过戊糖代谢旁路进行代谢（图 8 - 3）。G - 6 - PD 在红细胞戊糖代谢途径中有重要作用，它催化 6 - 磷酸葡萄糖的脱氢反应，氢经辅酶Ⅱ（NADP）传递给谷胱甘肽（GSSG），使其成为还原型谷胱甘肽（GSH），GSH 有保护血红蛋白免受氧化的作用，同时对含 -SH 基的酶和红细胞膜蛋白的 -SH 基也有保护作用。G - 6 - PD 缺乏症患者的酶活性降低，NADPH 生成不足，红细胞 GSH 生成量减少，在服用伯氨喹啉等具有氧化作用的药物或食用蚕豆后，GSH 进一步被氧化损耗，使患者红细胞 H_2O_2 降解减弱而产生聚集，过多的 H_2O_2 使珠蛋白肽链—SH 被氧化，导致 Hb 变性。变性的珠蛋白附着于红细胞膜上，形成变性珠蛋白小体（Heinz 小体）。此外，H_2O_2 还可直接氧化红细胞膜上的—SH 基，故这种红细胞易在血液中被破坏。同时，NADPH 的减少本身也降低了红细胞对 H_2O_2 的抵抗作用。由于以上原因，红细胞变形性降

低，在通过脾（或肝）窦时易遭阻留破坏，引起血管内和血管外溶血。

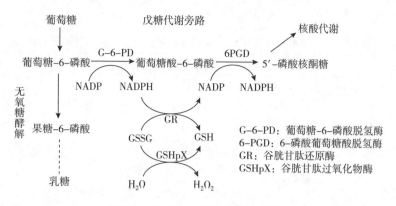

图 10-3　红细胞的戊糖代谢旁路

G6PD 基因定位于 Xq28，由 13 个外显子和 12 个内含子组成，全长 18kb，编码由 515 个氨基酸残基组成的 G-6-PD。G-6-PD 缺乏症呈 X 连锁不完全显性遗传，男性半合子酶活性显著缺乏，女性杂合子酶活性变异范围大，可接近正常或显著缺乏。这是因为根据 Lyon 假说，由于 X 染色体随机失活，女性杂合子实际上应是含有 G-6-PD 缺乏和正常红细胞的嵌合体，两种细胞系的细胞数量比例不同决定了不同女性杂合子个体 G-6-PD 酶活性水平有较大的变异范围。

根据酶活性水平和临床症状区分，基因突变所产生 G-6-PD 生化变异型多达 400 种以上，目前已鉴定 160 多种不同的突变。G-6-PD 基因突变绝大多数是点突变引起的单个氨基酸置换，并具有种族特异性。在中国人已检出 20 多种基因突变型，其中以 G1376T、G1388A 和 A95G 最多见（表 10-3）。

表 10-3　中国人常见的 **G6PD** 缺乏者基因突变类型

类型	顺序（cDNA）	碱基置换	氨基酸的置换
C1	1376	G→T	459 精→亮
C2	1388	G→A	463 精→组
C3	1311	C→T	–
C4	392	G→T	131 甘→缬
C5	1024	C→T	341 亮→苯丙
C6	95	A→G	32 精→组
C7	592	C→T	198 精→半胱
CT1	835	A→T	297 苏→丝
CT2	1360	C→T	454 精→半胱
CT3	493	A→G	165 冬酰→天冬
	1004	C→A	335 丙→天冬

根据酶活性水平及临床表现可将 *G6PD* 变异型分为三类：①酶活性严重缺乏（＜10%）伴有非代偿性慢性溶血（属非球形细胞溶血性贫血）：无诱因即可发生反复发作的慢性溶血；②酶活性严重或中度缺乏（10%～60%）：仅在食用蚕豆或服用伯氨喹啉等药物后诱发溶血，我国 G-6-PD 缺乏者多为此类；③酶活性轻度降低或正常（60%～100%）或升高（＞150%）：一般不发生溶血。此外，还有一种变异型 G-6-PD Hektoen，酶活性增高 4 倍（400%），是野生型中一个组氨酸被酪氨酸取代，对机体无不良影响。

G-6-PD 缺乏症是某些常见药物性溶血的遗传基础。已知能引起 G-6-PD 缺乏者溶血的药物和化学制剂有数十种之多，其中有不少是常用药物。故 G-6-PD 缺乏症患者因治疗需要必须使用某些药物（表 10-4）时，应在医生严密监护下使用。另外，G-6-PD 缺乏症、某些新生儿黄疸、某些感染性溶血（如病毒性肝炎、流感、大叶性肺炎、伤寒、腮腺炎）等发生的遗传背景，其中新生儿黄疸引起胆红素脑病可导致患儿智力低下，甚至死亡。

表 10 - 4　G - 6 - PD 缺乏者应禁用或慎用的药物、化学制剂及食物

种类	药物
抗疟药	伯氨喹啉、扑疟喹啉、氯喹
磺胺类药物	磺胺、乙酰磺胺、磺胺吡啶、三甲氧苄啶（TMP）、磺胺甲噁唑（SMZ）等
砜类药	氨苯砜、葡氨苯砜
止痛药	阿司匹林、非那西汀
杀虫药	β - 萘酚、锑波芬、来锐达唑
抗菌药	硝基呋喃类、氯霉素、对氨水杨酸
中药	川莲、蜡梅
其他	蚕豆、丙磺舒、二巯丙醇（BAL）、大剂量维生素 K 等

四、异喹胍 - 金雀花碱多态性

异喹胍（debrisoquine，DB）是一种肾上腺素阻断药，曾用于治疗高血压，最佳降压剂量为 10 ~ 360mg，其抗高血压作用的剂量差别之大表明人群对此药物的反应存在较大的个体差异。20 世纪 70 年代发现了异喹胍代谢的多态性。此外，催产及抗心律失常药金雀花碱（sparteine）代谢的多态性也是由相同的基因控制，二者代谢都是受控于同一种酶——细胞色素氧化酶超家族（P450 基因）的成员 P4502D6（CYP2D6）。除异喹胍、金雀花碱外，经 CYP2D6 代谢的药物多达 40 多种，包括多种抗心律失常药、β 受体阻断药、抗高血压药、三环类抗抑郁药等。

异喹胍在体内经 CYP2D6 代谢，生成 4 - 羟基异喹胍，不同个体的 CYP2D6 代谢能力不同，分为强代谢者（extensive metabolizer，EM）和弱代谢者（poormetabolizer，PM）。测定方法是：晚上口服异喹胍后收集 8 小时的尿液，用气相色谱法检测尿液中异喹胍原型及其代谢物 4 - 羟基异喹胍的量，二者的比值即为异喹胍代谢率（MR）。

$$MR = \frac{尿中异喹胍的量}{尿中 4 - 羟基异喹胍的量}$$

以 12.6 为 MR 值的分界线，MR 大于 12.6 者为 PM，小于 12.6 者为 EM。

CYP2D6 弱代谢为常染色体隐性遗传。CYP2D6 基因定位于 22q13.1 - qter，基因全长 7kb，含有 9 个外显子，编码含有 494 个氨基酸残基的蛋白质。CYP2D6 由 3 个基因构成：CYP2D6、CYP2D7P 和 CYP2D8P。其中只有 CYP2D6 为功能基因，能转录表达生成 CYP2D6，另外两个均为假基因。CYP2D6 突变基因纯合子或复合杂合子均可导致野生型基因（CYP2D6 - wt）活性消失，出现弱代谢表型。目前已鉴定出的 CYP2D6 突变等位基因有 CYP2D6A、B、C、D、E、F、G、J、CYP2D6Ch1、CYP2D6Ch2 等，主要是由于单个碱基缺失或剪接位点突变引起。这些等位基因的分布频率存在种族差异，如白种人中最常见的突变型是 CYP2D6B 和 CYP2D6A，这 2 种突变都可导致酶活性的丧失。中国人中最常见 CYP2D6Ch1 和 CYP2D6Ch2，其中前者使酶活性降低，对异喹胍代谢能力减弱，但不属于弱代谢者。而后者表达的酶蛋白活性丧失。不同人群中 PM 个体的比例具有显著差异（表 10 - 5）。这种由遗传因素决定的某些药物氧化代谢的多态性可能是不同种族患者所需相应药物剂量不同的重要原因。另有报道，在人群中还存在异喹胍超强代谢者，这是由于 CYP2D6 活性位点的复制或增多，使酶的表达增多所致。

CYP2D6 弱代谢者由于药物代谢能力下降，可导致用药后副作用增多。如 PM 个体在服用异喹胍降压时，可能出现严重的体位性低血压。PM 孕妇使用金雀花碱催产时，可能出现严重产科并发症（如子

宫强直，胎盘早剥，过急分娩等）。而 EM 个体服用金雀花碱作为抗心律失常药时，则可能由于达不到足够的血浆浓度，不能达到理想的治疗效果。但对于某些需要 CYP2D6 激活的药物，PM 个体则不容易达到预期的药效，如可待因的止痛作用或恩卡尼的抑制心律失常作用，上述药物在使用常规剂量时，PM 个体通常无明显的效果，达不到预期的药效。

表 10 - 5　PM 发生率的种族差异

民族	PM 频率（%）
白种人	3 ~ 10
中国人	0.7 ~ 1.1
日本人	0 ~ 2.3
西非人	0 ~ 8
非裔美国人	1.9

五、无过氧化氢酶血症

过氧化氢（H_2O_2）在组织中过氧化氢酶的作用下，可迅速分解并释放出游离氧，起抗菌除臭作用。因此，过氧化氢常用于外科创面清毒，使用时创面呈鲜红色，并有泡沫产生。1959 年媒体首次报道，医师在给一名口腔坏疽的女孩消毒创面时，发现这个女孩创面为棕黑色，并无泡沫产生，医师推测该女孩可能缺乏过氧化氢酶，因此不能使 H_2O_2 迅速分解。后来的研究证实了他的推测，并发现 H_2O_2 氧化血红蛋白为棕红色高铁血红蛋白，所以创面呈棕黑色。由于过氧化氢酶缺乏而引起的疾病称为无过氧化氢酶血症（acatalasia，OMIM 614097），受累者约半数易患牙龈溃疡、坏疽、萎缩和牙齿脱落等症状。

过氧化氢酶基因定位于 11p13.5 - p13.6，与 WAGR 综合征基因、钙调素基因和甲状腺素基因紧密连锁，目前已鉴定了五种不同的过氧化氢酶缺陷变异，根据血清中酶活性的高低可以分为三种表型：纯合显性个体酶正常，杂合子酶活性为中等水平，隐性纯合子无酶活性。该病在黄种人发病率较高，日本某些地区高达 1%，我国华北为 0.65%、华中为 0.55%、华南为 0.25%。

第三节　非药物代谢异常的常见种类

一、成人低乳糖酶症

乳糖是母乳和牛乳中的主要糖类。乳糖酶（lactase，LCT），又称为 β - 半乳糖苷酶，其主要作用是使乳糖水解为葡萄糖和半乳糖，易被肠道吸收。乳糖酶活性在新生儿时最高，多数人在断乳后活性大大降低，至成年人可降至其最大量的 10%，故年长的儿童和成年人进食牛乳或乳制品后，由于乳糖酶失去活性，乳糖不能被水解而潴留在肠内，通过渗透机制吸收水分，在结肠内被分解为乳酸、氢和二氧化碳，造成肠内积气、肠鸣、腹胀、稀便和腹泻等乳糖不耐受症状，即称为成人低乳糖酶症或乳糖酶缺乏症。

成人低乳糖酶症在某些亚洲、非洲人群中频率很高，但多数中欧和北欧人群及亚洲以牧业为主的人群中，存在一种突变型乳糖酶，到成年期仍能继续保持酶活性。这可能是由于在这些以牧业为主的社会中，经常食用乳品，使有关突变基因经过长期选择形成优势的结果。

成人低乳糖酶症属于常染色体隐性遗传，乳糖酶基因定位于 2q21，基因全长 50kb，包含有 17 个外显子，其等位基因为引起乳糖酶持续性（LAC^+P）和乳糖酶限制性（LAC^+R）。其中 LAC^+P 为显性，

但不是所有 LAP^+R 纯合子均出现乳糖吸收障碍的临床症状。

二、酒精中毒 🅔微课2

酒精的有效成分是乙醇，饮酒过量可引起以精神症状为主的异常反应，称为酒精中毒。人体对乙醇的耐受性有种族和个体差异，乙醇敏感者，当摄入乙醇 $0.3 \sim 0.5 ml/kg$ 体重时，即可出现面红耳赤、皮温升高、心率加快等急性酒精中毒症状，而乙醇耐受者则无此表现。黄种人中约有 80% 为乙醇敏感者，而白种人中敏感者较少，仅为 15%。

乙醇在体内的代谢主要包括两步反应：第一步是乙醇在肝脏乙醇脱氢酶（alcohol dehydrogenase，ADH）的作用下生成乙醛；第二步是乙醛在乙醛脱氢酶（acetaldehyde dehydrogenase，ALDH）的作用下进一步生成乙酸，乙酸可迅速分解为 H_2O 和 CO_2，随呼吸排出体外。第一步反应中生成的乙醛可刺激肾上腺素、去甲肾上腺素的分泌，从而引起面红耳赤、皮温升高、心率加快等症状。乙醛产生快或分解慢都可使乙醛水平升高导致人体对乙醇敏感。

ADH 五种同工酶的基因簇定位于 4q21 – q23 上约 380 kb 的区域中，包括 $ADH1A$、$ADH1B$、$ADH1C$、$ADH4$、$ADH5$、$ADH6$、$ADH7$ 七个基因，I 类 ADH 基因位于大约 77 kb 的更紧密簇中，按以下顺序排列：$ADH1C$、$ADH1B$ 和 $ADH1A$。该 I 类 ADH 基因簇的上游侧翼是 $ADH7$，下游侧翼是 $ADH6$、$ADH4$ 和 $ADH5$，依次排列，在不同组织和发育时期呈现差异性表达，其中 $ADH1A$ 编码 α 链，主要在早期胎儿肝脏内有活性；$ADH1B$ 编码 β 链，在胎儿及成人肝脏和肺内有活性；$ADH1C$ 编码 γ 链，在胎儿及新生儿肠和肾脏内有活性。$ADH1B$ 具有多态性，如大多数白种人为 ADH1B$_{*1}$，由 $β_1β_1$ 组成；而 90% 的黄种人为 ADH1B$_{*2}$，由 $β_2β_2$ 组成。$β_2$ 肽链为 $β_1$ 肽链中第 48 位精氨酸被组氨酸替代所形成。但 $β_2β_2$ 酶活性约为 $β_1β_1$ 酶活性的 100 倍。故大多数白种人饮酒后产生乙醛较慢，而黄种人乙醛蓄积较快，容易出现酒精中毒症状。

ALDH 主要有 ALDH$_1$ 和 ALDH$_2$ 两种同工酶，二者均为多肽四聚体，并且 ALDH$_2$ 活性高于 ALDH$_1$。其中 ALDH$_1$ 存在于胞质中，基因定位于 9q21.13；ALDH$_2$ 存在于线粒体内，是乙醇的主要代谢酶，其活性高于 ALDH$_1$，基因定位于 12q24.12。ALDH$_2$ 基因长 44kb，包含 13 个外显子，编码 517 个氨基酸。基因突变发生于第 12 位外显子，导致相应多肽链第 504 位谷氨酸被赖氨酸取代，形成无功能的 ALDH$_2$，不能有效代谢乙醛。白种人几乎全部都有 ALDH$_1$ 和 ALDH$_2$，无 ALDH$_2$ 功能缺失，而约 50% 的黄种人中仅有 ALDH$_1$，ALDH$_2$ 功能缺失，因而氧化乙醛的速度较慢。

由上可见，乙醇敏感性是由遗传因素决定的，具有 ADH1B$_{*2}$ 及 ALDH$_2$ 缺失者对乙醇最敏感；具有 ADH1B$_{*1}$ 及 ALDH$_2$ 缺失者次之；具有 ADH1B$_{*2}$ 及 ALDH$_2$ 者最不敏感。大多数黄种人在饮酒后产生乙醛速度快而氧化为乙酸的速度慢，故易产生乙醛蓄积而导致中毒，而大多数白种人则相反。

⊕ 知识链接

硝酸甘油与 $ALDH_2$ 基因

硝酸甘油是心绞痛急性发作的常规首选药，但中国汉族人群中，对硝酸甘油含服无效的病例不少。原因何在呢？硝酸甘油需先在体内经过线粒体乙醛脱氢酶 2（ALDH$_2$）生物转化后，才能释放出有效代谢物"一氧化氮（NO）"，发挥其抗心绞痛作用。ALDH$_2$ 基因具有 Glu540Lys 多态性，30% ~50% 的亚洲人 ALDH$_2$ 基因有 Lys504 突变，就会使硝酸甘油在体内的生物转化过程受阻，致 NO 减少，难以发挥有效作用。通过检测乙醛脱氢酶 2 的基因型，可预知含服硝酸甘油的风险；对于该基因有缺陷的患者，往往饮酒脸红，硝酸甘油的药效很难发挥，则不能完全把硝酸甘油片当作救命良药。因此我们在生活中要善于发现问题，并创造性解决实际问题。

三、吸烟与肺癌

肺癌是最常见、对人类生命威胁最大的恶性肿瘤之一，发病率和病死率在全球都呈上升趋势，而吸烟被公认为是肺癌最重要的危险因素之一。流行病学调查表明，80%～90%的男性肺癌患者与吸烟有关，但并不是所有的吸烟者都患肺癌（吸烟者中肺癌发生率不到20%），吸烟者是否患肺癌与个体的遗传基础有关。

吸烟时产生的烟雾中含有大量多环芳烃类的苯蒽衍生物，其致癌性较弱，但进入机体后通过细胞内微粒体中芳烃羟化酶（AHH）的作用可转变为具有较高致癌活性的7，8－二羟基－9，10－环氧芘。同时苯蒽衍生物有诱导提高AHH活性的作用，因此AHH的可诱导性具有增强苯蒽衍生物致癌性的作用，其诱导作用的高低因人而异，受遗传因素控制。

研究表明，细胞色素P450亚家族成员CYP1A1具有AHH活性，是多环芳烃等前致癌物的主要代谢酶。CYP1A1的可诱导性在人群中呈多态性分布，可区分为低、中、高诱导性，高诱导活性可增加吸烟诱发肺癌的风险，所以AHH诱导活性高的人吸烟时更易患肺癌。

*CYP*1A1基因定位于15q22－q24，含7个外显子和6个内含子，基因长度为5810bp。*CYP*1A1基因具有遗传多态性，已发现具有4种点突变（m1、m2、m3、m4），不同突变的发生频率具有种族差异。目前认为，m1突变（T6235C）可使CYP1A1的可诱导性增高，m2突变（A4889G）使CYP1A1的非诱导酶活性增高。

四、α_1－抗胰蛋白酶缺乏症

α_1－抗胰蛋白酶缺乏症（α_1－antitrypsin deficiency，α_1－AT缺乏症）是由于血浆中抗蛋白酶成分α_1－AT缺乏引起的一种先天性代谢病，属于常染色体隐性遗传病，临床常导致慢性阻塞性肺疾病（COPD）和婴幼儿型肝硬化。

α_1－AT是一种主要存在于血浆中的蛋白酶抑制剂，属于蛋白酶抑制系统（protease inhibitor system，Pi系统），能抑制以中性粒细胞弹性蛋白酶为主的蛋白水解酶的活性。编码α_1－AT的基因位于14q32.1，其基因座命名为*Pi*，全长12200bp，包含7个外显子和6个内含子，编码由418个氨基酸组成的多肽链。α_1－AT基因具有遗传多态性，目前已发现100余种α_1－AT缺乏症的遗传变异型，不同变异型个体的酶活性有差异。正常人大多数为MM型纯合子，血清酶活性为100%。导致α_1－AT酶活性降低的基因突变以S、Z型最为多见（表10－6）。纯合子SS个体血清中α_1－AT酶活性约为正常人的60%，而*Pi*ZZ是α_1－AT严重缺失的等位基因，纯合子为ZZ，酶活性仅为正常人的10%～15%，这种人常发生COPD及幼年型肝硬化。这是由于α_1－AT酶活性低，不能有效抑制蛋白酶（如弹性蛋白酶）活性，当吸烟或其他因素（如环境污染、下呼吸道感染等）刺激肺部时，巨噬细胞和中性粒细胞释放大量弹性蛋白酶，分解肺泡壁弹性蛋白，使肺泡破坏、融合，呼吸面积减少而导致缺氧所致。此外其他表现型如MZ、SZ等杂合子也有α_1－AT的缺乏，其中有部分个体可能发生肺气肿和肝硬化。

目前认为ZZ突变型主要见于白种人，最初在北欧、高加索人种中发现，以后传遍欧洲，又由于移民传到美国及其他国家。迄今在中国人群中尚未发现，仅有少数杂合子表现型，故认为中国人的COPD患者可能与遗传性α_1－AT缺乏无关。

表 10-6 α_1 - AT 的主要类型

表型	突变密码子位置	突变碱基	氨基酸置换	酶活性	基因频率[a]
MM				100%	PiM 0.866~0.966
SS	264	GAA→GTA	谷氨酸→缬氨酸	60%	PiS 0.11~0.12
ZZ	342	GAG→AAG	谷氨酸→赖氨酸	10%~15%	PiZ 0.01~0.02

a:白种人基因频率

第四节   药物基因组学及其应用

一个药物在机体内产生的总的药理作用和效应是由多基因控制的，决定药物转运蛋白、药物代谢酶和受体的基因都会对最终的药物效应产生影响，因此药物反应的个体和群体差异十分复杂，表现为药物反应的遗传多态性（表型）。药物基因组学是基因功能学和分子药理学相结合的学科，从基因整体水平研究药物反应个体差异的遗传基础，根据不同人群及不同个体的遗传特征设计药物，最终实现个体化用药和新药研发。基因组技术，如基因检测技术检测与药效相关的靶点或药代相关的酶的基因变异。新的测序技术、DNA 阵列、高通量筛选、生物信息学等的发展，为药物基因组学研究提供了多种手段和思路。

一、药物基因组学

药物基因组学主要研究药物代谢酶、药物受体和药物转运酶的多态性与药物反应的关系。

（一）药物代谢酶多态性与药物反应

体内药物代谢过程分为两个阶段。第一阶段通常是氧化、还原和水解反应，药物结构中引入羟基、氨基和羧基等极性基团；第二阶段是结合反应，即药物极性基团与葡萄糖醛酸、硫酸、甘氨酸和乙酸等结合，进一步增加药物极性和水溶性。

催化第一阶段反应的最主要代谢酶是细胞色素 P450（cytochrome P450 proteins，CYP）。它们是一类主要存在于肝脏、肠道中的单加氧酶，催化药物分子羟基化，多位于内质网上。1958 年由 Klingberg 和 Gfinkle 鉴定出它在还原状态下与 CO 结合，在波长 450nm 处有一个最大吸收峰而命名为 450 酶。目前已发现多个亚家族，其中有显著意义的遗传多态性的酶有 CYP3A4、CYP2D6、CYP2C19、CYP2C9、CYP1A2、CYP2E。

催化第二阶段反应的酶，主要是硫嘌呤甲基转移酶（thiopurine *S* - methyltransferase，TPMT）、*N* - 乙酰基转移酶（*N* - acetyltransferase，NAT）、谷胱甘肽 *S* - 转移酶（Glutathione *S* - transferase，GST）等。如：硫嘌呤甲基转移酶（*TPMT*）在巯基嘌呤、硫唑嘌呤等药物的代谢中起着重要作用，如治疗白血病的 6 - 巯基嘌呤，在体内主要是由 *TPMT* 代谢的。*TPMT* 基因中至少有四种等位基因的变异体，从而导致药物代谢的多样性，并影响药物的生物活性和细胞毒性。人群中 89% 的人为高 *TPMT* 活力，11% 的人为中等活力，0.33% 的人 *TPMT* 活力极低或缺失。高 *TPMT* 活力的人代谢很快，常需调高剂量；活力极低或缺失者，代谢非常低，即使很小剂量也会中毒。

（二）药物受体多态与药物反应

最重要的药物受体是 G 蛋白偶联受体，种类有很多。β2 受体研究较多，它有三种多态性（Arg16Gly、Gln27Glu、Thr164Ile）可改变受体功能。与纯合的 16Gly 相比，纯合的 16Arg 和杂合的

16Arg 对沙丁胺醇的反应分别高 5 倍和 2 倍。5 – 羟色胺（5 – HT）是一种神经递质，参与许多正常生理活动，5 – 羟色胺载体基因启动子的多态性可引起该载体基因表达异常，从而影响到某些与 5 – HT 有关疾病治疗的反应。

（三）药物转运酶多态与药物反应

许多药物是通过细胞膜上的载体主动转运而进入体内的。这表明，药物转运基因与药效之间也有非常密切的关系。P – 糖蛋白是一种重要的膜载体，它是由 *MDR – 1* 基因编码的 ATP 依赖性跨膜外流泵，可从细胞内向外泵出某些药物或其代谢物，这些药物包括抗肿瘤药、地高辛、环孢素 A 等。据研究报道，*MDR – 1* 基因的第 26 个外显子的多态性（C3435T）与 *MDR – 1* 的表达水平显著相关，*MDR – 1* 纯合子的表达率最低，纯合子患者在口服地高辛后，细胞内的地高辛浓度上升 4 倍或更高。致病基因本身发生突变也可导致机体对药物的反应发生变化。例如，阿尔茨海默病（AD）患者的基因表型，常为 *ApoE4* 等位基因，出现这种基因表型通常预示可能患 AD。研究表明，*ApoE4* 基因与机体对他可林的反应性相关，携带 *ApoE4* 基因的患者，用他可林治疗，80% 的患者可使病情得到改善；反之，如果患者不携带该基因，经他可林治疗反而有 60% 的患者病情出现恶化，目前机制尚不清楚。

这些多态性的存在可能导致许多药物治疗中药效和不良反应的个体差异。药物基因组学通过对包括选择药物起效、活化、排泄等过程相关的候选基因进行研究，从基因水平揭示这些差异的遗传特征，鉴别基因序列中的差异，在基因水平研究药效的差异，并以药物效应及安全性为目标，研究各种基因突变与药效及安全性之间的关系，并使它的研究结果更易应用于临床。

二、合理用药

早期的个体化用药，医生单纯从年龄、性别和健康状况、血药浓度等角度出发，调整用药方式来应对每个患者对药物显著的差异性，进行所谓的"个体化用药"。遗传因素及基因变异是导致药物反应个体化差异的源头，真正意义上的个体化用药是利用先进的分子生物学技术对不同个体的药物相关基因进行解读，临床医生根据患者的基因型资料实施给药方案，提高药物疗效和降低药物毒副反应。这就是基因导向的个体化用药，真正的"量体裁药"。

目前真正运用于临床的基于药物基因组学的靶向性药物还比较少，以抗肿瘤药物为主。例如，2001 年 10 月，甲磺酸伊马替尼（酪氨酸激酶抑制剂）获准用于治疗慢性粒细胞性白血病（chronic myelognous leukemia，CML）；2003 年 5 月，吉非替尼（抗表皮生长因子单克隆抗体）获准用于治疗晚期非小细胞肺癌（non – small cell lung cancer，NSCLC）；2004 年 2 月，西妥昔单抗（抗表皮生长因子单克隆抗体）获准用于治疗转移性结直肠癌。上述药物治疗的靶向性作用非常明显，如吉非替尼只对约 10% 的晚期 NSCLC 患者疗效显著，而对其余患者却无效。但是，可以预见，随着基因分析技术的飞速发展，越来越多的药物效应的个体差异与基因多态性的关系被阐明，药物基因组学将更广泛地指导和优化临床用药。

总之，药物基因组学将从药物设计、开发和应用等方面极大地推动医学的发展，并为临床合理用药、发挥药物最佳疗效、防治不良反应提供理论依据，将目前依据患者人群共性的药物治疗向今后根据不同人群和个体的遗传背景制造和应用药物，从而最终达到个体化治疗的水平。在不久的将来，当药品推向市场时若能同时配上一个鉴定基因的试剂盒，患者用药前就可以先进行基因变异分析，从而依据自身情况有效安全地选用药品。

三、新药研发

药物基因组学研究可以发现新的药物靶点。据估计，通过基因分型可以鉴定出 5000 ~ 10 000 个新的潜在药靶。新药靶的大量发现，无疑会对医学和治疗产生重大影响。再者，药物基因组学可提高新药研制的成功率，缩短临床试验时间，减少费用。一个新药从发现到进入市场大部分的费用和时间要消耗在临床试验的高失败率。以基因的多态性与药物效应的多样性为平台进行药物的药理试验和临床试验，可根据基因特征有针对性地选择试验人群，缩短临床试验时间，减少试验经费。此外，药物基因组学可重新估价过去未通过的问题药物。对原来一些证明"无效"或"毒副反应大"的药物，药物基因组学研究可以根据基因型选择有效的治疗群体，避免不良反应的发生。

四、药物基因组学相关数据库

随着研究的不断深入，出现了一些药物基因组学方面的数据库和组织机构，其中大部分都可免费访问，这些数据库和组织机构为药物基因组学的交流与发展做出了重大贡献。

药物基因组学知识数据库（Pharmacogenomics Knowledgebase，Pharm GKB）是 PGx 研究中一个重要的数据库，用于收集、管理和传播有关遗传变异对药物反应影响的信息，Pharm GKB 中收录的信息包括了药物剂量指南和药物标签，收录了基因、变异、药物和表型之间的关系。该数据库将变异的临床注释证据分为 1～4 级。1 级符合最高标准，可细分为 1A 和 1B 级，1A 级临床注释指的是该变异在当前的临床指南或 FDA（U. S. Food and Drug Administration，美国食品与药品监督管理局）批准的药物标签注释中有处方指南；1B 级临床注释描述的变异具有高级别的证据支持变异与药物的联系，但在临床指南或 FDA 药物标签中没有针对该变异的处方指南。2 级为中等证据水平，又分为 2A 和 2B 级，该变异存在于已知的药物基因中，很可能与药物表型有关。3 级临床注释描述的变异与药物反应的相关性的证据水平较低，这种相关性可能是基于单一文献研究或变异与药物反应之间的相关性在多个研究中重复性差。4 级表示证据不支持变异和表型之间的关联。

Pharm Var 数据库主要囊括了 CYP 基因超家族的 CYP1、CYP2、CYP3、CYP4 亚族的基因信息，每个基因又包含多种单体型/等位基因及其核苷酸改变、氨基酸改变、酶活性改变方向以及参考的文献等信息，Pharm Var 中的信息有助于解释药物遗传检测结果，可为 CYP 基因种群差异研究提供数据支持。

药物银行数据库（Drug Bank）是一个整合了生物信息学和化学信息学的数据库，它提供了详细的药物数据与药物靶标（蛋白质）及其机制等信息，包括药物化学、药代动力学、药理学、ADME 及其相互作用信息，目前 Drug Bank 5.0 包含了 10971 种药物和 4900 种蛋白靶标的信息，这些药物包括 2391 种由 FDA 批准的小分子药物，934 种 FDA 批准的生物类药物，109 种营养药物和 5090 多种实验性药物。药物银行数据库信息量巨大，在药物筛选、新药设计、药物靶标模拟、药物代谢预测及药物相互作用预测等领域发挥巨大作用。

临床药物基因组学应用委员会（Clinical Pharmacogenetics Implementation Consortium，CPIC）是由 Pharm GKB 和美国国立卫生研究院下设的药物基因组学研究网络（Pharmacogenomics Research Network，PGRN）联合组建的机构，CPIC 致力于连接基因检测和临床实践，基于 PGx 变异为药物的剂量选择或替代选择提供建议，该组织制定了多种药物的药物基因组学应用说明书。美国食品药品监督管理局（U. S. Food and Drug Administration，FDA）已经在多种药物的药品标签中增加药物基因组学相关信息。

答案解析

目标检测

1. 简述异烟肼快灭活和慢灭活者个体在疗效及不良反应方面的差异。
2. 简述葡萄糖 – 6 – 磷酸脱氢酶缺乏症患者的临床表现及其代谢遗传基础。
3. 为什么不同种族人群对乙醇的敏感性存在差异？
4. 举例说明药物基因组学在合理用药和新药研发中的作用。

（宋少娟）

书网融合······

本章小结　　　　　　微课1　　　　　　微课2　　　　　　题库

第十一章 免疫遗传

PPT

📖 **学习目标**

1. 掌握 红细胞 ABO 血型系统和 Rh 血型系统的组成、新生儿溶血病发病的机制、HLA 系统的结构和组成、抗体多样性的发生机制。

2. 熟悉 抗体的结构、抗体基因的结构。

3. 了解 HLA 与疾病关联、HLA 抗原与器官移植、遗传学抗体缺乏症。

4. 学会辨析免疫机制的遗传因素，具备分析免疫遗传机制的能力，培养学生科学严谨和通力合作的工作理念。

免疫遗传学（immunogenetics）是免疫学与遗传学相互渗透形成的边缘学科，主要研究免疫现象的遗传基础与遗传控制，探讨抗原、抗体及其相互作用的遗传本质，通过免疫学方法检测个体间的遗传差异，采用遗传学方法分析免疫反应的遗传控制机制，以阐明基因、抗原、抗体三者之间的关系。免疫遗传学是现代医学临床实践的重要理论基础，可以为输血、亲子鉴定、器官移植和免疫缺陷病诊治等临床实践提供理论指导。

第一节 红细胞抗原遗传

血型通常是指个体的红细胞表面抗原组合。不同的糖蛋白分子构成了红细胞的不同血型。1900 年，奥地利医生 Landsteiner 研究红细胞抗体时发现了人类第一个血型系统——ABO 血型系统，他也因此获得了 1930 年的诺贝尔医学奖。迄今为止，人类已发现了 40 多种血型系统，主要包括 ABO、Colton、Diego、Duffy、Kell、MN、Lewis、P、Rh 等，其中最具临床意义的是 ABO 血型系统和 Rh 血型系统。

🌐 **知识链接**

ABO 血型的发现史

以血为药，古已有之。古希腊曾以血液做为麻风病的特效药，罗马人则认为喝人血可以治疗癫痫，在中国，唐陈藏器所编《本草拾遗》中也记载了人血能治肺痨。

最早进行输血救人的是 1667 年法国医生 Jean - Baptiste Denis。Denis 用银质细管将羊动脉与人体静脉相连，成功地将羊血输给了一个濒死的 15 岁小男孩并救活了他。但此后 Denis 在救治癫痫患者时，却由于强烈的免疫反应，患者不幸离世。以致后来法国议会颁布法令："禁止输血"，输血疗法的研究一度停滞。直到 19 世纪早期，英国医生 James Blundell 为救助因失血过多而死亡的产妇，继续进行输血研究。他提出：不同物种的血液不同，人类患病应该输人血。Blundell 利用自制的由漏斗、注射器和试管组成的简易输血装置给 10 位垂死的病人输血，成功地救回了 4 人。1900 年，奥地利维也纳大学的研究员 Karl Landsteiner 分离血液的血浆和血细胞后，将一个人的血浆与另一个人的血细胞融合，发现只有把某些人的血细胞和血浆混合到一起时，血液才会凝集成块。经过不断的测试，Landsteiner 将被测试的人分为三组，分别命名为 A、B、C（后改为 O），几年以后，Landsteiner 的学生发现了另外一组，即 AB 型。

血型的发现开创了免疫血液学、免疫遗传学等新兴学科，对临床输血工作具有非常重要的意义。

一、ABO 血型系统 e 微课

ABO 系统是第一个被描述的红细胞血型系统，也是正常人血清中唯一存在常规"天然抗体"的血型系统。决定 ABO 血型的基因有三组：A、B、O 复等位基因及 $FUT1$ 和 $FUT2$ 基因。

A、B、O 复等位基因定位于 9q34.2，由 I^A、I^B、和 i 三个基因组成，其中 I^A、I^B 为共显性基因，i 为隐性基因，组成 $I^A I^A$、$I^A i$、$I^B I^B$、$I^B i$、$i i$ 和 $I^A I^B$ 6 种基因型，决定 A 血型、B 血型、O 血型和 AB 血型 4 种表型。I^A 基因的编码产物为 N–乙酰半乳糖胺转移酶，其作用是将 N–乙酰半乳糖胺转移到 H 抗原上形成 A 抗原；I^B 基因的编码产物为 D–半乳糖转移酶，其作用是将 D–半乳糖转移到 H 抗原上形成 B 抗原。$I^A I^A$、$I^A i$ 基因型的个体只有 A 抗原，形成 A 血型；$I^B I^B$、$I^B i$ 基因型的个体只有 B 抗原，形成 B 血型；$I^A I^B$ 基因型的个体既有 A 抗原，也有 B 抗原，形成 AB 血型。$i i$ 基因型的个体既无 A 抗原，也无 B 抗原，形成 O 血型。

H 抗原是 A 抗原及 B 抗原的前体，基本分子结构是以糖苷键与多肽链骨架结合的四糖链，即 β–D–半乳糖、β–D–N–乙酰葡萄糖胺、β–D–半乳糖以及在 β–D–半乳糖 2–位连接的抗原决定簇 α–L–岩藻糖。H 抗原的决定基因 $FUT1$ 定位于 19q13.33，有两个等位基因 H 和 h，H 基因的编码产物为 L–岩藻糖转移酶，其作用是将 L–岩藻糖转移到前体物质（precussor substances，PS）上形成 H 抗原，主要分布在红细胞膜上；h 基因由 H 基因突变而来，不能编码具有活性的 L–岩藻糖转移酶。

⇒ 案例引导

> 案例 患者，男，36 岁。2013 年无偿献血后被检查出血型异常，正定型结果为 O 血型，反定型结果却为 A 血型。经医院输血科鉴定，确认为罕见的"类孟买 A 型"血型。
>
> 讨论 什么是"类孟买 A 型"血型？其含有红细胞表面抗原、血清中抗体情况如何？为什么这类人要提高自身保护能力、防止受伤？

1952 年，Bhende 在印度孟买发现了一个特殊现象：O 血型与 A 血型的人婚配后生出了 AB 血型的子女。研究发现，这种 O 血型个体的 H 基因突变为无效的 h 基因，不能产生 H 抗原。因此，即使有 I^A 和（或）I^B 基因也不能形成 A 抗原和（或）B 抗原。但其 I^A 和（或）I^B 基因可以遗传给下一代，表现为一种特殊的 O 血型，称为孟买型（Bombay phenotype），用 Oh 表示（表 11–1）。

表 11–1 ABO 血型系统不同血型基因型及抗原、抗体

血型	基因型		红细胞上的抗原	血清中的抗体
	H 位点	ABO 位点		
A 血型	HH、Hh	$I^A I^A$、$I^A i$	A、H 抗原	抗 B
B 血型	HH、Hh	$I^B I^B$、$I^B i$	B、H 抗原	抗 A
O 血型	HH、Hh	$i i$	H 抗原	抗 A，B
AB 血型	HH、Hh	$I^A I^B$	A、B、H 抗原	无
孟买血型	hh	任意类型	全无	抗 A、B、H

二、Rh 血型系统

Rh 血型系统是已知最复杂、最具多态性的人类红细胞血型系统，临床意义仅次于 ABO 血型系统。1940 年，Landsteiner 和 Wiener 发现能与恒河猴（*Rhesus Macacus*）红细胞起免疫反应的家兔血清可以使 85% 的白种人红细胞样本产生凝集，因此认为人红细胞膜上有与恒河猴红细胞相同的抗原，并用恒河猴

名字命名为 Rh 抗原，其相应抗体为 Rh 抗体。

Rh 血型基因定位于 1p34.3 – 1p36.1，基因座由 *RHCE* 和 *RHD* 两个结构基因组成，二者具有高度的同源性，均由 10 个外显子、9 个内含子组成，长度为 75kb，其产物均为 417 个氨基酸残基组成的多肽。其中，*RHD* 基因编码 D 抗原，*RHCE* 基因通过不同的剪切方式编码 C/c 和 E/e 抗原。C、c、D、E、e 5 种抗原中，D 抗原的抗原性最强，决定人类红细胞为 Rh 阳性或 Rh 阴性。红细胞表面有 D 抗原的个体既有 *RHD* 基因，又有 *RHCE* 基因，为 Rh 阳性（Rh$^+$）；红细胞表面无 D 抗原的个体仅有 *RHCE* 基因，为 Rh 阴性（Rh$^-$）。

三、血型不相容

不同血型个体间相互输血时，常引起免疫反应，严重者危及生命。新生儿溶血病（hemolytic disease of the newborn，HDN）是由胎儿与母亲红细胞抗原不相容所致。妊娠期和分娩过程中，均可能有少量的胎儿红细胞进入母体血液循环，作为异物引起免疫应答反应，使母体产生免疫性不完全抗体 IgG，并可通过胎盘屏障进入胎儿血液循环，导致胎儿红细胞被大量破坏，引起胎儿或新生儿的溶血性贫血。新生儿溶血病在临床上虽较为多见，但症状大多数比较轻。

在所有红细胞血型系统中，ABO 血型不相容所导致的新生儿溶血病最为常见，约占 85%；其次是 Rh 血型不相容溶血症，约占 14.6%，其他血型系统溶血症则极少。

理论上，任何母婴 ABO 血型不相容均可引起溶血。但实际上，ABO 血型不相容溶血症多发生于 O 血型母亲所生的 A 血型或 B 血型婴儿。这是由于虽然母体中抗 A 和抗 B 抗体均为 IgM，一般不能通过胎盘屏障进入胎儿体内，但也有人能够产生 IgG 型抗 A 和抗 B 抗体进入胎儿体内引起溶血。由于胎儿体内的血清和组织中 A 抗原和 B 抗原对进入体内的相应抗体有一定的吸收作用，因此在一定程度上减轻了溶血症的症状。

Rh 血型不相容溶血症多发于 Rh 阴性母亲所生的 Rh 阳性新生儿中。一般情况下，Rh 血型不相容溶血症很少发生于第一胎，因为少量胎儿红细胞第一次进入母体产生的抗体效价低，大多数是 IgM 型抗体，不能通过胎盘。再次妊娠时，再次进入母体的胎儿细胞使其产生二次免疫，迅速产生大量的 IgG 型抗体，通过胎盘造成胎儿或新生儿溶血。

如果 Rh 阴性母亲在妊娠第一胎前曾接受过 Rh 阳性血液的输血，或当年本人出生时，有其母亲 Rh 阳性血液进入，使其已经产生了 Rh 抗体，则可能发生第一胎 Rh 溶血症。

Rh 溶血症的症状较为严重，常导致胎儿宫内死亡或新生儿黄疸。如在 Rh 阴性母亲第一胎出生后 72 小时内给予抗 D 血清制剂注射，及时清除进入母体内的 Rh 阳性胎儿红细胞，再次妊娠至 29 周时，二次注射抗 D 血清制剂，则可有效地防止 Rh 溶血症的发生。

第二节　白细胞抗原遗传

1958 年，法国学者 Dausset 等用白细胞凝集实验从多次接受输血的患者血清中发现了不同特异性的白细胞抗体，以此检出了不同特异性的白细胞抗原，命名为人类白细胞抗原（human leukocyte antigen，HLA），又称为主要组织相容性抗原（major histocompatibility antigen，MHA）。HLA 分布在所有有核细胞表面，由于在白细胞上发现，所以被称为白细胞抗原，这类抗原决定着机体的组织相容性，对排斥应答起着决定性作用。编码这类抗原的基因位于同一条染色体上，是一组高度多态、紧密连锁的基因群，称为主要组织相容性复合体（major histocompatibility complex，MHC），在人类称为 HLA 复合体，或称 HLA 系统。

一、HLA 复合体的结构和遗传特点

(一) HLA 复合体的结构

HLA 复合体是人类中最复杂、最富有多态性的遗传系统。1999 年 10 月，HLA 的全基因组 DNA 序列被测定公布。HLA 复合体位于 6p21.31，全长 3600kb，已经确定的基因位点有 224 个，其中 128 个为功能型基因，其余为假基因。根据 HLA 复合体编码抗原的结构、功能及在组织细胞中的分布特点，可将其分为 3 类：Ⅰ 类、Ⅱ 类和 Ⅲ 类，它们的基因座分布在不同的区段（图 11-1）。

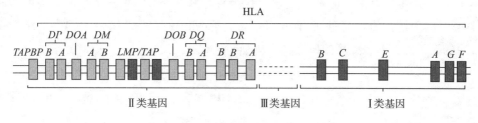

图 11-1　人类 HLA 复合体结构示意图

1. HLA-Ⅰ 类基因　基因产物几乎存在于所有的有核细胞表面。基因区内存在 31 个有关的 Ⅰ 类基因座，其中，除了经典的 HLA-Ⅰ 类基因 *HLA-A*、*HLA-B* 和 *HLA-C* 基因，还包括 *HLA-E*、*HLA-G* 和 *HLA-F* 等基因。经典的 HLA-Ⅰ 类基因以外基因的产物分布有限，且功能不明，此外还有许多假基因。

2. HLA-Ⅱ 类基因　基因产物主要存在于 B 淋巴细胞、巨噬细胞，树突状细胞、活化 T 细胞等表面。基因区包括近 30 个基因座，其中，经典的 HLA-Ⅱ 类基因一般指 *HLA-DR*、*HLA-DP* 和 *HLA-DQ*，有些基因（*HLA-DRB_2*、*HLA-DPA_2*、*HLA-DPB_2*、*HLA-DQA_2*、*HLA-DQB_2*）是假基因，有些基因表达情况尚不明确。

3. HLA-Ⅲ 类基因　基因产物主要存在于血清和体液中，主要参与免疫反应和代谢活动。HLA-Ⅲ 类基因区域是人类基因组中基因密度最大的区域，至少已发现 36 个基因座，包括编码相应补体成分的补体基因 *C2*、*C4A*、*C4B*、*BF* 基因，21-羟化酶基因（*CYP21A*、*CYP21B*），肿瘤坏死因子基因（*TNFA*、*TNFB*）以及热激蛋白 70（*HSP70*）基因等。

(二) HLA 复合体的遗传特点

1. 单体型遗传方式　HLA 复合体是一组紧密连锁的基因群。这些连锁在一条染色体上的等位基因很少发生同源染色体间的交换，构成单体型（haplotype）。因此，在遗传过程中，HLA 单体型常作为一个完整的遗传单位由亲代传给子代。理论上，子女的 HLA 单体型一个来自父方，一个来自母方，在同胞之间有 1/4 的概率单体型完全相同，1/4 的概率单体型完全不同，1/2 的概率有一个单体型相同。这一遗传特点在器官移植供者的选择以及法医的亲子鉴定中得到了应用。

2. 多态性现象　HLA 复合体是迄今已知人体最复杂的基因复合体，有高度的多态性。HLA 复合体的每一基因座均存在为数众多的复等位基因，是其高度多态性的最主要原因；此外，HLA 复合体中每一个等位基因均为共显性，也大大增加了人群中 HLA 表型的多样性。

3. 连锁不平衡　由于 HLA 复合体各基因座是紧密连锁的，连锁的基因不是随机组合在一起，某些基因较多的组合在一起出现，另一些基因较少的组合在一起出现，从而引起连锁不平衡（linkage disequilibrium）。

二、HLA 复合体与疾病的关联

HLA 复合体基因的高度多态性作为人类遗传学研究、个体识别及亲子鉴定的遗传标记的同时，也使得组织配型完全相容的概率大大降低，为器官移植中选择合适的供体时带来了困难，因此，HLA 复合体与疾病关联非常密切。

关联（association）是两个遗传性状在群体中实际同时出现频率高于随机同时出现频率的现象。HLA 系统是第一个被发现与疾病有明确关联的遗传系统，自 1967 年 Amiel 首次报道 HLA 抗原与霍奇金病（Hodgkins Disease）相关以来，迄今已发现 500 余种疾病与 HLA 系统存在不同程度的相关性（表 11-2）。最典型的例子是强直性脊柱炎（ankylosing spondylitis，AS），携带 HLA-B27 抗原与不携带 HLA-B27 抗原的人相比，罹患此病的风险高约 90 倍。

表 11-2　HLA 与部分疾病的关联

疾病	相关 HLA 抗原	相对风险（%）
强直性脊柱炎	B27	89.8
急性前葡萄膜炎	B27	10.0
肾小球性肾炎咯血综合症	DR2	15.9
多发性硬化症	DR2	4.8
乳糜泻	DR3	10.8
重症肌无力	DR3	2.5
突眼性甲状腺肿	DR3	3.7
系统性红斑狼疮	DR3	5.8
胰岛素依赖型糖尿病	DR3/DR4	25.0
寻常天疱疮	DR4	14.4
类风湿关节炎	DR4	4.2
淋巴瘤性甲状腺肿	DR5	3.2

HLA 与疾病关联的机制目前还不清楚，可能的机制如下。①分子模拟学说：HLA 分子可能与某种病原体分子结构相似，使机体不能对病原体产生有效的免疫应答，或者在对病原体的免疫应答中同时损害了机体自身组织细胞。如强直性脊柱炎患者细胞表面 B27 抗原与肺炎球菌的成分有一段共同的氨基酸序列。②受体学说：HLA 抗原可能作为病原体的受体，二者结合导致机体损伤；或者与膜受体相似而竞争性结合激素。③连锁不平衡学说：真正的疾病易感性基因并不是 *HLA* 基因，而仅是作为可供检出的遗传标记的 *HLA* 基因与真正的易感性基因紧密连锁。④自身抗原提呈学说：HLA-Ⅱ类分子在结合并提呈抗原到反应性 T 细胞的过程中，Ⅱ类抗原表达过少或过多，不同亚区的 α 链和 β 链发生错配，形成新的抗原性，产生了自身组织的损伤。⑤免疫耐受学说：人体内存在某物质的耐受性片段，此片段为 HLA 分子递呈以后，机体免疫系统便对该物质建立免疫耐受，与某些疾病相关的保护性 HLA 基因产物与该耐受性片段的亲和力高，而易感 HLA 基因产物与该片段的亲和力较低。

三、HLA 复合体与器官移植

1954 年，Murray 首次在同卵双生姐妹之间实施了肾移植以来，器官移植已作为临床上重要的治疗手段，其最大难题之一是排斥反应。当供体和受体之间存在抗原差异时，受体的免疫系统就能够识别异己而引发强弱不等的排斥。在排斥反应中，ABO 血型抗原和 HLA 抗原作为人类最主要的组织相容性系统起着重要的作用。由于 HLA 的高度多态性，决定了不同个体间差异的多样性，因此人群中，找到

HLA 抗原相同的概率非常低，在进行器官移植前，供体必须进行严格的组织配型，使受体和供体之间的 HLA 尽可能地相近，最大限度地减少排斥反应。

由于 ABO 血型抗原不仅存在于红细胞表面，同时也存在于其他组织细胞上，因此进行器官移植配型时，ABO 血型相容是首要条件，其配型的原理与方法与输血相同。

理论上，*HLA* 基因位点相同越多，相容性就越好，移植器官长期存活的可能性越大。根据 HLA 单体型遗传方式特点，在进行器官移植时，首先应该在同胞中选择 HLA 抗原完全相同的供体（同卵双生子理论上 HLA 完全相同，移植成功率为 100%），其次选择 1/2 相同者（同胞或父母），此外，在近亲婚配的家系中也会有较多的机会找到 HLA 相近的供体。

HLA - Ⅰ类抗原、HLA - Ⅱ类抗原在移植中均可引起强烈的排斥反应，被称为"强移植抗原"。临床上肾移植主要检测 HLA - A、HLA - B 和 HLA - DR 位点的抗原，其抗原的重要性依次为 HLA - DR、HLA - B、HLA - A。

第二节　抗体遗传

抗体（antibody，Ab）是指主要存在于血清和其他体液、外分泌液中，由 B 淋巴细胞识别抗原后，增殖、分化为浆细胞分泌的能与相应抗原特异性结合的一类异质性免疫球蛋白（immunoglobulin，Ig），在体液免疫中发挥重要作用。

一、抗体的分子结构特点

所有的抗体分子结构都非常类似，由 2 条相同的重链（heavy chain，H 链，分子量较大，450～550 个氨基酸残基组成）和 2 条相同的轻链（light chain，L 链，分子量较小，214 个氨基酸残基组成）形成的四肽链组成。四条肽链两端游离的氨基或羧基的方向是一致的，分别为氨基端（N 端）和羧基端（C 端）。

L 链含有 2 个由链内二硫键所组成的环肽，根据其结构和抗原性特点可分为 κ 链、λ 链。H 链含有 4～5 个链内二硫键所组成的环肽，根据其结构和抗原性特点可分为 5 类：μ 链、γ 链、α 链、δ 链和 ε 链，其中，γ、α 和 δ 链上含有 4 个环肽，μ 和 ε 链含有 5 个环肽，形成的相应抗体分子分别为 IgM、IgG、IgA、IgD 和 IgE。

抗体分子的 H 链或 L 链的 N 端氨基酸序列变化比较大，称为可变区（variable region，V 区），而其 C 端则相对保守，变化很小，称为恒定区（constant region，C 区）。可变区占 H 链的 1/4 和 L 链的 1/2，分别称为重链可变区（variable region of heavy chain，V_H）和轻链可变区（variable region of light chain，V_L）。恒定区占 H 链的 3/4 和 L 链的 1/2，分别称为重链恒定区（constant region of heavy chain，C_H）和轻链恒定区（constant region of light chain，C_L）。可变区氨基酸的组成和排列顺序差异很大，可形成许多种具有不同结合抗原特异性的抗体，赋予抗体以多样性。恒定区的氨基酸数量、种类、排列顺序都比较稳定，与抗体的生物学效应相关（图 11 - 2）。

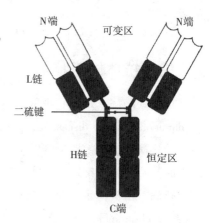

图 11 - 2　抗体的分子结构

二、抗体基因结构与重排

1976 年，日本学者利根川提出抗体的多样性产生的原因主要是由于 B 细胞发育成熟过程中编码抗体的基因发生了突变和重排，并因此获得 1987 年诺贝尔生理学或医学奖。

（一）抗体基因结构

抗体重链基因家族定位于 14q32.33，在胚胎细胞中分隔为 L、V、D、J、C 五类基因片段（gene segment）。估计约有 100 种 V 基因片段（variable segment），30 种 D 基因片段（diversity segment），6 种 J 基因片段（joining segment），10 种 C 基因片段（constant segment）。其中，L 基因片段是编码先导肽（leading peptide）的序列，其产物先导肽可引导重链穿过内质网膜进入内质网腔；V、D、J 基因片段主要编码可变区氨基酸的序列；C 基因片段是编码恒定区氨基酸的序列。

κ 链基因家族定位于 2p11.2，λ 链基因家族定位于 22q11.2，它们在胚系细胞中分隔成 L、V、J、C 四类基因片段。只有在产生特定免疫球蛋白分子的浆细胞中，这些特定基因片段才拼接在一起形成可转录的活性基因。

（二）抗体基因重排

1. 重链基因重排　重链基因重排往往是通过两次重排形成的。第一次基因重排是 D 基因片段与 J 基因片段的重排连接，形成 DJ 基因片段；第二次基因重排是 V 基因片段与 DJ 基因片段的重排和连接，形成 VDJ 基因片段，最后与 C 基因片段连接，形成完整的具有转录功能的 H 链基因。

2. 轻链基因重排　抗体重链基因的重排进一步诱导了轻链基因的重排。κ 链基因可通过 V 基因片段的缺失、倒位等与 J 基因片段相连，重排后的 VJ 基因片段再与 C 基因片段连接生成完整的 κ 链基因，其转录产物经过剪接形成成熟的 mRNA，翻译出特异的 κ 链。λ 链基因的重排与 κ 链相似。

（三）抗体的多样性的产生机制

人类基因组约有 3 万个基因组成，但特异性抗体分子的种类却多达几百万种，抗体多样性的产生机制主要有下面几方面。

1. 多个胚系基因片段的随机组合　在未分化成熟的前 B 细胞中，抗体胚系基因由多个基因片段组成，各基因片段重排结果可产生极高度的多样性。

2. VDJ 连接的多样性　轻链基因重排过程中 VJ 连接点和重链基因重排过程中 VD、DJ 连接点等常出现碱基丢失的现象，产生不同的连接方式，增加了抗体的多样性。

3. 体细胞突变　体细胞在发育过程中可发生基因突变，突变在 V 基因片段发生频繁，使基因片段的多样性增高。

4. N 区的插入　抗体重链基因片段重排过程中，有时出现重排后 D 基因片段的两侧插入几个核苷酸构成 N 区的现象，产生移码突变，使插入部位下游密码发生改变，从而编码不同的氨基酸，增加了抗体的多样性。

5. 重链轻链随机组合　重链轻链随机组合进一步增加了抗体的多样性。

三、抗体缺乏症

免疫缺陷病（immunodeficiency disease）根据其发病原因可分为 2 类：①原发性免疫缺陷病（primary immunodeficiency disease），是由于免疫系统基因异常或先天性免疫系统发育障碍而导致免疫功能不全引起的疾病；②继发性免疫缺陷病（secondary immunodeficiency disease），又称获得性免疫缺陷病，是后天因素造成的、继发于某些疾病或用药后产生的免疫缺陷性疾病。遗传性抗体缺乏症是一种原发性免疫缺陷病，由抗体生成及功能缺陷所致。常见的抗体缺乏症为 X 连锁无丙种球蛋白血症（X-linked agammaglobulinemia，XLA）。

XLA，1952 年由 Ogden Bruton 首次报道，故又称为 Bruton 综合征，是最早发现、最常见的先天性 B

细胞免疫缺陷病。临床上以血液循环中缺乏 B 细胞及 γ 球蛋白、易反复细菌感染为主要特征。XLA 为 X 连锁隐性遗传，多见于男性婴幼儿，患儿一般于 6 个月时表现出病症：反复严重化脓感染，易反复患肺炎、脑膜炎、中耳炎等。XLA 致病基因定位于 Xq21.3 - Xq22，是由于酪氨酸激酶基因缺陷不能转导信号，影响前 B 细胞的分化成熟，使成熟的 B 细胞数量减少，体内抗体水平降低所致。由于出生时患儿体内留有来自于母亲的抗体，因此暂时不表现症状。随着患儿生长，血液中母亲的抗体逐渐消失，故一般 6 个月时开始出现症状。该病的治疗主要依赖免疫球蛋白的替代治疗和抗生素的应用。

答案解析

目标检测

1. 比较 ABO 血型不相容溶血症和 Rh 血型不相容溶血症。
2. HLA 复合体的遗传特点有哪些？
3. 试述抗体多样性可能的产生机制。

（杨军厚）

书网融合……

本章小结

微课

题库

第十二章　肿瘤遗传

PPT

📖 **学习目标**

1. **掌握**　癌基因、原癌基因、抑癌基因、标记染色体的概念；原癌基因的激活方式；癌基因与抑癌基因的区别。

2. **熟悉**　肿瘤细胞中的染色体异常。

3. **了解**　肿瘤发生的遗传学机制。

4. 学会肿瘤发生的相关遗传学理论，具备分析不同肿瘤发生的分子机制及遗传学机制的基本能力，培养学生对立统一的辩证唯物观。

肿瘤（tumor）是危害人类健康最严重的疾病之一，是机体在各种致瘤因素作用下，局部组织的某一细胞在基因水平上失去对其生长的正常调控，导致细胞无限制异常增生而形成的新生物（neoplasm）。按照其生长特性和对人体的破坏程度，通常分为良性肿瘤（benign tumor）和恶性肿瘤（malignant tumor）两类。起源于上皮组织的恶性肿瘤又称为癌（carcinoma）；起源于结缔组织或间充质细胞的恶性肿瘤称为肉瘤（sarcoma）；来源于骨髓造血细胞的恶性肿瘤称为白血病（leukemia）；来源于免疫系统，特别是脾脏及淋巴结白细胞的恶性肿瘤称为淋巴瘤（lymphoma）；来源于胚胎细胞或未成熟的原始母细胞的恶性肿瘤称为母细胞瘤（blastoma）。

大量的研究表明，肿瘤的发生是遗传和环境因素共同作用的结果。吸烟、饮酒、化学物质等导致肿瘤的发生率增加，同时人们注意到在相同的环境致癌因素作用下，并不是每个人都患肿瘤；不同人种的高发肿瘤也不同，如中国人鼻咽癌的发病率比其他人种高，说明肿瘤的发生具有一定的遗传基础。肿瘤的分子遗传学研究表明，一些与细胞生长和分化有关的基因突变在肿瘤形成过程中起了关键作用，表观遗传修饰在肿瘤发生和发展中同样具有非常重要的作用。

⇒ **案例引导**

案例　患儿，女，18个月。在一次常规体检时医生发现她的右眼虹膜颜色有所改变，瞳孔有黄白色反光，眼压升高，眼球稍突起，经医生诊断患有"视网膜母细胞瘤"，需要手术治疗。随后，医生又对其全家进行调查，她的单卵双生的妹妹也被发现左眼有斜视，视网膜红光反射消失，眼底检查可见边界不清的椭圆形白色结节，证实也患本病。

讨论　视网膜母细胞瘤的发生的原因是什么？医生对患儿全家进行调查的目的是什么？

第一节　染色体异常与肿瘤

大多数恶性肿瘤细胞伴有染色体数目或结构的异常，而且在同一肿瘤不同细胞内染色体数目或结构异常往往不一致。恶性肿瘤发展到一定阶段，具有某种特定染色体数目或结构异常的细胞逐渐形成占主导地位的细胞群体。在某种肿瘤内，如果某种细胞系生长占优势或细胞百分数占多数，此细胞系就称为该肿瘤的干系（stem cell）。干系的染色体数目称为众数（modal number）。细胞生长处于劣势的其他核型的细胞系称为旁系（side line）。在肿瘤生长过程中，由于内外环境因素的影响，干系和旁系可以相互转变。

一、染色体数目异常与肿瘤

染色体数目异常是指以二倍体为标准，染色体数目超出或少于 46 条。恶性肿瘤细胞染色体数目大多数为非整倍体，如亚二倍体，超二倍体，亚三倍体或亚四倍体等。

肿瘤细胞染色体数目异常并不是随机的。例如血液系统肿瘤比较常见到的是 +8、+9、+21、-5、-7、或者性染色体丢失等。实体瘤染色体数目多数为超二倍体、亚二倍体或在三、四倍体之间，而癌性胸腹水的染色体数目变化较大，可见到六倍体或八倍体的癌细胞。

二、染色体结构异常与肿瘤

染色体结构异常如易位、缺失、重复、环状染色体和双着丝粒染色体等是肿瘤细胞染色体的基本结构特点，其中，易位和缺失最为常见，染色体发生断裂或断裂后异位重接，导致形成结构异常的染色体，通常将肿瘤细胞中一些结构特殊的染色体称为标记染色体（marker chromosome）。同一个干系内的标记染色体往往相同，说明肿瘤起源于同一个祖细胞。标记染色体是恶性肿瘤的特点之一，可分为特异性标记染色体和非特异性标记染色体。

特异性标记染色体是指经常出现于同一种肿瘤细胞内，能够在肿瘤细胞中稳定遗传的标记染色体。1960 年，Nowell 和 Hungerford 在美国费城（Philadelphia）从慢性髓细胞白血病（chronic myelogeneous leukemia，CML）患者的外周血细胞中发现了一个比 22 号染色体还小的 G 组染色体，命名为费城染色体（Ph 染色体）。Ph 染色体是由 9 号染色体和 22 号染色体发生相互易位形成的（图 12 -1），大约 95% 的 CML 患者骨髓或外周血中可检出 Ph 染色体，是 CML 特异性标记染色体，可作为 CML 的诊断依据，而且，Ph 染色体先于临床症状出现，故可用于 CML 的早期诊断。t（9；22）（q34；q11）易位使 9q34 的 ABL 基因和 22q11 的 BCR 基因形成 BCR - ABL 融合基因，提高了酪氨酸激酶活性，此种激酶控制着造血干细胞的增殖，当酶活性过强时，导致造血干细胞增殖失控，具体为造血干细胞分化形成的髓细胞系增殖失控，造成和髓细胞系有关的各种造血细胞高度增殖，最终发生 CML，这是 CML 发病的主要原因。Ph 染色体的发现首次证明了一种染色体畸变与一种特异性肿瘤之间的恒定关系，被认为是肿瘤细胞遗传学研究的里程碑。

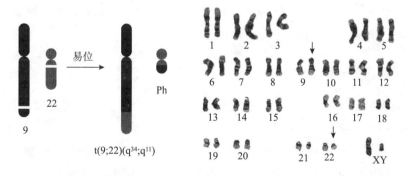

图 12 -1 Ph 染色体形成示意图及慢粒患者 G 显带核型分析，示 Ph 染色体

除了 CML 中的 Ph 染色体外，在其他的肿瘤中也发现了特异性标记染色体。如视网膜母细胞瘤中 del（13）（q14.2），Burkitt 淋巴瘤的 t（8；14）（q24；q32），急性粒细胞性白血病部分分化型中的 t（8；21）（q22；q22），急性早幼粒细胞白血病中的 t（15；17）（q24；q21），以及急性白血病的 -7 或 +9，Wilms 瘤的 del（11）（p13p14），结肠息肉的 +8 和 17q +，小细胞肺癌 del（3）（p14p23），鼻咽癌的 t（1；3）（q41；p11）以及乳腺癌中的 1q 易位等。

非特异性标记染色体可出现于多种肿瘤中，并不为某一肿瘤所特有，这种结构异常的染色体可能在肿瘤生存过程中起着一定的作用。

三、染色体不稳定综合征与肿瘤

某些隐性遗传病患者的染色体容易断裂或对紫外线特别敏感，发生肿瘤的风险高，表明这些疾病与染色体不稳定性密切相关，将此类疾病称为遗传性肿瘤综合征或染色体不稳定综合征。

共济失调毛细血管扩张症（ataxia telangiectasia，AT）是一种较少见的常染色体隐性遗传病，基因定位于 11q22 - q23。发病率为 1/40000 ~ 1/100000。它是累及神经、血管、皮肤、单核 - 巨噬细胞系统、内分泌系统的原发性免疫缺陷病。主要临床表现为婴幼儿期发病的进行性小脑性共济失调，眼球结膜和面部皮肤的毛细血管扩张，反复发作的副鼻窦炎和肺部感染，对射线的杀伤作用极其敏感，染色体不稳定，具有自发性染色体断裂和重排的特征。易患白血病或淋巴瘤、免疫缺陷等。

Bloom 综合征（Bloom syndrome，BS）是一种常染色体隐性遗传的染色体不稳定综合征，*BLM* 基因定位于 15q26.1，*BLM* 基因突变是 BS 患者发病的分子遗传学基础。典型的临床特征是身材矮小，免疫功能低下，慢性感染，面部微血管扩张性红斑等。体外培养的 Bloom 综合征患者细胞染色体易发生断裂重排；体细胞中姐妹染色单体交换增加、可检测到微核等染色体结构畸变，患者多在 30 岁之前发生各种肿瘤和白血病。

着色性干皮病（xeroderma pigmentosum，XP）是一种罕见的、致死性常染色体隐性遗传病，发病率为 1/250000，由 DNA 损伤修复缺陷导致。目前发现，与着色性干皮病相关的基因共有 *XPA ~ XPG* 等 7 个互补组基因和 1 个与 DNA 错配修复有关的变异型，其中 7 个互补组基因均为 DNA 损伤修复基因，在核苷酸切除修复中发挥重要作用。本病一般不存在自发的染色体异常，但在紫外线照射后，会形成嘧啶二聚体，姐妹染色单体交换以及染色体畸变的发生率明显增加，在此基础上形成恶性肿瘤，多数患者于 20 岁前因恶性肿瘤而死亡。

第二节　肿瘤的遗传现象

通过家系调查及流行病学分析证实，肿瘤的发生具有一定的遗传基础，单个基因突变可以引起肿瘤发生，并以特定的方式在家系中传递，如视网膜母细胞瘤、肾母细胞瘤等；多数肿瘤是遗传因素和环境因素共同作用的结果，具有一定的遗传易感性。

一、单基因遗传的肿瘤

人类某些恶性肿瘤是由于单个基因突变引起的，其传递符合孟德尔遗传规律，如视网膜母细胞瘤、肾母细胞瘤和 I 型神经纤维瘤等。

1. 视网膜母细胞瘤（retinoblastoma，RB）（OMIM # 180200）　为眼部的恶性肿瘤，发病率约为 1/20 000。致病基因 *RB*1 定位于 13q14.2，临床表现为早期出现眼底灰白色肿块，多发生于婴幼儿，此病恶性程度很高，可随着血液循环转移，也能直接侵入颅内。遗传性病例大约占 10%，呈常染色体显性遗传，发病年龄早，多累及双眼，具有家族史。非遗传性 RB 呈散发性，临床表现为单侧发病，发病年龄晚，主要是由于后天基因突变造成的。

2. 肾母细胞瘤（nephroblastoma）　又称为 Wilms 瘤（OMIM # 194070），是一种婴幼儿肾恶性胚胎瘤，呈常染色体显性遗传，发病率为 1/10000，主要临床表现有血尿、发热、高血压、贫血等。大约有 38% 病例为遗传型，致病基因 *WT*1 定位于 11p13，遗传性病例发病年龄早，多为双侧发病。非遗传性病例则发病年龄晚，多为单侧发病。

3. I型神经纤维瘤（neurofibromatosis，NF1）（OMIM # 162200）　表现为皮肤有牛奶咖啡斑和纤维瘤样皮肤瘤，主要分布于躯干，在儿童时期即可出现。3%～15%可恶性变为纤维肉瘤、鳞癌和神经纤维肉瘤。致病基因 *NF1* 定位于17q11.2，呈常染色体显性遗传。

二、肿瘤的遗传易感性

大多数肿瘤的发生是遗传因素和环境因素共同作用的结果。在特定的环境条件下某些基因的编码产物能够导致遗传性疾病或获得疾病易感性，这类基因称为易感基因。已发现乳腺癌、肺癌、胃癌、肝癌、鼻咽癌、宫颈癌等肿瘤具有其特定的易感基因。

乳腺癌是女性最常见的恶性肿瘤之一，近年来发病呈明显增长趋势。研究表明与乳腺癌相关的易感基因有 *BRCA*1（17q21.31）、*BRCA*2（13q13.1）、*PTEN*（10q23.31）、*TP*53（17p13.1）和 *CDH*1（16q22.1）等。我国鼻咽癌发病率较高，鼻咽癌的发生除了与EB病毒感染密切相关外，特定的易感基因在鼻咽癌的发生中也起着重要的作用，研究发现人类白细胞抗原（HLA）和其他3个基因 *TNFRSF*19（13q12）、*MDS*1 - *EVI*1（3q26.2）和 *CDKN2A/2B*（9p21）是鼻咽癌的易感基因。肺癌患者芳烃羟化酶（aryl hydrocarbon hydroxylase，AHH）的活性显著高于正常人群。

第三节　肿瘤发生的分子基础

基因突变是肿瘤发生发展的分子基础，多数肿瘤是由于多个基因突变的积累引起控制细胞生长和分化机制的紊乱，使细胞增殖失去控制而发生癌变。与细胞发生癌变相关的两类基因是癌基因和抑癌基因。

一、癌基因

（一）癌基因的概念及分类

癌基因（oncogene）是指能够引起细胞发生癌变的一类基因。癌基因是正常细胞生长发育所必需的一类基因，其生物学功能主要是刺激细胞正常的生长，以满足细胞更新的要求。当癌基因发生突变，导致其在表达时间、表达部位、表达数量及表达产物结构等方面发生改变后，就可能导致细胞恶性转化。

1. 病毒癌基因与细胞癌基因　癌基因可以分成两大类：一类是病毒癌基因（viral oncogene，v - onc），指逆转录病毒的基因组里带有可使病毒感染的宿主细胞发生癌变的基因；另一类是细胞癌基因（cellular oncogene，c - onc），又称原癌基因（proto - oncogene，pro - onc），是指正常细胞基因组中与细胞增殖相关的、维持机体正常生命活动所必需的一类基因，一旦发生突变或被异常激活后可使细胞发生恶性转化。癌基因最初是在动物致癌病毒中发现的，1910年，Rous发现鸡肉瘤病毒能使鸡胚成纤维细胞在培养基中转化，将鸡肉瘤组织的无细胞悬液接种到健康鸡体内后可诱发肉瘤，称为Rous肉瘤病毒（Rous sarcoma virus，RSV）。Rous首次证实病毒可能会导致恶性肿瘤发生，并于1966年获得诺贝尔生理学或医学奖。

1975年，Bishop和Varmus的研究证实，RSV是一种RNA逆转录病毒（retrovirus），除含有病毒复制所需的基因（如 *gag*、*pol* 及 *env*）外，还含有一种特殊的转化基因，被命名为 *src*，能导致培养的细胞转化和呈恶性表型，也能在动物中引起恶性肿瘤，是存在于病毒基因组中的癌基因，这种基因被称为病毒癌基因，*src* 是人类发现的第一个病毒癌基因。随后，通过Southern blot技术证实在正常的真核细胞基因组中存在的与v - onc同源序列的基因，是细胞生长和分化所必需的基因，称为细胞癌基因或原癌基因。由于在癌基因研究中的重要贡献，Bishop 和 Varmus 分享了 1989 年诺贝尔生理学或医学奖。他们所提出的"癌基因理论"是癌症探索过程中的一个里程碑，将癌症发生机制引入了基因水平。

> ⊕ 知识链接
>
> ### 人类首个癌基因—RAS 癌基因的发现
>
> 1981 年，麻省理工学院的 Robert Weinberg 利用从人膀胱癌细胞中提取的 DNA，转染培养的小鼠 NIH/3T3 成纤维细胞，成功地诱发 NIH/3T3 细胞转化。他们又利用克隆技术，分离人膀胱癌细胞基因，与从 Harvey、Kirsten 两株大鼠肉瘤病毒中克隆出的 ras 癌基因进行 Southern – blot 检测，结果发现，人膀胱癌基因中存在与从逆转录酶病毒中发现的 ras 癌基因具有同源性的序列。该实验证明人膀胱癌细胞中含有癌基因，这是第一次在人类癌细胞发现有生物学活性的细胞癌基因。此后，通过测序技术发现与正常人膀胱细胞原癌基因相比，人膀胱癌细胞中癌基因发生了点突变，其第 12 位密码子从 GGC（甘氨酸）改变成 GTC（缬氨酸），导致了原癌基因的激活。人类的 RAS 基因定位于 1p13.2，参与细胞生长和分化的调控，并参与多种肿瘤的形成与发展。

2. 原癌基因的分类 根据功能的不同，原癌基因可以分为以下五种类型。①生长因子类：可刺激细胞增生。例如，*SIS* 基因编码产物是血小板生长因子（PDGF）β 链，可促进间质细胞的有丝分裂，在人类的星形细胞癌、骨肉瘤、乳腺癌等肿瘤中高表达。②生长因子受体类：具有蛋白激酶的活性，与生长因子结合后，形成蛋白酪氨酸激酶，触发细胞内的一系列反应，加速生长信号在胞内的传递。例如 *ERB – B*1 癌基因的产物为表皮生长因子受体（EGFR），在人类的肺鳞癌、脑膜瘤、卵巢癌等肿瘤中过度表达。③信号转导因子类：生长信号到达细胞后，借助一系列胞内信息传递体系，将接受的生长信号由胞内传至核内，促进细胞生长。胞内信号传递体系成员多是原癌基因的成员，或通过这些基因产物的作用影响第二信使。例如，丝/苏氨酸激酶（C – MAS）及 G 蛋白（H – RAS、K – RAS 和 N – RAS 等）等。④核内转录因子类：某些癌基因（如 *MYC*、*FOS* 等）表达蛋白定位于细胞核内，它们能与靶基因的调控元件结合，调节转录活性。这些蛋白通常在细胞受到生长因子刺激时迅速表达，促进细胞的生长与分裂过程。⑤其他，如程序性死亡调节因子等。程序性细胞死亡在正常胚胎形成及器官发育中起着重要的调节作用，在成熟的组织中主要表现为调节细胞凋亡过程，失去程序性细胞死亡调节的细胞可无限增殖并形成肿瘤，目前发现 *BCL – 2* 可以调节程序性细胞死亡（表 12 – 1）。

表 12 – 1 原癌基因的分类及其与肿瘤的关系

类别	原癌基因	基因定位	蛋白功能	相关肿瘤
生长因子类	*SIS*（*PDGFB*）	22q13.1	血小板生长因子 β 链	神经胶质瘤、纤维肉瘤
	INT – 2（*FGF3*）	11q13	成纤维细胞生长因子家族成员	胃癌、胶质母细胞瘤
	HST – 1（*FGF4*）	11q13.3	成纤维细胞生长因子家族成员	膀胱癌、乳腺癌、黑色素瘤
生长因子受体类	*EGFR*（*ERB – B*1, B2, B3）	7p12	表皮生长因子受体	肺鳞癌、卵巢癌、乳腺癌
	CSF1R	5q32	集落刺激因子 1 受体	白血病
	KIT	4q12	干细胞因子受体	肉瘤
	FMS（*CSF1R*）	5q32	集落刺激因子 1 受体	肉瘤
	TRK（*TPM3*）	1q21.2	神经生长因子	结肠癌、甲状腺癌
	RET	10q11.2	GDNF/NTT/ART/PSP 受体	甲状腺癌

续表

类别	原癌基因	基因定位	蛋白功能	相关肿瘤
信号转导因子类	MOS	8q11	丝氨酸/苏氨酸蛋白激酶	肉瘤、T 细胞淋巴瘤
	BRAF	7q34		
	PIM1	6p21.2		
	H – RAS	11p15.5	GTP 酶	甲状腺癌，膀胱癌
	K – RAS	12p12.1	GTP 酶	结肠癌、肺癌、胰腺癌
	N – RAS	1p13.2	GTP 酶	甲状腺癌、白血病
	SRC	20q12 – q13	蛋白酪氨酸激酶	结肠癌、肉瘤
	YES1	18p11.31 – p11.21		
	FGR	1p36.2 – p36.1		
	FES	15q26.1		
	ABL	9q34.1	蛋白酪氨酸激酶	慢性髓细胞性白血病
转录因子类	MYC	8q24.21	转录因子	髓细胞瘤样癌、神经母细胞瘤、肺癌
	FOS	14q24.3	转录因子 AP1	骨瘤
	JUN	1p32 – p31	转录因子 AP1	肉瘤
	REL	2p13 – p12	突变型 NFKB	淋巴细胞性白血病
其他	BCL – 2	18q21.3	抗凋亡蛋白	B 细胞淋巴瘤
	MDM2	12q14	p53 调控蛋白	肉瘤

（二）原癌基因的激活机制 📱微课

原癌基因可以通过一些机制被激活，出现基因表达或过表达，从而使细胞癌变。原癌基因激活的因素有病毒感染、化学物质作用或辐射等，主要通过以下几种方式。

1. 点突变 原癌基因单个碱基突变造成所编码的基因产物异常或活性显著提高，对细胞增殖的刺激也增强，从而导致癌症。如 RAS 蛋白是存在于细胞膜上的信号转导蛋白，当接受细胞外因子刺激时，从 GDP 状态变为有活性的 GTP 状态，产生刺激细胞生长的信号。人们在研究膀胱癌细胞系的 RAS 基因时，发现其第 12 位密码子由 GGC（甘氨酸）突变为 GTC（缬氨酸），突变的 RAS 蛋白始终处于被激活的 GTP 活性状态，从而促进细胞增殖，目前已发现在许多肿瘤中存在 RAS 基因的点突变。

2. 染色体易位与基因重排 由于染色体断裂和易位重接，导致正常情况下无表达或者表达水平低的癌基因易位到处于活跃转录基因强启动子的下游、增强子或转录元件附近，或者基因内部断裂与其他高表达的基因形成新的融合基因，而产生过度表达。如 CML 中，9 号染色体与 22 号染色体相互易位，使位于 9q34 的 ABL 细胞癌基因与位于 22q11 的 BCR 融合，产生 BCR/ABL 融合基因，其编码的融合蛋白中 ABL 蛋白的氨基端被 BCR 氨基端序列替换，导致 ABL 蛋白酪氨酸激酶活性增高并改变其亚细胞定位，导致细胞转化而致癌（图 12 – 1）。人 Burkitt 淋巴瘤中 8q24 的 C – MYC 易位至 14q32 免疫球蛋白重链的基因下游，而免疫球蛋白重链基因是人类非常活跃的基因，这种易位使细胞癌基因 C – MYC 过度表达而成为癌基因，促进细胞增殖而致癌（图 12 – 2）。

3. 启动子或增强子插入 原癌基因附近一旦插入强大的启动子或增强子，也可被激活。如逆转录酶病毒基因组含有长末端重复序列（long terminal repeat sequence，LTR），具有启动子、增强子等调控成分，当逆转录酶病毒感染细胞时，LTR 插入 c – onc 的上游，使 c – onc 过度表达，导致细胞癌变。

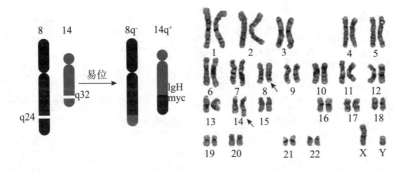

图 12-2　Burkitt 淋巴瘤患者 t（8；14）形成示意图以及 G 显带核型分析

4. 基因扩增　在某些造血系统恶性肿瘤中，癌基因扩增是一个常见的特征，如某些髓系白血病细胞系和这类患者的白血病细胞中，*C-MYC* 扩增 8~32 倍。癌基因扩增形成的染色体结构有：双微体（double minute chromosomes，DM）和均质染色区（homogeneously staining regions，HSRs）（图 12-3），癌基因扩增可导致癌基因过度表达。肿瘤细胞中基因扩增，使肿瘤细胞生长更快和增加恶性表型，如在神经母细胞瘤中，*N-MYC* 的扩增与肿瘤快速生长及侵袭性增加有关。

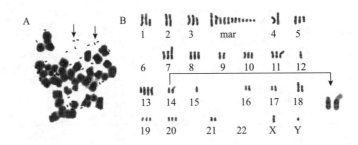

图 12-3　肿瘤细胞中的双微体（A）和均质染色区（B）

5. 原癌基因的低甲基化　某些致癌物质降低甲基化酶的活性，使原癌基因的甲基化程度降低，原癌基因被激活，原来不表达或低表达的基因开始表达，或出现过量、异常的表达产物，这些产物最终导致正常细胞的表型改变而转化为恶性细胞。

二、抑癌基因

抑癌基因（tumor suppressor gene，TSG）是指正常细胞中存在的一类抑制细胞过度生长、增殖从而抑制肿瘤发生的负调节基因。抑癌基因一旦发生突变失活或丢失，细胞就会过度增殖导致肿瘤发生。

在 20 世纪 70 年代，Harris 等通过体细胞杂交发现正常细胞与肿瘤细胞融合形成的杂种细胞不具备肿瘤细胞的表型，提示从正常细胞来的某种基因起抑制肿瘤发生的作用。而当融合细胞丧失了含有这种特殊基因的染色体时，则可以重现其致瘤性，从而证明该染色体携带抑癌基因。1986 年研究人员首次在儿童视网膜母细胞瘤中发现位于 13q14 的 *RB*1 基因，并且成功克隆，目前已经发现并确认了二十几种抑癌基因，如 *TP*53、*P*16、*NF-*1、*APC*、*WT*1 等（表 12-2）。

表 12-2　部分已发现和鉴定的抑癌基因

抑癌基因	染色体定位	基因产物的功能	相关遗传性肿瘤	有体细胞突变的恶性肿瘤
*RB*1	13q14.2	核磷酸蛋白，调节转录因子，介导细胞生长、分化、发育的控制	家族性视网膜母细胞瘤	视网膜母细胞瘤、骨肉瘤，乳腺癌、小细胞肺癌、膀胱癌、胰腺癌、食管癌等

续表

抑癌基因	染色体定位	基因产物的功能	相关遗传性肿瘤	有体细胞突变的恶性肿瘤
TP53	17p13.1	转录因子，调控细胞周期和促进凋亡	Li-Fraumeni 综合征	存在于大约 50% 的恶性肿瘤中，如乳腺癌、结直肠癌、胃癌、肺癌等
P16	9p21	细胞周期依赖性激酶抑制因子（如 CDK4）	家族性黑色素瘤，家族性胰腺癌	存在于 25%~30% 不同类型恶性肿瘤中，如乳腺癌、肺癌等
P21	6p21.1	细胞周期依赖性激酶抑制因子（如 CDK2）	未知	未知
APC	5q21-q22	结合 β 连环蛋白，调节细胞黏附和细胞骨架关系	家族性腺瘤性息肉病	结肠直肠癌、胃及胰腺癌等
BRCA1	17q21	DNA 修复，转录调节	遗传性乳腺癌症、卵巢癌	约 10% 卵巢癌
BRCA2	13q12.3	DNA 修复	遗传性乳腺癌	极少数胰腺癌等
WT1	11p13	转录调节蛋白，抑制基因转录	Wilms 瘤，WAGR，Denys-Drash 综合征	急性髓系白血病
NF1	17q11.2	起 GAP 样作用，下调 RAS 蛋白	Ⅰ 型神经纤维瘤	神经鞘瘤 黑色素瘤、神经母细胞瘤
NF2	22q12.2	位于膜旁，与细胞骨架相联系	Ⅱ 型神经纤维瘤	神经鞘瘤，脑膜瘤、听神经瘤
DCC	18q21.3	透膜细胞黏附分子	结直肠癌	结肠癌、胃癌
PTCH1	9q22.3	Sonic hedgehog 因子的转膜受体；smoothened 蛋白负向调节因子	遗传性基底细胞痣综合征	基底细胞皮肤癌，髓母细胞瘤
MEN-1	11q13	未知	Ⅰ 型多发性内分泌肿瘤	甲状旁腺癌、垂体瘤、胰腺内分泌瘤
RARA	17q21.1	染色体易位形成 PML-RARA 融合基因，促进细胞增殖	未知	急性早幼粒细胞白血病

（一）RB1 基因

RB1 基因定位于 13q14.2，是最早发现的抑癌基因，含 27 个外显子，编码由 928 个氨基酸残基组成的 RB 蛋白，分子量为 105kDa，定位于核内。RB 蛋白与细胞周期调控紧密相关，其功能受磷酸化调节。非磷酸化形式是活性型，能促进细胞分化，抑制细胞增殖。RB 蛋白可调控转录因子 E2F，E2F 可以促进许多基因的表达，在 G0、G1 期，低磷酸化的 RB 蛋白与 E2F 结合成复合物使其失活；S 期高磷酸化的 RB 蛋白与 E2F 解离，细胞进入增殖状态。在核内，RB 蛋白与 DNA 结合，抑制癌基因 C-MYC 的表达，从而抑制 DNA 复制。RB1 基因的突变主要有点突变、缺失等。

（二）TP53 基因

TP53 基因定位于 17p13.1，长约 20kb，含 11 个外显子，mRNA 长度约为 2.5kb。编码由 393 个氨基酸组成的 P53 蛋白。P53 是一种核磷蛋白，其结构域包括：①核心区：进化上保守，结合 DNA；②酸性区：易被蛋白酶水解，造成半衰期短；③碱性区：具转化活性，起癌基因作用。P53 抑癌机制：①作为转录因子结合 DNA，活化 P21 基因转录，使细胞停留在 G1 期；②抑制解链酶活性；③与复制因子相互作用参与 DNA 的复制与修复；④启动细胞凋亡。TP53 是与人类肿瘤相关性最高的基因，大约 50% 的人类肿瘤中存在 TP53 变异。TP53 基因在肿瘤发生、发展以及诊断治疗中均有重要意义，是肿瘤研究领域中的热点基因。

（三）*WT1* 基因

WT1 基因定位于 11p13，全长 345kb，有 10 个外显子，因首先发现与 Wlims 瘤相关而得名，编码产物为含锌指结构的转录因子，有四个锌指结构域，可与 DNA 结合。其中 N 端的锌指结构与早期生长因子反应因子 1（RGR1）的 DNA 结合区结合，可抑制其转录活性，从而抑制细胞的增殖。Wlims 瘤患者体细胞中，*WT1* 基因呈杂合性突变，瘤细胞中则为纯合性突变。

（四）*NF1* 基因

*NF*1 基因定位于 17q11.2，全长 282kb，其 mRNA 长 12kb，编码含 2818 个氨基酸的蛋白质，其中有一个约 325 氨基酸区与 *RAS* 癌基因的 GTP 酶激活蛋白同源，对 G 蛋白有负调控作用，可以使 *RAS* 癌基因失去活性。

（五）*P16* 基因

*P*16 定位于 9p21，抑制 Cyclin D/CHK4（周期蛋白依赖激酶 4）活性，抑制 RB 的磷酸化，阻止 DNA 转录及 G1/S 转换。与多种癌的发生、发展密切相关，有多种肿瘤抑制物之称，有望成为肿瘤早期诊断、临床分期及预后的主要指标。

（六）*BRCA1* 和 *BRCA2* 基因

1990 年，Hall 等报道了一个乳腺癌易感基因，称为 *BRCA1*（breast cancer 1），定位于 17q21，表达序列长 7.8kb，含有 22 个外显子，编码由 1863 个氨基酸组成的蛋白质。*BRCA1* 突变能明显增加乳腺癌和卵巢癌的发病风险。1994 年，Stratton M. 和 Richard Wooster R. 发现另一个与乳腺癌发生有关的基因 *BRCA2*（breast cancer 2），并于 1995 年克隆该基因。*BRCA2* 定位于 13q12.3，含 28 个外显子，编码由 3418 个氨基酸组成的蛋白质，编码产物与 DNA 损伤修复有关。*BRCA2* 突变主要增加乳腺癌的发病风险，此外，也增加其他肿瘤如胰腺癌、头颈部癌、恶性黑色素瘤等的发病风险。与 *BRCA1* 及 *BRCA2* 基因突变有关的乳腺癌发病符合 Kundson 二次突变学说。在家族性乳腺癌中，*BRCA1* 及 *BRCA2* 基因在生殖细胞中已经发生了一次突变，当乳腺细胞再次发生突变时，导致癌症的发生。

此外还有一些抑癌基因，如 *P21*、*APC*、*DCC*、*NF2*、*P27* 等，在人类的多种肿瘤中可检测到这些基因的突变或杂合性缺失（loss of heterozygosity，LOH）。

三、癌基因与抑癌基因的比较

癌基因与抑癌基因这两类似乎是相互矛盾的基因之间的精细平衡控制着细胞的生长，在肿瘤发生过程中，细胞癌基因的活化仅代表参与肿瘤发生的基因变化之一，另一种变化是抑癌基因的失活。抑癌基因正常时起抑制细胞增殖和肿瘤发生的作用，许多肿瘤细胞中均发现抑癌基因的两个等位基因缺失或失活，失去细胞增殖的抑制因素，从而对肿瘤细胞的转化和异常增生起作用。癌基因与抑癌基因的特性比较见表 12 - 3。

表 12 - 3　癌基因与抑癌基因的比较

特征	癌基因	抑癌基因
基因功能	正常生长和增殖必需，进化上保守	抑制细胞增殖，促进细胞分化
突变方式	点突变、基因融合、扩增	点突变、缺失、杂合性丢失
致癌方式	显性突变，杂合子致癌	隐性突变，纯合子或半合子致癌
遗传方式	体细胞突变，不遗传	体细胞或生殖细胞突变，常呈常染色体显性方式遗传
突变后引起的肿瘤	多见于白血病和淋巴瘤	多见于实体瘤
表观遗传修饰	低甲基化	甲基化水平升高

第三节　肿瘤发生的遗传学机制

一、单克隆起源假说

肿瘤是由单个突变细胞增殖而成的，即肿瘤是突变细胞单克隆增殖群，这称为肿瘤的单克隆起源假说。许多肿瘤细胞都具有相同的染色体畸变、标记染色体、同工酶，说明肿瘤细胞起源于单个突变细胞。致癌因子引起体细胞基因突变，使正常的体细胞转化为前癌细胞，随后一系列促癌因素导致前癌细胞转化为肿瘤细胞，通过细胞增殖形成肿瘤。

女性的 X 连锁基因分析为肿瘤的单克隆起源提供了最初的证据。女性的体细胞中两条 X 染色体其中一条随机失活，因此女性体细胞 X 染色体构成是嵌合的。一部分细胞中来源于母亲的 X 染色体失活，一部分细胞中来源于父亲的 X 染色体失活。如果母源 X 染色体上的基因与父源 X 染色体上的等位基因不同，就可以区分这两种细胞。$G6PD$ 基因位于 X 染色体上，杂合子个体一条 X 染色体有野生型 $G6PD$ 基因，另一条 X 染色体上相应的等位基因失活。失活的 X 染色体可以通过依赖于 $G6PD$ 活性的细胞染色得到验证。因此正常组织是包含有活性和失活的 $G6PD$ 细胞的嵌合体。而在一些女性肿瘤的研究中，发现恶性肿瘤的所有癌细胞都含有相同 $G6PD$ 失活的 X 染色体，表明他们起源于单一细胞。对淋巴瘤的分子遗传学分析表明，所有的淋巴瘤细胞都有相同的免疫球蛋白基因或 T 细胞受体基因的重排，提示其来源于单一起源的 B 细胞或 T 细胞。肿瘤中的标记染色体是支持肿瘤发生的单克隆假说的强有力证据，如慢粒的 Ph 染色体，急性髓系白血病的 t（8；21），t（15；17）等也证实了肿瘤的克隆特性。癌组织中突变的癌基因或抑癌基因也支持肿瘤的单克隆起源假说。

二、Kundson 二次突变假说

1971 年，Kundson 在进行视网膜母细胞瘤的流行病学调查中发现，这类肿瘤中的少数具家族性，以常染色体显性方式遗传，发病年龄早，常双侧发病；多数为散发性，无家族史，发病晚，常单侧发病。Kundson 根据统计分析，提出"二次突变"假说（two‐hit theory）来解释这一现象。

家族性与散发性恶性肿瘤的发生都起源于同一基因的两次或两次以上的突变，遗传性肿瘤第一次突变发生在生殖细胞或从亲代遗传而来，第二次突变发生在子代的体细胞。当亲代的配子或受精卵内遗传物质发生突变后，由此而来的子代全身所有细胞均具有一次突变，此后其全身任一细胞只要再经历一次突变就可转变为恶性肿瘤细胞。故遗传性恶性肿瘤临床上具有早发性、多发性和双侧性的特点。在散发性病例中，两次突变均发生在同一体细胞（视网膜母细胞）内，使两份正常的 $RB1$ 等位基因均突变而失活，这种机会一般较少。故散发性病例在临床上具有晚发性、单发性和单侧性的特点（图 12‐4）。

除了视网膜母细胞瘤发生具有该特点外，1990 年，Malkin 等在 5 个 Li‐Fraumeni 综合征家系研究中发现，患者正常的体细胞中均有 $TP53$ 一个等位基因的突变，呈杂合性，而癌细胞则为 $TP53$ 纯合性突变。分子遗传学研究发现，每个家系均有各自相同的碱基替换。例如一个家系中 $TP53$ 的第 248 位密码子 C 被 T 替代，编码的色氨酸变成了精氨酸，这表明该家系成员肿瘤易感性的提高是由于具有 $TP53$ 突变的基础，而且经过 $TP53$ 等位基因二次突变，导致细胞恶性变。Wilms 瘤患者的体细胞中，$WT1$ 基因呈杂合性，而瘤细胞中 $WT1$ 基因则为纯合性突变。遗传性病例发病年龄早，多在 4 岁前发病，多为双侧发病；非遗传性病例则发病年龄晚，多为单侧发病。Ⅰ型神经纤维瘤基因 $NF1$ 等位基因中一个失活可导致良性的神经纤维瘤，一对等位基因的失活即可导致神经纤维肉瘤，这些均符合二次突变假说。

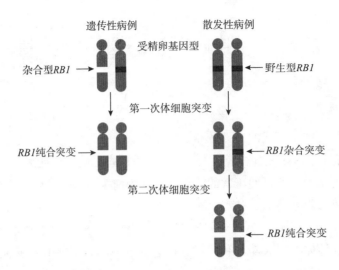

图 12-4　Kundson 二次突变假说示意图

三、肿瘤发生的染色体畸变理论

1912 年，Boveri 发现两次受精的海胆幼胚细胞呈不均等分裂，染色体分配不平衡，这种细胞与肿瘤细胞相似，失去正常生长的特点。1941 年，Boveri 提出肿瘤的染色体理论，认为肿瘤细胞来源于正常细胞，染色体畸变是引起正常细胞恶性转化的主要原因。

染色体数目或结构异常是肿瘤细胞普遍存在的现象，肿瘤细胞的核型多伴有染色体数目的改变，大多是非整倍体，其中包括超二倍体、亚二倍体、亚三倍体、亚四倍体等。此外，肿瘤细胞核型中染色体的结构异常也较常见。染色体数目或结构改变可能导致不同的分子事件发生，包括基因的激活、失活、转录调节异常、扩增、缺失等，导致基因及相关区域的改变。如 CML 中，t（9；22）（q34；q11）产生 BCR/ABL 融合蛋白，导致 ABL 蛋白酪氨酸激酶活性增高并改变其亚细胞定位，导致细胞转化而致癌。人 Burkitt 淋巴瘤中 t（8；14）（q24；q32）导致原癌基因 C-MYC 过度表达而成为癌基因（图 12-2），促进细胞增生而致癌。从血液系统恶性肿瘤的研究结果来看，可以假定，在不同肿瘤中所见潜在转化序列（细胞的原癌基因）的结构和功能的改变可能是受染色体变化的影响。研究发现神经母细胞瘤细胞的均质染色区和双微体可见 N-MYC 基因扩增，但是关于染色体介导的原癌基因改变在人类实体瘤中的作用还需要更多的实验证据来证实。

四、癌基因理论

细胞癌基因的发现是近年来医学和生物学的十个重大进展之一，是肿瘤研究的一个重大突破。原癌基因通过点突变、染色体易位、强启动子插入以及基因扩增等机制被激活，促进细胞无限增殖而导致肿瘤发生。癌基因的发现使肿瘤研究进入基因水平，并可以作为肿瘤诊断或治疗的靶标。在基因水平寻找肿瘤特异性诊断或治疗靶点，已经成为目前肿瘤研究的热点。

五、肿瘤发生的多步骤遗传损伤学说

1983 年美国麻省理工学院的 Robert Weinberg 等人用具有强致癌性的 ras 基因和 myc 基因单独导入体外培养的大鼠胚胎成纤维细胞，并不能引起癌变，但将这两种基因共转染时，则使细胞发生癌变。细胞癌变是多个癌相关基因突变积累的结果，多个癌基因协同作用的现象，表明了致癌过程的多步性。与癌症发生相关的癌基因、抑癌基因与各种化学、物理、生物（如病毒）等致癌因素相互作用导致癌症的发生。随后的许多实验结果进一步促进了肿瘤的多步骤损伤学说的形成和成熟。

根据肿瘤的多步骤损伤学说，肿瘤的发生是一个分阶段多步骤的过程，一个细胞的癌变需要两次或者两次以上，有的肿瘤则需经过多次遗传损伤后才能完成恶性转化，涉及一系列的基因结构和功能的改变，而且癌变往往需要多个肿瘤相关基因的协同作用，需要经过多阶段的演变，最终才能诱发肿瘤的形成。原癌基因点突变或强启动子插入往往发生在恶性肿瘤的起始阶段，而染色体重排、基因重组和基因扩增等常发生在肿瘤的演进阶段。不同肿瘤中癌基因活化途径不尽相同，可概括为以下两方面：一是由于强启动子插入和 DNA 片段的扩增导致转录活性增高，产生过量与肿瘤发生有关的蛋白质而导致细胞恶性转化。二是由于点突变和基因重组等导致转录产物结构的变化，产生结构异常的癌蛋白而导致细胞恶性转化。在肿瘤发生的过程中，环境因素的影响不容忽视，一些环境因素促进或抑制某些基因的表达。

对于结直肠癌的研究证实了肿瘤发生的多步骤损伤学说。正常肠上皮细胞中位于 5q21 的抑癌基因 *APC* 发生杂合性丢失，导致肠上皮过度增生，发生腺瘤；进一步位于 12p12.1 的 *K-RAS* 突变，使得早期腺瘤进展为中期腺瘤；接着位于 18q21.3 的 *DCC* 基因发生杂合性丢失，中期腺瘤进展为晚期腺瘤；随后位于 17p13.1 的 *TP53* 基因发生杂合性丢失，使得晚期腺瘤发展为癌；最后由于肿瘤转移相关基因的突变，发生结直肠癌的侵袭和转移（图 12-5）。由此可见，结直肠癌的发生、发展和转移是一个多基因参与的错综复杂的变化过程。

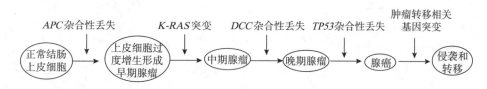

图 12-5 肿瘤发生的多步骤遗传损伤学说图解

肿瘤已经成为危害人类健康的重大疾病之一，肿瘤的发生机制、诊断、治疗等是人类面临的重大难题。近年来在肿瘤诊断和治疗方面已经取得了一些成果，如 CML 发病机制的阐明以及针对酪氨酸激酶的药物治疗大大提高了 CML 的生存率；由我国科学家提出的诱导分化方法治疗急性早幼粒细胞白血病，极大地提高了患者的临床治愈率。但是由于肿瘤发生的复杂性以及肿瘤相关基因之间的相互作用，使得人类对大多数肿瘤的了解依然有限，未来借助新的检测技术、基因测序技术及生物信息学分析方法，有望在肿瘤研究中取得新的突破和进展。

⊕ 知识链接

诱导分化法治疗急性早幼粒细胞白血病

急性早幼粒细胞白血病（acute promyelocytic leukemia，APL）是临床表现最为凶险的一种白血病类型，缓解率低，病死率高。传统化疗方法疗效差且引起严重的不良反应。从 20 世纪 70 年代起，上海交通大学附属瑞金医院血液科王振义及其团队，通过反复筛选及实验室研究，终于发现全反式维甲酸可以在体外将幼稚的白血病细胞转化为成熟的中性粒细胞。1986 年，作为一种全新疗法，全反式维甲酸治疗一名 5 岁的 APL 小患者获得成功，这是诱导分化理论让癌细胞"改邪归正"的第一个成功案例。在成功发现并应用全反式维甲酸这种特效药后，王振义团队却没有申请专利，而是公开药物处方，让全球千万患者得以重生。此后，王振义及其团队又创造性地提出"全反式维甲酸联合三氧化二砷"的治疗方法，让急性早幼粒细胞白血病患者五年生存率达到 95%。

王振义教授从医济世，以慈爱真诚的大医胸怀医治无数患者；教书育人，培养了一大批医学临床和科研人才。王振义教授的科学精神、高超医术、师德情操和人格风范是医务工作者终身学习的榜样！

目标检测

1. 原癌基因有哪几种激活方式？
2. 有关肿瘤发生的遗传学机制有哪些？
3. 比较癌基因和抑癌基因的异同。

（李　莉）

书网融合……

本章小结

微课

题库

第十三章　表观遗传

PPT

📖 学习目标

1. 掌握　表观遗传的概念；DNA 甲基化；组蛋白修饰；染色质重塑；基因组印记；非编码 RNA 调控。

2. 熟悉　表观遗传与肿瘤；表观遗传与心血管疾病；表观遗传与代谢综合征。

3. 了解　表观遗传的生物学意义。

4. 学会表观遗传学的应用，具备利用表观遗传学原理分析疾病的基本能力。培养学生透过现象看本质的素养以及我的未来我做主的自我意识。

表观遗传学（epigenetics）又称"表遗传学"或"拟遗传学"，是研究生物体或细胞表观遗传变异的遗传学分支学科。表观遗传（epigenetic inheritance）是指 DNA 序列不发生变化但基因表达却发生了可遗传的改变，即基因型未发生变化而表型却发生了改变。换言之，这是一种 DNA 序列外的遗传方式。"epigenetics"一词是英国科学家 C. H. Waddington 于 1942 年提出的，定义为"研究基因与决定表型的基因产物之间的相互作用及因果关系"，是对经典遗传学的补充与进一步的发展，涵盖了基因表达调控的基本范畴。

现代研究发现，基因组含有两类遗传信息：一类是传统意义上的遗传信息，即 DNA 序列所提供的遗传信息；另一类是表观遗传学信息，它决定了何时、何地、以何种方式去表达这些遗传信息。人体及细胞正常功能的维持是这两种信息互相作用、保持平衡的结果，如果这两种因素的任何一种表达失衡，都有可能导致疾病的发生。因此，表观遗传学研究是生命科学中一个普遍而又极其重要的研究领域，它不仅对基因的表达、调控、遗传有重要作用，而且在个体发育、肿瘤发生、炎症、衰老及再生医学、免疫、血管新生、代谢性疾病的发生与防治中起着极其重要的作用。

表观遗传的主要特点为：①可遗传性，这类改变通过有丝分裂或减数分裂，能在细胞或个体世代间传递；②可逆性，表观遗传修饰可以在某些因素的条件下被去除，使得通过调控表观遗传来影响生物学性状成为可能；③没有 DNA 序列的改变或不能用 DNA 序列变化来解释。

第一节　表观遗传的分子机制

表观遗传学的研究内容和分子机制包括：①基因选择性转录表达的调控，包括 DNA 甲基化、染色质重塑、基因印记及转录因子或转录抑制因子对靶基因转录起始的调控等；②基因转录后的调控，包括基因组中的非编码 RNA、反义 RNA、RNA 的化学修饰、RNA 编辑等；③蛋白质的翻译后修饰，包括组蛋白修饰如磷酸化、乙酰化、甲基化等。本节主要介绍表观遗传修饰涉及的 DNA 甲基化、组蛋白修饰、染色质重塑、基因组印记和非编码 RNA 调控机制。

⇒ 案例引导

案例 2004年，美国食品及药品管理局首次批准了一种DNA甲基化抑制剂的新药——氮杂胞苷（5-azacitidine），用于治疗骨髓增生异常综合征。该药能通过去甲基化作用，提高"正面"基因的主导地位。据药品开发商Celgene公司介绍，重症患者服用氮杂胞苷后，寿命能延长约两年；而采用传统疗法的患者，存活期只有15个月。

讨论 什么是DNA甲基化？DNA甲基化抑制剂为什么可以显著提高骨髓增生异常综合征的治疗效果？

一、DNA 甲基化 e微课

DNA甲基化（DNA methylation）是指在DNA碱基上的甲基化修饰，是目前发现的唯一的一种发生在DNA上的共价修饰形式，是表观遗传修饰中最重要的形式。到目前为止，研究发现有三种甲基化类型，腺嘌呤（A）的第六位N原子上的甲基化修饰6mA，胞嘧啶（C）的第四位N原子上的甲基化修饰4mC和胞嘧啶（C）的第五位C原子上的甲基化修饰5mC，最常见的是胞嘧啶第五位碳原子（C5）被甲基化修饰为5-甲基胞嘧啶（5-methylcytosine，5mC），这也是真核生物DNA表观遗传修饰的主要形式。

5mC是在DNA甲基转移酶（DNA methyltransferase，DNMT）或称甲基化酶（methylase）的作用下，以S-腺苷甲硫氨酸（S-adenosyl methionine，SAM）为甲基供体，将甲基转移到DNA分子上特定碱基（图13-1）。

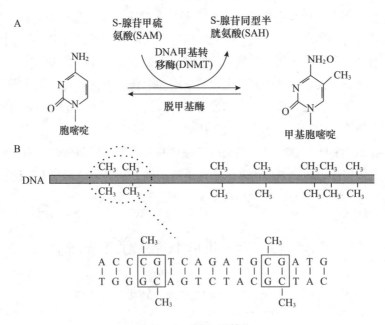

图13-1 DNA 甲基化

A. 胞嘧啶C在DNA甲基化转移酶的作用下转变为5mC；B. CpG岛中的5mC

在哺乳动物中，5-甲基胞嘧啶（5mC）主要发生在CpG二核苷酸（CpG doublets）上，这些CpG不均匀地分散于基因组中。基因组CpG位点高度密集的区域，称为CpG岛（CpG islands），其长度常为500~1000bp，G+C的比例大于55%。在CpG岛中，CpG位点的密度大约是非CpG岛区域的10倍。人类基因组中约有2.8万个这样的CpG岛，约占基因组的1%。几乎所有的管家基因和约60%的组织特异性表达基因含CpG岛，CpG岛位于结构基因启动子的核心序列和转录起始点附近。这些启动子区域的

CpG 岛一般处于非甲基化状态，其非甲基化状态对基因的转录是必要条件。如果一个基因启动子区域的 CpG 岛被甲基化后，5mC 就会阻碍转录因子复合体与 DNA 的结合，尽管基因序列没有发生改变，但是由于基因不能启动转录而不能发挥生物学功能，导致生物表型改变（图 13 - 2）。

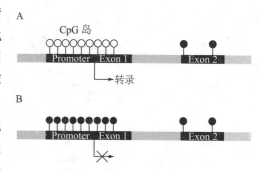

图 13 - 2　启动子甲基化与基因转录

　　DNA 甲基化包括维持甲基化和从头甲基化。维持甲基化是指在 DNA 半保留复制过程中，根据亲链上特异的甲基化位点，在新生链相应位置上进行甲基化修饰的过程，是表观遗传学的重要基础。从头甲基化是对 DNA 甲基化状态的重新构建，不依赖 DNA 复制，是在原来没有甲基化的 DNA 双链上进行甲基化的过程，然后由维持甲基化的酶来维持稳定的甲基化状态，与哺乳动物基因组 DNA 甲基化型的建立、维持和改变相关。参与 DNA 甲基化的酶主要有 3 种，即 DNMTl 和 DNMT3a、DNMT3b。DNMTl 参与 DNA 复制双链中的新合成链的甲基化，主要起维持甲基化作用。DNMT3a 和 DNMT3b 则以从头甲基化为主，它们可催化未甲基化的 CpG 位点，使其半甲基化，继而全甲基化。从头甲基转移酶可能参与细胞生长分化调控，其中 DNMT3b 在肿瘤基因甲基化中起重要作用。研究发现，细胞中还有一种甲基转移酶 DNMT2，但是它与 DNA 甲基化无关，可催化 RNA 甲基化修饰。

　　真核生物细胞内有 DNA 的甲基化过程，同时也存在 DNA 的去甲基化。DNA 的去甲基化分为主动去甲基化和被动去甲基化。被动去甲基化，是依赖于 DNA 复制的去甲基化。由于核因子 NF 黏附甲基化的 DNA，使黏附点附近的 DNA 不能被完全甲基化，从而阻断 DNMT1 的作用。在 DNA 复制的过程中，由于维持甲基化系统的缺失或被抑制，每次复制都会只产生没有 DNA 甲基化修饰的 DNA，DNA 的甲基化被稀释。主动去甲基化，不依赖于 DNA 复制，依赖于主动去甲基化酶（Ten - Eleven Translocation，TET）家族。TET 家族一共有三个成员，分别是 TET1、TET2、TET3，可将胞嘧啶上的甲基基团氧化成醛基或羧基，胸腺嘧啶 DNA 糖基化酶（Thymine - DNA glycosylase，TDG）则可以将胞嘧啶上的醛基或羧基切除，这样就彻底完成了甲基化修饰的切除。

　　DNA 甲基化通过发生、保持和去甲基化使 DNA 甲基化型处于精确的平衡状态，DNA 甲基化的紊乱在动物中可能导致胚胎死亡、多种神经退行性疾病以及癌症等疾病的发生。

二、组蛋白修饰

　　组蛋白修饰（histone modifications）又称组蛋白密码（histone code），决定着基因的开放与否。在真核生物细胞核中，核小体是染色质的基本结构单位，由 DNA 和 H1、H2A、H2B、H3 和 H4 五种组蛋白组成。其中 H2A、H2B、H3 和 H4 各两分子组成组蛋白八聚体，146 bp DNA 缠绕 1.75 圈后形成核小体的核心部，相邻的核心部之间由 60 bp DNA 和 H1 组蛋白形成的连接部相连，共同形成核小体的串珠样结构。组成核小体的组蛋白由一个球形结构域和暴露在核小体表面的 N 端尾巴组成，核心部分的球形结构域状态大致是均一的，但游离在外的 N - 末端可以被进行多种共价修饰，如乙酰化、甲基化、磷酸化、泛素化以及 ADP 核糖基化修饰等。它们共同组成了组蛋白密码，即在一个或多个组蛋白氨基末端的多种修饰状态，可以互相联合或依次地被特定蛋白或其他复合体等识别、结合，为发动或阻遏基因转录的染色质相关蛋白提供结合位点。所有这些组蛋白密码结合变化非常多，因此组蛋白共价修饰是一种非常精细的基因表达调控方式（图 13 - 3）。

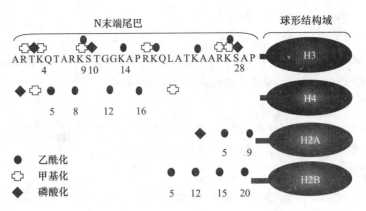

图 13-3　组蛋白 N 末端尾巴的修饰

在组蛋白修饰中，研究最多的是乙酰化。组蛋白的乙酰化/去乙酰化是基因转录调控的机制之一，组蛋白的乙酰化修饰与基因的活跃表达密切相关，而组蛋白的乙酰化程度不足通常引起相应基因的沉默。组蛋白乙酰化是一个动态过程，乙酰化和去乙酰化处于动态平衡状态。催化组蛋白乙酰化的酶是组蛋白乙酰转移酶（histone acetyltransferases，HAT），催化组蛋白去乙酰化的酶是组蛋白去乙酰酶（histone deacetylase，HDAC）。一般认为，具有 HAT 活性的蛋白质是转录激活因子，具有 HDAC 活性的蛋白质是转录抑制因子，所以 HAT/HDAC 可以间接地调节基因的转录和沉默（图 13-4）。

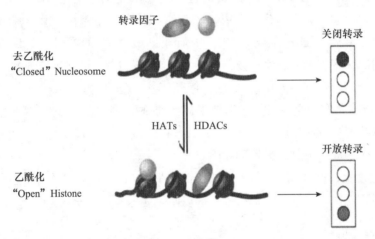

图 13-4　组蛋白乙酰化/去乙酰化对转录的调控

组蛋白乙酰化呈多样性，但特定基因部位的组蛋白乙酰化和去乙酰化是以一种非随机的、位置特异的方式进行。组蛋白乙酰化主要发生在 H3、H4 的 N 端比较保守的赖氨酸位置上，如组蛋白 H3 赖氨酸的第 9、14、18、23 等位点和 H4 赖氨酸的第 5、8、12、16 等位点。乙酰化可能通过对组蛋白电荷以及相互作用蛋白的影响，来调节基因转录。HAT 将乙酰辅酶 A 的乙酰基转移到特定赖氨酸残基的氨基基团上，可以消除氨基上的正电荷，这时 DNA 分子本身所带的负电荷有利于 DNA 构象的展开，使核小体的结构变得松弛。这种松弛的结构促进了转录因子与 DNA 分子的接触，因此组蛋白乙酰化可以激活特定基因的转录过程。HDAC 则移去组蛋白赖氨酸残基上的乙酰基，恢复组蛋白的正电性，带正电的赖氨酸残基与带负电的 DNA 吸引力增强，阻碍了转录因子与 DNA 启动子区域的接触，从而抑制转录。但是 HAT/HDAC 只能有选择地影响一部分基因的转录。

组蛋白甲基化是由组蛋白甲基化转移酶（histone methyltransferase，HMT）完成的。甲基化可发生在组蛋白的赖氨酸和精氨酸残基上，而且赖氨酸残基能够发生单、双、三甲基化，而精氨酸残基能够单、双甲基化，这些不同程度的甲基化极大地增加了组蛋白修饰和调节基因表达的复杂性。甲基化的作用位点在赖氨酸（Lys）、精氨酸（Arg）的侧链 N 原子上。组蛋白 H3 的第 4、9、27 和 36 位，H4 的第 20位 Lys，H3 的第 2、17、26 位及 H4 的第 3 位 Arg 都是甲基化的常见位点。组蛋白甲基化可以与基因抑制相关，也可以与基因激活相关，这取决于被修饰的氨基酸的种类和位置。组蛋白精氨酸甲基化是一种相对动态的标记，精氨酸甲基化与基因激活相关，而 H3 和 H4 精氨酸的甲基化丢失与基因沉默相关。相反，赖氨酸甲基化似乎是基因表达调控中一种较为稳定的标记。就赖氨酸残基而言，一般 H3K4（H3组蛋白第四位赖氨酸残基）、H3K36 和 H3K79 的甲基化与基因激活相关，而 H3K9、H3K27、H4K20 甲基化与基因沉默相关。

组蛋白还有一些其他不稳定的修饰方式，如磷酸化、腺苷酸化、泛素化、ADP 核糖基化等，这些修饰更为灵活地影响染色质的结构与功能，通过多种修饰方式的组合发挥其调控功能。所以有人称这些能被特异识别的修饰信息为组蛋白密码。这些组蛋白密码组合变化非常多，因此组蛋白共价修饰可能是更为精细的基因表达调控方式。

三、染色质重塑

真核生物的染色质必须经过高度折叠才能包装进入细胞核中，但是这种致密结构的染色质却阻碍了转录因子对 DNA 的接近与结合，从而抑制了真核细胞基因的转录过程。因此，真核生物随着进化产生了一组染色质重塑酶和一些相关蛋白因子，通过调控染色质上核小体的装配、拆解和重排等来动态调控染色质的结构。染色质结构的动态变化也称为染色质重塑（remodeling），主要涉及染色质的包装状态、核小体的结构及其与 DNA 相对序列位置发生改变，从而暴露基因转录启动子区中的顺式作用元件，为反式作用蛋白（转录因子）与之结合提供了可接近性的状态，从而启动转录等过程。

染色质的重塑过程由染色质重塑复合物介导，以核小体变化为基本特征。染色质重塑可分为两种类型：一类是依赖 ATP 的物理修饰—ATP 水解释放的能量导致组蛋白和 DNA 的构象发生局部变化；另一类是共价化学修饰—多发生在组蛋白末端尾巴，包括乙酰化、甲基化、磷酸化和泛素化等。前者是由ATP 依赖型核小体重塑复合体调控的，后者是由组蛋白修饰复合体调控的。组蛋白修饰复合体并不改变核小体的位置，而是在 DNA 上做标记，以招募其他的活性成分（组蛋白密码）。ATP 依赖型核小体重塑复合体水解 ATP 释放能量，从而改变染色质的结构。在核小体重塑过程中，重塑因子复合物的作用非常重要，其调节基因表达的机制目前认为有两种假设：第一种是转录因子独立地与核小体结合，然后这个转录因子再结合一个重塑因子，导致附近核小体结构发生稳定性的变化，导致其他转录因子的结合，这是一个串联反应的过程；第二种是重塑因子首先独立地与核小体结合，不改变其结构，但使其松动并发生滑动，这将导致转录因子的结合，从而使新形成的无核小体的区域稳定。在染色质重塑过程中，核小体滑动可能是一种重要机制，它不改变核小体结构，但改变核小体与 DNA 的结合位置（图 13-5）。

染色质发生重塑后导致核小体结构改变，产生了两个重要结果。第一，它可以让细胞中的其他蛋白结合核小体 DNA，特别是那些涉及基因表达、DNA 复制和修复的蛋白质分子。甚至在重塑复合物解离的情况下，核小体仍旧可以保持暂时的"重塑状态"，DNA 和组蛋白的联系变得松散。然后，这种重塑状态逐渐变成那种标准的核小体状态。第二，重塑复合物可以在 DNA 上催化核小体位置的改变，某些甚至可以从一个 DNA 分子转移到另一个上。

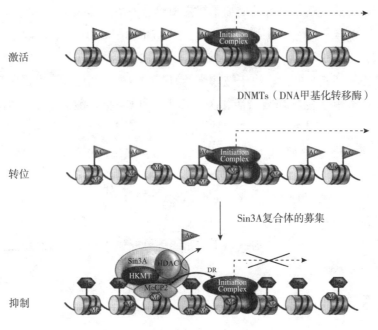

激活

DNMTs（DNA甲基化转移酶）

转位

Sin3A复合体的募集

抑制

图 13 - 5　染色质重塑对基因表达的影响

四、基因组印记

基因组印记（genomic imprinting）又称亲代印记，是指亲代来源依赖性基因表达。印记基因的存在能导致细胞中两个等位基因的一个表达而另一个不表达；来自双亲的某些等位基因，在子代的表达不同，有些只有父源的基因有转录活性，而母源的同一基因始终处于沉默状态，另一些基因则相反。这是由于源自某一亲本的等位基因或它所在染色体发生了表观遗传修饰，导致不同亲本来源的两个等位基因在子代细胞中表达不同。印记基因的形成和表达存在着复杂的调控机制，普遍认为与甲基化有关，并受多种因素的影响。正是由于印记是正常发育必不可少的调控机制，印记行为的异常必然引起多种相关疾病，基因组印记病主要表现为过度生长、生长迟缓、智力障碍、行为异常。目前在肿瘤的研究中认为印记缺失是引起肿瘤最常见的遗传学因素之一。

印记基因在遗传传递上是符合孟德尔规律的，但它是一种非遗传性基因调控方式，因为在表达方面受双亲性别影响而不遵循孟德尔遗传规律，已发现在哺乳动物某些组织和细胞中会出现例外，即控制某一表型的一对等位基因由于亲源不同而差异性表达。也就是说，机体只表达来自亲本一方的等位基因，而与其自身性别无关。若母源的等位基因处于失活状态则该等位基因称为母源印记，父源的等位基因处于失活状态则被称为父源印记。印记基因的异常往往会导致遗传病的发生。1956 年 A. Prader 和 H. Willi 等医师报道了一种因父源染色体 15q11 - 13 区段缺失而引起的儿童早期发育畸形，患儿特征是肥胖，矮小，并伴有中度智力低下，称为 Prader - Willi 综合征（Prader - Willi Syndrome，PWS）。1968 年 H. Angelman 医师报道因母源染色体同一区段缺失引起的一种在儿童期以共济失调，智力严重低下和失语等为特征的综合征，称为 Angelman 综合征（Angelman Syndrome，AS）。PWS 和 AS 这一对综合征表明父亲和母亲的基因组在个体发育中有着不同

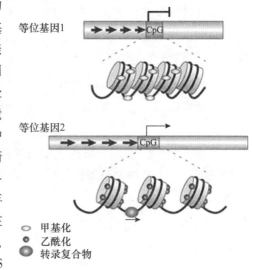

等位基因1

等位基因2

甲基化
乙酰化
转录复合物

图 13 - 6　印记基因差异性表达

的影响，不同亲本来源的等位基因缺失会引起不同的表型改变。

基因组印记的形成是配子或合子中的某些基因经过表观修饰（epigenetic modification），造成后代体细胞中两个亲本等位基因中一个亲本等位基因保持单等位基因活性，另一个亲本等位基因沉默（mono-allelic activity）的等位基因差异性表达现象。目前的研究表明，差异性甲基化修饰是产生基因组印记的主要表观修饰机制（图 13 - 6）。在 PWS 和 AS 患者缺失的 15q11 - 13 微小染色体区段分析发现，这一区域有成簇排列的、富含 CpG 岛的基因表达调控元件，称为印记中心（imprinting centers，ICs）。在父源和母源染色体上这些调控元件的 CpG 岛呈现甲基化型的明显差异，在遗传自母源的染色体上的 CpG 二核苷酸完全被甲基化，而遗传自父源的染色体的 CpG 二核苷酸则全都为非甲基化。即父源和母源染色体上的 ICs 的甲基化呈现出分化状态，或者叫差异甲基化（differential methylation）。

迄今发现的印记基因已有 100 多个，有许多是疾病基因，分布于整个基因组区域，大多成簇排列，这些成簇的基因被位于同一条链上的印记中心（imprinting center，IC）所调控。印记丢失可影响胚胎发育，并诱发出生后的发育异常，从而导致癌症发生。如果抑癌基因有活性的等位基因失活便提高了发生癌症的概率，例如 *IGF*2 基因印记丢失将导致多种肿瘤，如 Wilm's 瘤。和印记丢失相关的疾病还有成神经细胞瘤，急性早幼粒细胞性白血病，横纹肌肉瘤和散发的骨肉瘤等。与基因组印记相关的疾病常常是由于印记丢失导致两个等位基因同时表达，或突变导致有活性的等位基因失活所致。调控基因簇的印记中心发生突变将导致一系列基因不表达，引发复杂综合征。基因组印记的本质仍为 DNA 修饰和蛋白修饰，所以和印记相关的蛋白发生突变也将导致表观遗传疾病。

五、非编码 RNA 调控

非编码 RNA（non - coding RNAs）是指不编码蛋白质的 RNA，但不意味着这种 RNA 不包含遗传信息或者不具有功能。虽然普遍意义上认为大部分遗传信息都是通过蛋白质发挥作用的，但是哺乳动物和其他复杂生物体的大部分基因组实际上被转录成非编码 RNA，非编码 RNA 可以分为管家非编码 RNA 和调控型非编码 RNA。调控型非编码 RNA 可在多个层次上调控基因的表达，如染色质重构、RNA 编码、RNA 的稳定性、翻译、转录和剪切。按照调控型非编码 RNA 的大小可分为长链非编码 RNA 和短链非编码 RNA。表现遗传中起主要调控作用的非编码 RNA 见表 13 - 1。

表 13 - 1　表观遗传中起主要调控作用的非编码 RNA

种类	长度（nt）	来源	主要调控机制
siRNA	21 ~ 25	长双链 RNA	转录后基因沉默
miRNA	21 ~ 25	含发卡结构的 pri - miRNA	转录后基因沉默
piRNA	21 ~ 25	长单链前体或起始转录产物等多种途径	生殖细胞内转座子的沉默
lncRNA	>200	多种途径	基因组印记和 X 染色体失活

长链非编码 RNA（long non - coding RNA，lncRNA）在基因簇以至于整个染色体水平发挥顺式调节作用。在哺乳动物中 Xist RNA 可和一些蛋白共同作用实现 X 染色体的失活，Tsix RNA 是 Xist RNA 的反义 RNA，对 Xist 起负调节作用，在 X 染色体随机失活中决定究竟哪条链失活。长链非编码 RNA 常在基因组中建立等位基因表达模式，在核糖核蛋白复合物中充当催化中心，对染色质结构的改变发挥着重要的作用。

短链非编码 RNA 在基因组水平对基因表达进行调控，可介导 mRNA 的降解，诱导染色质结构的改变，决定着细胞的分化命运，还对外源的核酸序列有降解作用，以保护本身的基因组。常见的短链非编码 RNA 为小干扰 RNA（short interfering RNA，siRNA）和微小 RNA（microRNA，miRNA）。前者是 RNA 干扰的主要执行者，后者也参与 RNA 干扰但有自己独立的作用机制。RNA 干扰（RNA interference，RNAi）作用是生物体内的一种通过双链 RNA 分子在 mRNA 水平上诱导特异性序列基因沉默的过程。由于 RNAi 发生在转录后水平，所以又称为转录后基因沉默（post - transcriptional gene silencing，PTGS）。

⊕ 知识链接

细胞编程和重编程的表观遗传机制

国家自然科学基金委员会于 2008 年启动了"细胞编程和重编程的表观遗传机制"重大研究计划。重点围绕 DNA 甲基化和去甲基化的分子机制及生物学意义、细胞重编程的表观遗传机制和细胞重编程过程中核染色质和非编码核酸的高级结构及动态变化等 3 个核心科学问题开展深入研究。该计划历时 8 年于 2017 年完成结束评估，共资助培育项目 68 项，重点支持项目 23 项，集成项目 56 项，总经费约 1.9 亿元。在该计划资助下，我国科学家在国际一流期刊发表论文 815 篇。30nm 染色质结构等成果已入选最新版的国际主流教科书 Lehninner Principles of Biochemistry 和 Fundamentals of Biochemistry，申报国际国内专利 37 项；有 4 项研究成果入选中国科学十大进展。该计划的实施，使我国科学家在短时间内成功跻身细胞重编程、细胞核移植及半克隆技术的国际前沿，特别在单倍体干细胞研究上处于国际引领地位。

第二节　表观遗传与医学的关系

与基因突变一样，表观遗传的异常也会引起表型的改变，机体结构和功能的异常，导致发生肿瘤、自身免疫病、衰老、神经精神异常和多种综合征。对表观遗传中各种因子的突变导致疾病的研究，将有助我们了解表观遗传机制、基因表达和环境之间的关系，并期望能纠正或降低那些能够导致疾病的表观基因的不稳定性，指导疾病的诊治和新药的研制。

一、表观遗传学与肿瘤

肿瘤的发生曾一直认为是基因突变导致的，但近年的研究表明，很多肿瘤细胞的基因组 DNA 序列并未改变，表观遗传修饰贯穿肿瘤发生、发展的整个过程，并具有一定的广泛性和组织特异性。

1979 年，R. Holliday 提出 DNA 甲基化可能在癌变过程中起着重要的作用。近年来通过对 DNA 甲基化模式的研究，人们发现肿瘤细胞中存在异常的 DNA 甲基化状态。肿瘤中基因组整体甲基化水平降低，导致遗传不稳定性增加；许多癌基因启动子区多表现为低甲基化，使癌基因重新开放或异常表达。除了 DNA 甲基化的总体水平降低之外，癌细胞往往出现局部序列的高甲基化，高甲基化通常集中在抑癌基因启动子附近的 GpG 岛，导致抑癌基因的失活。抑癌基因如 MLH1 的高甲基化将导致基因的沉默和肿瘤的发生。许多与细胞生长增殖相关的基因，如与细胞周期相关的基因 pRB、p16、p15、和 p73，以及与 DNA 损伤修复有关的基因，如 BRCA1 和 MLH1 等，它们启动子区域的异常甲基化都与该基因的失活有关，表明 DNA 甲基化的异常是癌细胞中某些抑制恶性生长的基因沉默的原因。不同的人体组织同一种基因的甲基化状态可以有非常明显的差异，证实 DNA 甲基化在不同组织上具有不同模式，这为肿瘤的早期诊断提供了一定的依据。

组蛋白修饰在肿瘤发生中也起着重要作用。一方面，组蛋白乙酰化和去乙酰化的变化与肿瘤细胞的形态变化有关；另一方面，催化组蛋白乙酰化的 HAT 或催化组蛋白脱乙酰化的 HDAC 可与一些癌基因和抑癌基因产物相互作用，从而修饰或介导这些产物对与细胞分化和细胞增殖有关的基因转录的作用。在组蛋白的诸多修饰方式中，磷酸化主要影响信号传导通路中相关基因的转录。例如组蛋白 H3 Ser10 磷酸化在真核生物的基因转录活化中起重要作用，ERK - MAPK 途径以及 p38MAPK 途径均能诱导 H3 磷酸化，组蛋白 H3 的快速磷酸化常伴有癌基因 c-fos 和 c-jun 的活化。

　　印记基因的改变也是细胞癌变的重要原因。对肺癌、乳腺癌、结肠癌和神经胶质瘤的分析表明，IGF2 等基因的印记丢失是肿瘤危险因子，也是最常见的表观遗传改变。印记丢失的机制还涉及一种印记调控蛋白（brother of regulator imprinted sites，BORIS）在染色体上的结合靶位的甲基化状态的改变，以及印记调控蛋白质复合体对染色质结构重塑的影响。

　　肿瘤细胞中一些起肿瘤抑制作用的 miRNA 基因可能被 DNA 高甲基化及启动子区域周围闭合的染色质结构所沉默。染色质修饰药物，如 DNA 甲基化抑制剂和组蛋白去乙酰抑制剂，能降低 DNA 甲基化的水平，打开染色质结构，导致上述 miRNA 前体的转录激活。miRNA 前体的过表达继而引起成熟 miRNA 的水平上调，而这些成熟的 miRNA 可能对肿瘤发生中的一些重要靶基因的表达具有潜在的调节作用。

　　由于肿瘤发生中的 DNA 甲基化、组蛋白修饰等表观遗传学改变是可以逆转的，因此在肿瘤或癌前病变中，通过抑制 DNA 甲基化和抑制组蛋白的脱乙酰基作用可以恢复抑癌基因的表达，从而达到防治肿瘤的目的。例如特异性地抑制 DNMT 活性，如竞争性底物（发夹式半甲基化寡核苷酸）、核苷类似物（5 - azaC、5 - azadC）、小分子抑制物（SAH）、反义寡核苷酸等，可使 CpG 岛甲基化转录失活的抑癌基因如 $p14$、$p15$、$p16$、$p21$、$p53$、Rb 等恢复功能，从而逆转肿瘤细胞生物学活性。HDAC 抑制剂可以通过阻滞细胞周期和促进细胞分化，诱导细胞凋亡，抑制血管生成等抑制肿瘤的发生。已有多种 HDAC 抑制剂对白血病和实体瘤进行了 I 期和 II 期临床试验，不仅疗效显著而且副作用很少。HDAC 抑制剂和其他抗肿瘤药物的联合使用具有更加广阔的应用前景。

　　肿瘤的发生常常涉及多个抑癌基因的失活，针对单一基因的治疗不足以抑制肿瘤生长，甲基化或脱乙酰化酶抑制剂针对的是整个基因组而不是特定的基因，可同时恢复多个抑癌基因的表达，并降低基因突变的发生率，提高基因组稳定性，可能为药物开发提供新的靶点。

二、表观遗传学与代谢综合征

　　代谢综合征是多种代谢成分异常聚集的病理状态，包括：腹部肥胖或超重及高密度脂蛋白胆固醇（HDL - C）低下、动脉粥样硬化血脂异常（高三酰甘油 TG）、高血压、胰岛素抗性及（或）葡萄糖耐量异常等聚集发病，严重影响机体健康的复杂临床证候群。有些标准中还包括高尿酸血症、微量白蛋白尿及促血栓状态（纤维蛋白原增高和纤溶酶原抑制物 - 1，PAI - 1）、促炎症状态（C - 反应蛋白，CRP）增高。

（一）表观遗传学与心血管疾病

　　流行病学研究显示，高血压、向心性肥胖、血脂水平异常、胰岛素抵抗和糖耐量异常等都是心血管疾病的危险因素。这些疾病及其危险因素都有一定的家族聚集性，其发病不可预测，在家系中不完全符合孟德尔遗传规律。对高血压、糖尿病和肥胖进行的多变量模型拟合分析表明三者存在一组共同的致病因素，其中遗传因素的影响占 59%，环境因素的影响占 41%。

　　双生子研究表明，抚养环境对个体成年以后的低密度脂蛋白胆固醇（LDL - C）、载脂蛋白 A_1（apoA$_1$）、载脂蛋白 B（apoB）、舒张压和总胆固醇（TC）的水平有较大的影响。而母亲营养状况和子宫内环境等相关环境作用对收缩压影响较大，并且在高龄组中尤为显著。而载脂蛋白 B（apoB）和三酰甘油（TG）水平受环境因素的影响可随年龄增加而增长。

　　环境对慢性心血管疾病的危险因素存在着持久的影响作用，发育早期的环境因素，如母亲营养状况等，可影响个体成年后的发病风险，甚至其影响不止一代。孕期母体的低叶酸摄入可导致低出生体重、神经管发育畸形和新生儿血管内皮功能障碍，中老年人补充叶酸可以有效降低心血管疾病发生的风险。但是也有研究认为在妊至孕中期大剂量补充叶酸会增加孕妇罹患妊娠高血压及糖尿病风险，而成人过量补充叶酸，心血管病死率和全因病死率也会更高。内皮细胞功能障碍是患动脉粥样硬化（astherosclerosis，AS）的早期表现之一，动脉粥样硬化就是动脉壁上沉积了一层像小米粥样的脂类，使动脉弹性减低、管腔变窄的病变。AS 是冠心病心绞痛等主要心血管疾病的病理始动因素。动脉粥样硬化患者的高半胱氨酸水平会抑制甲基化供体赖以产生的叶酸和维生素 B_{12} 依赖的 S - 腺苷甲硫氨酸转化过程，从而影响 DNA 水平的甲基化修饰。而外部损伤也同样会引起新生血管内膜组织 DNA 低甲基化。低甲基化水平可引起血管平滑肌细胞增殖及纤维沉积，参加免疫和炎性反应的细胞过度增殖从而加重 AS 时的炎症反应。所以高半胱氨酸水平、低叶酸及低维生素 B_{12} 水平会引起主动脉及外周淋巴细胞低甲基化，是引起 AS 的诱发因素。

通过表观遗传修饰影响心血管病的发病风险的因素还有年龄。在衰老过程中某些细胞会随着年龄发生相关的变化，如某个 CpG 岛的甲基化会关闭一个基因，导致与这个基因相关的生理功能丧失；同样，正常情况下沉默的基因也会被甲基化的丢失激活，造成不正常的异位表达。雌激素受体 α（ERα）甲基化在严重动脉硬化患者体内的程度较高，使其对细胞异常生长的抑制能力降低，促进血管平滑肌细胞的增殖。而正常的 ERα 不但能够发挥抑制生长的作用，而且还会与循环中的雌激素反应，并产生具有保护作用的一氧化氮，对血管起局部扩张作用。

虽然在一个组织中发生异常甲基化的细胞只占少数，但却能使组织或器官呈现出表观遗传上的镶嵌性和异质性，这种在衰老过程中获得的表观遗传镶嵌性正是许多年龄相关的局灶性疾病的重要病因。AS 即是一种局灶性增生疾病，失控的平滑肌细胞增殖会使血管变窄，最终导致心脏缺血或脑缺血。通过大量人IX因子不同表达水平的转基因小鼠研究表明，长期促血栓生成状态和生存时间之间存在一个清晰的反馈关系，表明了促血栓生成食品和慢性凝血因子的提高等各种慢性环境因素都可以促进血栓形成，并导致心血管疾病的发生。

（二）表观遗传学与糖尿病

1 型糖尿病（type 1 diabetes mellitus，T1DM）是遗传因素和环境因素作用引起的胰岛 B 细胞的选择性破坏，导致胰岛素绝对或显著减少。2 型糖尿病（T2DM）则是患者体内产生胰岛素的能力部分丧失，胰岛素的作用效果下降所产生的胰岛素的相对缺乏状态。研究发现，胰岛素（INS）基因启动子临近的 CpG 岛的 DNA 修饰有关。其 T2DM 患者的 CpG - 19 的甲基化水平明显升高，与 T1DM 相似，而 CpG - 234 处的甲基化水平在 T2DM 明显升高，T1DM 则明显降低。研究还发现，糖尿病患者体内组蛋白的乙酰化水平与常人也有明显区别。

妊娠期糖尿病（gestational diabetes mellitus，GDM）是无糖尿病史的妊娠期女性出现的葡萄糖耐量异常，是妊娠期的常见并发症。近年来的研究表明，DNA 的甲基化与 GDM 孕妇血糖、胰岛素的调控密切相关，孕妇可能通过调控 DNA 甲基化水平对胰岛功能产生不良影响，参与 GDM 的发生发展。而组蛋白的修饰水平改变可引起孕妇体内抗炎 - 促炎因子失衡，糖脂代谢紊乱和胰岛素抵抗，参与 GDM 的发生。多项研究还证实，GDM 孕妇体内还存在有许多表达异常的 ncRNA，如 GDM 孕妇血清中 miRNA - 132、- 29a、- 222 等表达明显升高，且出现在其血糖升高之前，提示 miRNA 的表达异常也可能与 GDM 的发生有关。

随着研究的进展，人们对表观遗传学与人类疾病的发生有了更深入的认识。但是人类对表观遗传学在疾病中的认识尚待深化，这将有助于表观遗传学的发展。我们应更进一步研究表观遗传学机制、基因表达以及与环境变化的关系，有效减少表观遗传疾病的发生风险，努力探索造福人类的前沿领域。

答案解析

目标检测

1. 表观遗传的特点是什么？研究内容有哪些？
2. DNA 甲基化是怎样调控管家基因转录的？
3. 组蛋白乙酰化修饰怎样影响基因表达？
4. 请简述染色质重塑在真核基因表达中的作用。
5. 非编码 RNA 有几种？通过什么机制调节基因表达？

（赵　静）

书网融合……

本章小结

微课

题库

PPT

第十四章　出生缺陷

📖 **学习目标**

1. **掌握**　出生缺陷的概念；出生缺陷的预防。
2. **熟悉**　出生缺陷的发生机制；出生缺陷的监测。
3. **了解**　出生缺陷的类型；出生缺陷的发生现状。
4. 学会出生缺陷预防策略的临床应用，具备出生缺陷预防的基本能力。

人体出生前发育过程的异常可导致出生缺陷。目前，出生缺陷已成为早期流产、死胎、婴幼儿死亡和先天残疾的主要原因，严重影响儿童的生存和生活质量，给患儿及其家庭带来了巨大的精神痛苦和经济负担。作为发育遗传学研究的重要内容之一，出生缺陷已日益受到世界各国政府的高度重视，并就这一问题开展了广泛的监测、病因学调查和相关的实验研究。

第一节　出生缺陷的概念及类型

一、出生缺陷的概念

出生缺陷（birth defect）是指婴儿出生前发生的身体结构、功能或代谢等方面异常的统称。其疾病种类繁多，既包括人类出生时的各种结构畸形，也包括功能、代谢以及行为发育等方面的异常；既可于出生时就表现出来，也可在出生后一段时间才显现出来，如智力障碍等。

目前已知的出生缺陷病种至少有 8000~10000 种，最常见的是先天畸形（指以形态结构异常为主要特征的出生缺陷）、染色体异常、遗传代谢性疾病、功能异常（如盲、聋或智力障碍等）。

二、出生缺陷的类型

出生缺陷疾病种类的繁多导致其分类方式多种多样，研究人员从不同学科角度及分类目的出发，提出了多种不同的命名分类法。如根据病因学分类、根据胚胎发生过程分类、根据缺陷的发生部位分类、根据畸形的严重程度分类等。

临床工作中，世界卫生组织（World Health Organization，WHO）在出生缺陷的国际统计学分类中根据出生缺陷的发生部位进行分类。1977 年，WHO 出版的第 9 版《国际疾病分类指南》（International Statistical Classification of Disease，ICD）中详细编入了绝大多数出生缺陷，并根据畸形发生的器官系统进行分类。其后这一分类法又经几次修改，1993 年出版了 ICD-10，在出生缺陷的临床诊疗、基础研究及监测中发挥了重要的作用。在 ICD-10 中，先天畸形被列为先天性畸形、变形和染色体异常，编码为 Q00~Q99，并按照发生部位的不同进行了相应的分类编码，共分为 11 大类。而一些先天性代谢性疾病、先天性肿瘤等则被列在其他章节的分类编码中，如先天性代谢性疾病的分类编码为 E70~E90。

2019 年 5 月 25 日，世界卫生大会审议通过《国际疾病分类指南第 11 次修订本》（ICD-11），成为目前国际疾病分类指南最新的版本。ICD-11 首次采用全电子版本，共收录了 55000 个编码，远多于

ICD - 10 的 14400 个，并根据目前对疾病的认知进行了疾病的重新分组。在 ICD - 11 中，出生缺陷被列为第二十章——发育异常，并按照发生器官的不同，进行了相应的分类和编码（表14 - 1）。

表14 - 1　《国际疾病分类指南》第11版（ICD - 11）——发育异常

分类	编码
神经系统结构发育异常	LA00 ~ LA0Z
眼发育异常	LA10 ~ LA1Z
耳发育异常	LA20 ~ LA2Z
面部、口腔或牙齿结构发育异常	LA30 ~ LA5Z
颈部结构发育异常	LA60 ~ LA6Z
呼吸系统结构发育异常	LA70 ~ LA7Z
循环系统结构发育异常	LA80 ~ LA9Z
横膈、腹壁或脐带结构发育异常	LB00 ~ LB0Z
消化道结构发育异常	LB10 ~ LB1Z
肝脏、胆道、胰腺或脾脏结构发育异常	LB20 ~ LB2Z
泌尿系统结构发育异常	LB30 ~ LB3Z
女性生殖系统结构发育异常	LB40 ~ LB4Z
男性生殖系统结构发育异常	LB50 ~ LB5Z
乳房结构发育异常	LB60 ~ LB6Z
骨骼结构发育异常	LB70 ~ LB9Z
皮肤结构发育异常	LC00 ~ LC7Z
肾上腺结构发育异常	LC80 ~ LC8Z
单系统受累为主的结构发育异常	LD0Y ~ LD0Z
多种发育异常或综合征	LD20 ~ LD2Z
染色体异常，除外基因突变	LD40 ~ LD7Z
以智力发育障碍为相关临床特征的情况	LD90.0 ~ LD90.Z
其他发育异常	LD9Y ~ LD9Z

第二节　出生缺陷的发生机制

出生缺陷的发生机制复杂多样，可由遗传因素引起；可由环境因素引起；也可由二者的相互作用引起，并受当时胚胎所处的发育时期等多种其他因素的影响。曾有全球出生缺陷报告中指出：由遗传物质变异导致的出生缺陷约占40%；由单纯环境因素引起的出生缺陷占5% ~ 10%；而原因不明或两者相互作用的约占50%。

一、遗传因素

遗传构成及其程序性表达决定了胚胎发育过程，遗传物质的改变将引起胚胎发育异常，从而导致胚胎发育终结或出生缺陷的发生。引起出生缺陷的遗传因素主要包括基因突变、染色体畸变两大类，它们形成了临床上各种各样的遗传病，例如单基因遗传病、多基因遗传病、线粒体遗传病及染色体病等。这些遗传病是医学遗传学研究的主要内容，其发病机制复杂多样，在本书相关章节中已有详尽的阐述。

二、环境因素

胚胎或胎儿在发育过程中虽然有绒毛膜、羊膜和胎盘屏障的保护，但仍可能直接或间接受到环境中某些因子的干扰而导致出生缺陷。影响胚胎发育的环境包括母体周围的外环境、母体自身的内环境（代谢、营养、疾病等）以及胚胎所处的微环境（胎盘、胎膜、羊水等），致畸因子可直接或间接影响这些环境而作用于胚胎或胎儿，造成出生缺陷。引起出生缺陷的环境因素主要包括物理因素、化学因素、生物因素及母亲疾病、营养等多种因素。

1. 物理因素 主要包括电离辐射（天然和人工产生的放射性核素蜕变所发射的 α、β、γ 和 X 射线，以及电子、中子等射线）、电磁场、强噪声及高温等。其中，电离辐射可使 DNA 双链分子断裂频率增加，各种错误性修复频率增加；电磁场能够严重干扰正常的 DNA 剪切和重组，使染色体易位频率增高；强噪声可能损害胎儿的听觉发育，引起内耳损伤，甚至使脑细胞发育萎缩及脑细胞死亡；高温可干扰神经上皮细胞的正常增殖、迁移和黏着过程，使神经生长因子及其受体减少，导致神经管畸形等出生缺陷。

2. 化学因素 主要包括重金属、有机溶剂、农药、药物等化学物质。其中，重金属汞可与胚胎细胞中的核酸结合，延迟细胞分裂和成熟，从而影响胚胎或胎儿的发育。孕妇经常性吸入有机溶剂如甲苯会导致胎儿畸形，发生与胎儿乙醇综合征相似的畸形表现。有机氯农药可以通过胎盘到达胎儿体内，并产生蓄积，从而造成足内翻等出生缺陷。此外，大部分药物可以通过不同形式进入胚胎或胎儿体内，从而影响其生长发育。目前已知多数抗肿瘤药物、抗惊厥药物，包括白消安、甲氨蝶呤、6 - 巯基嘌呤等均可对胎儿产生致畸作用；某些抗生素例如链霉素、庆大霉素等也有一定的致畸作用。美国食品药物管理局（U. S. Food and Drug Administration，FDA）根据药物对胎儿的危害性将妊娠期用药分为 A、B、C、D、X 五类（危害性依次增大，X 类药物为孕期禁用药物），以对孕妇的临床药物使用提供安全性方面的指导。

⊕ **知识链接**

妊娠期使用药物危险性等级

妊娠期用药分为五类。①A 类：人群资料中无发育毒性证据，动物实验阴性，对胚胎影响的可能性很小，可按正常剂量用于孕妇，如维生素 D 等。②B 类：动物实验无致畸证据，缺乏可靠的人群资料；或动物实验有阳性反应，但无人群研究的证据，慎用于孕妇，如阿莫西林等。③C 类：动物致畸实验阳性，缺乏可靠的人群资料或同时缺乏动物和人群研究资料，应权衡利弊，必要时可用，如万古霉素等。④D 类：有对人类产生致畸作用的证据，但其对孕妇的益处仍然可以接受（利大于弊），若临床非常需要如在挽救孕妇生命，在无其他替代种类时可用于孕妇，需特别慎用，如四环素等。⑤X 类：人类和动物资料均显示具有明显的致畸作用，致畸危害权衡重于任何治疗作用（弊大于利），孕妇及育龄期妇女禁用。如己烯雌酚等。

3. 生物因素 主要包括弓形虫、巨细胞病毒、风疹病毒、梅毒螺旋体等。其中，巨细胞病毒感染可导致胚胎出现细胞死亡以及处于 S 期和 M 期细胞的阻滞，细胞出现染色体结构或数目的改变，从而导致胚胎生长发育异常。风疹病毒通过胎盘感染胎儿后，可破坏细胞的有丝分裂，干扰组织器官的生长发育，从而导致自发流产、死产或导致心脏畸形、先天性白内障等出生缺陷。

4. 母亲疾病及营养等其他因素 ①疾病：孕妇患有糖尿病可导致子代发生小头畸形、心脏缺陷、肾积水等；孕妇患有苯丙酮尿症，妊娠期若不采用特殊饮食控制苯丙氨酸水平，可导致后代小头畸形、智力发育不良等。②营养：孕妇的热量和蛋白质供给严重不足，会导致胎儿大脑发育不良等；母体缺乏叶酸会导致后代神经管缺陷。③不良生活方式：妇女如果在妊娠期酗酒、吸烟等均可能导致胎儿宫内发育迟缓，从而导致出生缺陷。④心理因素：孕妇在妊娠早期遭受突然的心理打击，可能导致胎儿颅骨畸形和心脏结构缺陷。动物实验显示：孕期母体心理应激可使子代头颅发育异常、神经毒性损害等。

三、遗传因素和环境因素的相互作用

在出生缺陷的病因学调查中，多数出生缺陷仍然是遗传因素和环境因素结合后相互影响、共同作用的结果。一方面，当遗传因素起决定作用时，常常是因为环境因素诱发了基因突变或染色体畸变，即环境致畸因子通过影响或改变遗传构成，或干扰、破坏遗传物质正常的时空表达，从而导致出生缺陷。另一方面，当环境因素起决定作用时，出生缺陷的发生也常常与胚胎的遗传背景相关。这是由于致畸剂的吸收、代谢、解毒、排泄等过程是通过体内一系列的酶和转运蛋白完成，这些蛋白质编码基因的多态性可导致不同个体在致畸剂的易感性方面存在着差异。例如在使用链霉素的孕妇中，仅有少数新生儿有第Ⅷ对脑神经的损害，这说明胚胎的基因型决定和影响着胚胎对环境致畸因子的易感程度。

四、致畸敏感期

出生缺陷的发生除了决定于致畸因子的性质及胚胎的遗传构成等因素外，还决定于受致畸因子作用时胚胎所处的发育时期。致畸因子作用于不同发育时期的胚胎，会导致反应程度、累及器官和发生畸形的类型上出现较大的差异（图14-1）。

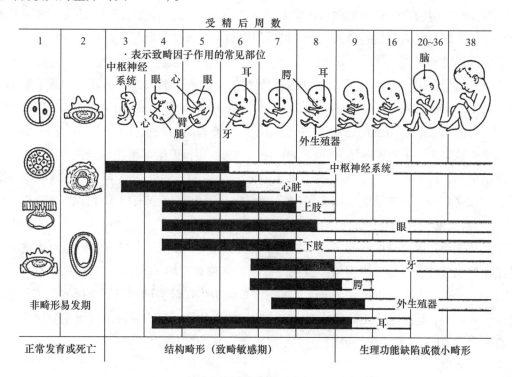

图 14-1 胚胎发育时期与畸形发生的关系示意图

1. 受精后第1~2周 这一时期为非畸形易发期，此时胚胎细胞处于最初的分裂增殖阶段，受致畸因子作用后表现出"全"或"无"的现象：①如果仅有少量细胞被致畸因子所影响，其余细胞正常分裂增生，代偿力强，胚胎将正常发育，不发生畸形；②如果致畸因子作用强，胚胎受损死亡将发生早期自然流产，据统计约有 50% 的胚胎在这一时期死亡。

2. 受精后第 3~8 周　这一时期为致畸敏感期，此时胚胎细胞分化明显，器官多数原基分化出现，胚体形成，对致畸因子最为敏感，最易受到干扰而发生器官的形态结构异常。不同器官由于分化和形态发生时间不同，因而各有自己的致畸敏感期，这导致同一种致畸因子作用于不同时期的胚胎可引起不同器官出现畸形。此外，由于各器官系统的致畸敏感期有重叠，故可出现多种畸形并存的情况。

3. 受精后第 9 周直至胎儿出生　这一时期初步形成的各器官进行组织功能的分化，受致畸因子作用后容易出现器官的功能障碍。此外，这一时期虽不是致畸敏感期，但仍可能引起少数器官发生结构上的畸形，如外生殖器官及神经系统的结构异常。

第三节　出生缺陷的监测及现状

一、出生缺陷的监测

出生缺陷监测是连续、系统地对人群中所发生的出生缺陷有关资料进行收集、整理、分析和利用的过程。其目的在于及时发现致畸因素，提出干预措施，为政府决策、公共卫生干预及临床诊疗工作提供基础性数据，从而降低出生缺陷的发生率。

国际上最初的出生缺陷监测系统是 20 世纪 60 年代人们在经历了"反应停"事件后，于 1964 年在英格兰 – 威尔士和瑞典建立。此后，美国、加拿大、丹麦等许多国家相继建立了各自的出生缺陷监测系统。但这一时期，各国的出生缺陷监测系统尚处于各自孤立状态，并无信息的交换。1974 年 6 月，10 个已经建立了出生缺陷监测系统的国家代表、世界卫生组织和其他基金组织的代表在赫尔辛基召开了第一次国际出生缺陷监测工作会议，会议决定成立"国际出生缺陷监测情报交换所"，开始常规交换有关出生缺陷发生的信息。2003 年，"国际出生缺陷监测情报交换所"更名为"国际出生缺陷监测和研究情报交换所"（The International Clearinghouse for Birth Defects Surveillance and Research，ICBDSR），截至 2022 年 7 月，该所在全世界范围内已有 45 位正式成员及 16 位附属成员。

我国的出生缺陷监测工作起步于 20 世纪 80 年代。1986 年，卫生部组织在全国范围内进行了为期一年的出生缺陷监测，第一次获得了我国关于出生缺陷发生率的资料。1988 年，"中国出生缺陷监测中心"成立，组织进行全国出生缺陷的动态监测。1996 年，卫生部将全国出生缺陷监测网与全国 5 岁以下儿童死亡监测网、全国孕产妇死亡监测网进行了监测点的统一，实行"三网合一"的监测模式。1998 年，出生缺陷监测由医院监测扩展到了人群监测。2006 年，形成了全国妇幼卫生监测数据收集报告体系，以及出生缺陷医院和人群监测网络。目前，监测网络遍布全国 31 个省、自治区、直辖市，形成了村级（街道）、乡级（社区）和县级（市级）的三级妇幼卫生保健监测网络，全面实现了妇幼卫生信息的网络化采集和管理，建立了出生缺陷数据库和出生缺陷图片库，基本掌握了我国主要出生缺陷发生的时空、人群和种类 30 多年的变化趋势。

‹‹

🌐 **知识链接**

中国出生缺陷监测中心

中国出生缺陷监测中心是由卫健委妇幼保健与社区卫生司和四川大学华西第二医院共同领导的致力于妇幼卫生监测的科研中心。30 多年的时间里，几代专业人员呕心沥血，砥砺前行，硕果累累。1986 年国家"七五"攻关课题——《中国围产儿出生缺陷监测及其高危高发出生缺陷的病因学研究》率先填补了我国出生缺陷监测领域的空白，缩短了与世界发达国家的差距。2008 年编写的《中国出生缺陷图谱》填补了我国出生缺陷诊断史料的空白。2012 年卫生部首次发布的《中国出生缺陷防治报告》凝聚了专家们多年的心血。该中心建立的全国出生缺陷家系遗传资源库，收集和保护了我国宝贵的出生缺陷遗传资源。现已形成的稳定、可靠、经济、实用的国家级妇幼卫生监测系统，为国家制定妇幼卫生的法律法规、发展规划和政策措施提供了科学依据。

尽管出生缺陷所包含的疾病种类繁多，但国际上在监测中仍将先天畸形作为出生缺陷监测的最主要内容。各国、各地区监测部门根据各自情况，制定出适宜本国、本地区的出生监测项目和内容。截至 2022 年，我国重点监测 23 类常见的结构畸形、染色体异常（表 14-2）及少部分遗传代谢性疾病（如苯丙酮尿症和先天性甲状腺功能低下症等）。

表 14-2　我国重点监测的结构畸形及染色体异常病种

出生缺陷病种			
无脑畸形	唇裂合并腭裂	膀胱外翻	脐膨出
脊柱裂	小耳/无耳	马蹄内翻足	腹裂
脑膨出	外耳其他畸形	多指（趾）	联体双胎
先天性脑积水	食管闭锁或狭窄	并指（趾）	先天性心脏病
腭裂	直肠肛门闭锁或狭窄	肢体短缩	唐氏综合征
唇裂	尿道下裂	先天性膈疝	

二、出生缺陷的发生现状

全球出生缺陷报告中曾报道：全球每年新增加出生缺陷人数约 800 万，每年有 330 多万 5 岁以下的儿童死于出生缺陷，有 320 万儿童终身残疾。据世界卫生组织估计，全球低收入国家的出生缺陷发生率为 6.42%，中等收入国家为 5.57%，高收入国家为 4.72%。这些数据仅主要反映了出生时临床明显可辨认的出生缺陷发生水平，而在不良环境和母体异常因素的影响下，胚胎可在整体、器官、细胞及分子等水平发生一系列改变，虽然有的改变并未造成可见的形态畸形，却能给出生后个体的健康问题埋下隐患，引起器官或组织的功能异常等。由此可见，出生缺陷的发生现状远不容乐观。

我国是人口大国，也是出生缺陷高发国家。《中国出生缺陷防治报告（2012）》中显示：目前我国的出生缺陷发生率在 5.6% 左右，每年新增出生缺陷数约 90 万例，其中出生时临床明显可见的出生缺陷约有 25 万例。全国出生缺陷监测数据表明：2000—2019 年间，先天性心脏病、多指（趾）的发生率总体呈上升趋势；总唇裂、神经管缺陷、先天性脑积水及唐氏综合征的发生率呈下降趋势。马蹄内翻足和尿道下裂的发生率呈波动态势，2019 年马蹄内翻足的发生率较 2018 年有所降低，而尿道下裂的发生率自 2017 年开始略微上升（表 14-3）。

表 14 – 3　我国围生期出生缺陷发生率顺位

顺位	2000 年	2005 年	2010 年	2015 年	2017 年	2018 年	2019 年
1	总唇裂	先天性心脏病	先天性心脏病	先天性心脏病	先天性心脏病	先天性心脏病	先天性心脏病
2	多指/趾	多指/趾	多指/趾	多指/趾	多指/趾	多指/趾	多指/趾
3	神经管缺陷	总唇裂	总唇裂	总唇裂	马蹄内翻足	并指/趾	并指/趾
4	先天性心脏病	神经管缺陷	脑积水	马蹄内翻足	并指/趾	马蹄内翻足	尿道下裂
5	脑积水	脑积水	神经管缺陷	脑积水	总唇裂	尿道下裂	马蹄内翻足
6	肢体短缩	肢体短缩	马蹄内翻足	并指/趾	尿道下裂	总唇裂	总唇裂
7	马蹄内翻足	尿道下裂	尿道下裂	尿道下裂	脑积水	脑积水	小耳
8	尿道下裂	马蹄内翻足	并指/趾	小耳	直肠肛门闭锁/狭窄	小耳	腭裂
9	并指/趾	并指/趾	肢体短缩	直肠肛门闭锁/狭窄	腭裂	腭裂	直肠肛门闭锁/狭窄
10	直肠肛门闭锁/狭窄	小耳	小耳	肢体短缩	肢体短缩	直肠肛门闭锁/狭窄	脑积水

第四节　出生缺陷的预防 _{微课}

　　出生缺陷已成为全球性的健康问题，发育遗传学研究的重大课题之一就是采取各种措施对出生缺陷进行有效预防。在这一过程中，人类对出生缺陷发生机制认识的逐步深入为出生缺陷的预防提供了理论指导。

一、出生缺陷的预防策略

　　世界卫生组织针对出生缺陷的预防和控制，提出了三级预防的策略。

　　1. 一级预防　又称病因预防，旨在防止出生缺陷的发生。①通过对决策制定者、医务人员和公众开展出生缺陷防治的健康教育和宣传，提高出生缺陷干预措施的知晓率，建立不同地区的健康教育干预模式。②提倡妇女选择最佳生育年龄妊娠，减少 35 岁以上高龄妇女受孕比例及无计划受孕比例。③推广孕前及孕早期合理保健措施，包括合理营养、避免接触各类有害因子、谨慎用药、改正不良生活习惯等。④推广小剂量叶酸增补措施以预防神经管缺陷。⑤控制妇女的感染性疾病及慢性疾病，以预防由此导致的出生缺陷。⑥对有遗传病或出生缺陷家族史的人群开展孕前遗传咨询，以帮助他们制订合理的婚育计划。⑦开展孕前筛查，以明确胎儿未来的患病风险。

　　2. 二级预防　又称产前干预，是对一级预防的补充。①对孕早期疑有接触不良因素或后代有某些遗传病患病风险的妇女，在孕期采取相应的产前筛查和产前诊断措施，以便尽早发现胎儿异常，必要时及时终止妊娠，减少严重出生缺陷患儿的出生。②对某些疾病开展相应的手术或非手术宫内治疗。例如对先天性膈疝胎儿行宫内外科手术；给孕妇服用洋地黄以治疗胎儿心动过速等。

　　3. 三级预防　又称出生后干预，即对出生后的婴儿进行及早诊断和及早治疗，从而提高患儿的生活质量，减少致残率，促进健康。①对某些发病率高、危害大、早期治疗可取得较好疗效的疾病，如苯丙酮尿症、先天性甲状腺功能低下症、葡萄糖 – 6 – 磷酸脱氢酶缺乏症等进行新生儿筛查，对筛查阳性的患儿进行及时的饮食或内科治疗，以最大限度减轻疾病所造成的危害。②对患有唇裂、腭裂、尿道下裂、马蹄内翻足等疾病的患儿进行及时的手术治疗和康复。③通过新生儿听力筛查及相应的干预措施使轻型听力障碍得到矫正，重型听力障碍得以减轻。

⇒ 案例引导

　　案例　一对夫妇表型正常，已生育了一个神经管缺陷患儿。这对夫妇欲再次生育，前来医院进行遗传咨询。

　　讨论　请从病因预防、产前干预这两个环节为这对夫妇提供神经管缺陷的主要预防策略。

二、出生缺陷的预防措施

　　由于存在社会经济的差异和传统文化背景的影响，世界各国采取的具体预防措施不尽相同，并没有一个标准能适合所有的国家或地区。一个系统、全面的出生缺陷预防和控制体系，需要各国政府、医学及公共卫生方面的专家进行不断地探索。

　　我国出生缺陷预防已初步形成了政府主导、部门合作、社会参与的出生缺陷防治工作格局；逐步健全了包括妇幼保健机构、综合医院、妇女儿童专科医院、基层医疗卫生机构、相关科研院所等在内的出生缺陷综合防治体系；在加强常规孕产妇保健和儿童保健的基础上，有针对性地开展了婚前医学检查、产前筛查、产前诊断、新生儿筛查、患儿治疗康复等出生缺陷防治服务。

　　近年来，国家启动实施了免费孕前优生健康检查、增补叶酸预防神经管缺陷、地中海贫血防控、贫困地区新生儿疾病筛查等重大公共卫生项目，广泛开展了出生缺陷防治社会宣传和健康教育，逐步将儿童先天性心脏病等出生缺陷治疗纳入大病保障，着力推进出生缺陷综合防治。神经管缺陷、重型地中海贫血等出生缺陷的发生率明显下降。其中，神经管缺陷 2000 年的发生率为 11.96/万，位居我国围产期出生缺陷发生率顺位第 3 位，而 2019 年的发生率仅为 1.20/万，较 2010 年下降 79.1%，在 23 类出生缺陷中发生率居第 14 位。这一明显的变化得益于国家从 2009 年起在全国实施增补叶酸预防神经管缺陷项目，免费为农村妇女在孕前 3 个月至孕早期 3 个月每日补服叶酸。但从整体来看，先天性心脏病、唐氏综合征、耳聋等严重出生缺陷尚未得到有效控制，出生缺陷防治工作任重道远。

　　2022 年 4 月发布的《国家卫生健康委关于贯彻 2021—2030 年中国妇女儿童发展纲要的实施方案》中指出：①完善多部门联动防治出生缺陷的工作机制，构建覆盖婚前、孕前、孕期、新生儿和儿童各阶段的出生缺陷防治体系。广泛宣传出生缺陷防治知识，营造全社会支持出生缺陷防治工作的良好氛围。完善出生缺陷防治网络，加强省级出生缺陷防治管理中心建设。规范婚前孕前保健门诊建设；布局建设一批区域产前诊断中心，强化省、市、县产前筛查和产前诊断机构建设，健全新生儿疾病筛查、诊断、治疗网络。提高出生缺陷疾病医疗保障水平。加强出生缺陷监测，促进出生缺陷防治领域科技创新和成果转化。鼓励社会力量参与出生缺陷防治公益活动。②坚持出生缺陷综合防治策略，落实"三级防治措施"，促进服务衔接。加强出生缺陷防控咨询，推广婚姻登记、婚前医学检查、生育指导"一站式"服务，推进落实婚前孕前保健服务。促进胎儿医学发展，提高产前筛查和产前诊断能力，普及适宜技术，加强新技术应用管理，强化质量评估和监督管理。扩大新生儿疾病筛查病种范围，探索新生儿疾病筛查、阳性病例召回、诊断、治疗和随访的一体化服务模式，强化全链条服务质量监管。新生儿先天性心脏病筛查覆盖所有区县，不断提高筛查率。探索遗传病、先天性心脏病等重点疾病围孕期、产前产后一体化管理服务和多学科诊疗协作，推动地中海贫血发生率较高省份逐步实现重症地贫零出生。深入实施出生缺陷干预救助项目。③到 2030 年，婚前医学检查率达到 70%，孕前优生健康检查目标人群覆盖率保持在 80% 以上，产前筛查率达到 90%，新生儿遗传代谢病筛查率和新生儿听力障碍筛查率分别达到 98% 和 90% 以上。

目标检测

答案解析

1. 什么是出生缺陷？临床上出生缺陷是如何分类的？
2. 对出生缺陷的主要影响因素应怎样综合评价？
3. 出生缺陷的三级预防策略包括哪些内容？
4. 根据世界卫生组织提出的出生缺陷三级预防策略，以神经管缺陷为例简述具体的预防措施。

（罗　兰）

书网融合……

　本章小结　　　　　　　微课　　　　　　　题库

第十五章 遗传病的诊断

PPT

学习目标

1. **掌握** 常用遗传病诊断技术的原理、方法及注意事项。
2. **熟悉** 遗传病诊断的适应证。
3. **了解** 临床遗传诊断的分类及应用。
4. 学会遗传病诊断技术的临床应用，具备遗传病诊断的基本能力。

遗传病的诊断（diagnosis of hereditary disease）是开展遗传病防治工作的基础。遗传病的病因往往是遗传物质发生了改变，病症涉及身体的多个组织、器官和系统。遗传病的诊断是一项十分复杂的工作，需要儿科、妇产科、内科、外科、影像科、检验科等多个科室的密切配合。

遗传病的诊断可分为常规诊断和特殊诊断。常规诊断是指与一般疾病相似的诊断方法，即通过对患者的病史、症状、体征、实验室和影像学检查等建立初步的临床诊断。特殊诊断是指采用遗传学的方法进行诊断，包括系谱分析、染色体检查、生化检查、基因诊断等，是遗传病确诊的关键。根据诊断时间的不同，目前临床上遗传病的诊断分为临症诊断（symptomatic diagnosis）、症状前诊断（presymptomatic diagnosis）和产前诊断（prenatal diagnosis）。随着生物技术和辅助生殖医学的迅速发展，产前诊断又形成一个新的分支——植入前遗传学诊断（pre‐implantation genetic diagnosis）。

第一节 临症诊断 🅔微课

临症诊断是根据现症病人的各种临床表现和实验室检查进行综合分析，确诊并判断遗传方式，是遗传病诊断的主要内容。临症诊断既依赖于常规临床诊断，如病史、症状、体征以及一般的实验室检查等，也依赖于遗传病特殊诊断，如系谱分析、染色体检查、生化检查和基因诊断等。遗传病特殊诊断方法常常是确诊的关键。

⇒ 案例引导

案例 患儿，男，3岁，因发育异常，智力低下就诊。病史（其母代述）：患儿顺产，体重3.4kg，身长36cm，无损伤，外观正常。患儿出生时，父亲38岁，母亲35岁。患儿发育过程中家长发现，患儿行动迟缓、肌肉无力，语言障碍，认知与表达能力较同龄儿童低下，多病。体格检查：营养一般，反应迟钝，目光较呆滞，肌张力较低，眼距较宽，鼻根低平，舌大外伸，流涎。家系调查：除患儿外，家系中其他成员无此病。

讨论 该患儿应该进行何种遗传学检查？初步诊断为何种遗传病？

一、病史、症状和体征

（一）病史

遗传病大多有家族聚集倾向和特定的遗传规律，因此病史采集的真实性和完整性对后续的分析和研究至关重要。在进行遗传病诊断时，除了解一般的病史外，还应着重了解患者的家族史、婚姻史和生育史等。另外，还要根据不同的遗传病进行一些特定的遗传调查。

1. **家族史** 即整个家系患同种疾病的历史。家族史应能够充分反映患者父系和母系各家族成员的亲缘关系和发病情况。

2. **婚姻生育史** 除了收集婚龄、婚配次数、配偶健康状况、是否近亲结婚、生育年龄、孕育次数、子女数目及健康状况外，还应收集有无流产、死胎、早产史，以及收养、过继、非婚生子等情况。

3. **患者发病时间和治疗情况** 部分患者对其发病的具体情况不能准确判断，病史采集过程中可通过不同个体描述相互印证，以确定资料的可信度。

（二）症状和体征

遗传病具有与其他疾病相同或相似的体征，往往又有其特异性证候群，如唐氏综合征患儿常常表现为生长发育迟缓、智力低下并伴有特殊的伸舌样呆滞面容等。大多数遗传病患者在婴幼儿时期就有相应的症状和体征，包括外貌特征、体重改变、身体发育、智力状况、性器官及第二性征发育状态等。症状和体征是患者就诊的主要原因，也是遗传病诊断的重要线索。由于许多症状和体征为多种遗传病所共有，若仅以此为线索做出诊断则有一定难度，故必须借助辅助器材和实验室检查等其他手段。

二、系谱分析

系谱分析（pedigree analysis）是根据对患者及其家族各成员发病情况的调查结果绘制图谱，经过分析确定该遗传病遗传方式的一种手段。

单基因遗传病包括常染色体显性遗传病、常染色体隐性遗传病、X连锁显性遗传病、X连锁隐性遗传病和Y连锁遗传病。单基因遗传病符合孟德尔遗传规律，可用系谱分析确定其遗传方式。进行系谱分析应注意以下问题：①系谱分析的全面性、准确性和可靠性。对患者及家属说明提供真实家系的重要性，逐个查询家庭成员发病情况、是否近亲婚配、有无死胎和流产史等，并详细记录在系谱中。②外显不全或延迟显性而使系谱呈现隔代遗传现象，以致系谱的遗传方式不够典型，影响分析的准确性。③家系小或者某些关键性家庭成员的资料无法获得而发生选样偏移现象。④新的基因突变所致的疾病也容易被认为是常染色体隐性遗传病，而且缺乏子代材料可供分析而不能做出正确的判断。⑤显、隐性的相对性，同一遗传病可能因采用不同的观察指标而得出不同的遗传方式，从而影响发病风险的估计。如在临床水平，镰状细胞贫血症纯合子（$HbSHbS$）有严重的贫血，而杂合子（$HbAHbS$）在正常情况下无贫血，此时突变基因（HbS）对正常基因（HbA）来说被认为是隐性的；然而，当杂合子的细胞处于缺氧或氧分压降低时，红细胞出现镰状细胞特征，此时HbS对HbA来说是显性的；但从镰状细胞数目理解，杂合子的镰状细胞数介于正常纯合子（$HbAHbA$）与突变纯合子（$HbSHbS$）之间，故呈不完全显性遗传。遗传分析中还要注意遗传印记、线粒体病以及遗传的异质性的问题，避免误判以及发病风险的错误估计。

多基因遗传病是一大类发生率较高的疾病，与单基因遗传病遗传方式明显不同，属于非孟德尔式遗传病。其除了具有相应的遗传背景外，还存在遗传因素与环境因素之间复杂的相互作用，其家族聚集性可能类似孟德尔遗传。但研究单基因遗传病的方法常常不能有效应用于多基因遗传病，故多基因遗传病的研究进展较为缓慢。

三、细胞遗传学检查

⇒ 案例引导

　　案例　患者，女，20岁，因无月经就诊。询问病史，既往体健，无月经，近三代无近亲结婚史。临床检查：第二性征呈女性，乳房发育良好，无阴毛、阴蒂肥大，阴道末端与尿道同一开口。B超显示盆腔一疑似子宫声像，大小 2.0cm × 0.8cm。激素水平：促黄体生成素（LH）54.6mIU/ml，促卵泡激素（FSH）72.4IU/ml，雌二醇（E_2）38.5pg/ml，孕酮（P）0.48ng/ml，睾酮（T）5.45ng/ml，垂体催乳素（PRL）35.5ng/ml。

　　讨论　该患儿应该进行何种细胞遗传学检查？初步诊断为何种遗传病？

细胞遗传学检查主要用于诊断染色体异常综合征。

（一）染色体检查

染色体检查标本主要有外周血、绒毛、羊水中胎儿脱落细胞和脐带血、皮肤、骨髓、胸腹水、手术切除的病理组织等。

染色体检查的适应证包括：①明显智力发育不全者；②生长迟缓或伴有其他先天畸形者；③夫妻之一有染色体异常，如平衡易位和嵌合体等；④家族中已有染色体或先天畸形的个体；⑤多发性流产妇女及其丈夫；⑥原发性闭经和女性不孕症；⑦无精子症和男性不育症；⑧两性内、外生殖器畸形者；⑨疑为唐氏综合征（先天愚型）的患儿及其父母；⑩原因不明的智力低下并伴有大耳、大睾丸和（或）多动症者；⑪35岁以上的高龄孕妇（产前诊断）。

1. 核型分析　核型分析（karyotype analysis）是应用较早的染色体病诊断的主要方法。近年来，随着染色体显带技术，特别是高分辨染色体显带技术的不断发展以及染色体自动分析系统的应用，人们能够更准确地判断和发现更多的染色体数目和结构异常综合征，发现新的微小畸变综合征。核型分析中，一般观察 30~50 个细胞，如其中有 3~5 个形态结构异常完全相同的核型，即可做出初步诊断。利用染色体显带技术，还可以对某些疾病在染色体水平上发现一些原发性改变，如肿瘤、发育缺陷、心血管疾病等，把疾病相关基因确定在一个较小的范围内，便于进一步研究。

2. 染色体原位杂交　染色体原位杂交（chromosomal in situ hybridization）是应用标记的 DNA 片段（探针），与玻片标本上的细胞、染色体以及间期细胞的 DNA 或 RNA 杂交，对特定核酸片段进行定性、定量和相对定性分析的技术。该方法是在核酸不改变原来结构的情况下，研究核酸片段的位置及数量，因此称为原位杂交，染色体原位杂交技术的发展使染色体病的诊断更加快捷准确。用生物素、地高辛等标记物标记 DNA 探针进行原位杂交后，用荧光染料（喹吖因、罗丹明、FITC 等）标记的特异性亲和素进行免疫检测和放大，使探针杂交的区域发出荧光，这种原位杂交成为荧光原位杂交（fluorescence in situ hybridization，FISH），是以荧光标记取代同位素标记而形成的一种新的原位杂交方法。FISH 可检测染色体缺失、插入及易位等结构异常，也可应用于判定染色体数目异常。该方法检测时间短、灵敏度高、特异性强、无污染，可以检测染色体微小结构异常，已广泛应用于染色体鉴定、基因定位和基因制图等领域。

在此基础上，还有双色 FISH、多色 FISH、染色体涂染和微阵列比较基因组杂交（array - based comparative genomic hybridization，aCGH）等先进技术，这些技术的综合应用大大提高了染色体畸变的检出率和准确率。

（二）性染色质检查

主要用于疑为两性畸形或性染色体数目异常疾病的诊断或产前诊断。检查材料可取自发根鞘细胞、皮肤或口腔上皮细胞、女性阴道上皮细胞，也可取自绒毛细胞或羊水中的胎儿脱落细胞。性染色质检查方法简单，但确认仍需做核型分析。

正常男性只有一个 Y 染色质，X 染色质检测为阴性；正常女性只有一个 X 染色质，Y 染色质为阴性。X 染色质数目计数分析适用于 X 染色体异常而引起的性染色体异常综合征的检出，如特纳综合征患者（45，X）X 染色质为阴性，克兰费尔特综合征（47，XXY）患者的 X 染色质为阳性。Y 染色质数目分析适用于具有一个或一个以上 Y 染色体的个体的检出，如 XYY 男性有 2 个 Y 染色质，真两性畸形（46、XX/46，XY）患者 X 和 Y 染色质均为阳性。

四、生化检查

生化检查是遗传病诊断中的重要辅助手段，包括临床生化检查和针对遗传病的特殊检查，主要是利用生物化学的方法对由于基因突变所引起的酶和蛋白质的变化进行定量、定性或功能活性分析。遗传性代谢病是一组先天性生化紊乱所致的疾病，多为单基因遗传病，发生率都很低，一般在 1/5 万 ~ 1/10 万。不同地区、不同种族中遗传性代谢病发病率的差异比较大。目前已知的遗传性代谢病中，多数为酶缺陷病，少数为非酶缺陷病。酶缺陷病中大部分为常染色体隐性遗传，个别为 X 连锁隐性遗传。目前临床上常用的生物化学检查方法是用于检测酶的缺陷和代谢中间产物。临床生化检查的材料主要来源于血液、尿液、粪便、阴道分泌物、活检组织等。由于尿液和血液的采集比较简便，因此，尿检和血液检测在临床上是常规的检测方法。其方法学不断改进，被制成滤纸片和显色反应进行检测。

（一）检测酶缺陷

目前已知的遗传性代谢病中，多数由于基因突变、基因缺失、基因表达异常或翻译后加工修饰缺陷所致。因此，可以通过对酶或某种蛋白质的含量或活性进行测定来诊断遗传性代谢病（表 15 - 1）。不同类型的遗传性代谢病，选用不同的生化检查方法。随着生化技术的不断发展，可以直接测定蛋白质的含量和酶的活性，可以通过电泳技术、酶动力学、指纹分析、免疫技术、氨基酸序列分析技术等对酶或蛋白质的变异型做出鉴定。

表 15 - 1　检测酶缺陷的遗传性代谢病举例

病名	缺陷的酶	致病基因定位	取材
1 型白化病	酪氨酸酶	11q14 ~ q21	毛囊
半乳糖血症 1 型	半乳糖 - 1 - 磷酸尿苷转移酶	9q13	红细胞
经典型苯丙酮尿症（PKU）	苯丙氨酸羟化酶	12q24	肝脏
糖原累积病 1 型	葡萄糖 - 6 - 磷酸酶	17q21	肠黏膜
莱施 - 奈恩综合征	次黄嘌呤鸟嘌呤磷酸核糖转移酶	Xq26 ~ q27.2	红细胞
组氨酸血症	组氨酸脱氢酶	12q22 ~ q24.1	指（趾）甲屑

（二）检测代谢产物

对于致病基因产物尚不明确的遗传性代谢病，无法通过检测酶或蛋白质的含量或活性来进行诊断，只能通过检测其中间代谢产物、底物或旁路代谢产物，间接地反映酶的变化，确定疾病的类型。如疑为苯丙酮尿症，可检测患者尿液中苯丙酮酸或苯乙酸的浓度；疑为黏多糖贮积症，可测定患者尿中硫酸皮肤素、硫酸乙酰肝素、硫酸角质素等的含量，以便做出诊断。随着对遗传病发病机制认识的不断深入和检测方法的改进，生化检测将更加简便、快捷。

五、基因诊断

基因诊断（gene diagnosis）又称为分子诊断，是指利用分子生物学技术，如聚合酶链反应（polymerase chain reaction，PCR）或测序技术，在 DNA 或 RNA 水平检查致病基因或相关基因的结构及表达水平变化，从而对疾病做出诊断的方法。基因诊断是直接从基因型推断表型，越过基因产物（酶或蛋白质）直接检测基因结构而做出诊断。与传统疾病诊断方法相比，基因诊断具有以下特点：①特异性强，以特定基因为目标，揭示疾病的病因和发病机制；②灵敏度高，采用具有信号放大作用的分子杂交技术和 PCR 技术，能检测到待检物质的微量变化；③应用范围广，基因诊断可用于对遗传病患者做出直接的临症诊断，以及在发病前做出症状前诊断，还可以对有遗传病风险的胎儿（或胚胎）做出产前（或植入前）诊断；④取材方便，检测样品容易获得，可以是任何有核细胞，也可以采用从涎液、痰液、精液，甚至毛囊中抽提得到的 DNA，不受个体发育阶段性和基因表达组织特异性的限制，也可有效检出携带者；⑤分析难度较大，由于基因突变的多样性，除了常见的缺失、倒位、点突变外，大多数基因突变的分析比较复杂和繁琐，有一定的难度。自基因诊断于 1978 年应用于镰状细胞贫血症的检测以来，随着实验技术和手段的不断提高，其逐渐从实验研究进入临床应用，在遗传病的诊断中发挥着越来越重要的作用。

（一）原理

核酸分子杂交是基因诊断最基本的方法之一。其基本原理是在一定条件下互补的单链 DNA 分子能够严格按照碱基互补配对的原则，特异性地结合成双链。如果一段已知核酸探针与待测样品中的核酸互补结合，表明待测样品中含有已知的核酸序列。

基因诊断可分为直接检测和间接检测。对于已知基因突变造成的遗传病，可利用基因诊断技术，设计检测方法，直接检测突变位点。多数遗传病的致病基因并不清楚，可以通过与致病基因有连锁关系的 DNA 序列多态性进行检测，如限制性片段长度多态性（restriction fragment length polymorphism，RFLP）、微卫星 DNA（microsatellite DNA）序列和单核苷酸多态性（single nucleotide polymorphism，SNP）等检测。

（二）基因诊断的方法

1. 核酸分子杂交 核酸分子杂交是利用带有某种标记的单链核苷酸作为探针，在一定条件下与待测样品中的核酸片段进行杂交，从而确定待测样品中有无相应的目的片段及相对定量。核酸分子杂交主要包括斑点杂交（Dot blot）、Southern 杂交（Southern blot）、Northern 杂交（Northern blot）和原位杂交等。

（1）斑点杂交 将待测的核酸样品点样吸附在硝酸纤维膜（或尼龙膜）上，变形处理后，与已知的标记探针进行杂交，洗膜（除去未结合的探针），然后显色或放射自显影，根据杂交信号判断待测基因是否存在及表达量，主要用于基因缺失或拷贝数改变的检测。

（2）Southern 杂交 1975 年由英国人 Southern 创建，利用琼脂糖凝胶电泳分离经限制性内切酶消化的 DNA 片段，将胶上的 DNA 变性成单链，并在原位转移至尼龙膜或其他固相支持物上，经干烤或者紫外线照射交联后，再与已知的标记探针进行杂交，是最经典和应用最广泛的核酸分子杂交方法。

（3）Northen 杂交 用于检测目的基因的 mRNA，直接诊断由于一种或多种蛋白质的低表达或不表达引起的疾病。

（4）原位杂交 把组织或细胞样品经过适当处理，用特定标记的已知核酸片段作为探针，不需提取核酸，直接进行杂交，通过显微镜对待测基因进行定位和定量分析，具有重要的生物学和病理学意义。

2. 聚合酶链反应 聚合酶链反应技术是在体外扩增 DNA，采用特异性引物，通过变性、退火、延伸的循环周期，利用核酸聚合酶使特定的基因或 DNA 片段在数小时内扩增上百万倍，可直接进行基因的检测，大大提高了基因诊断的灵敏度。该技术较早应用于 β - 珠蛋白基因扩增和镰状细胞贫血症的产前诊断，现已成为基因诊断的主要方法之一。

PCR 技术应用广泛，常与其他技术结合进行基因诊断。目前较为成熟的方法有 PCR - 等位基因特异性寡核苷酸探针杂交（PCR allele - specific oligonucleotide，PCR - ASO）、PCR - 限制性片段长度多态性分析（PCR restriction fragment length polymorphism，PCR - RFLP）、PCR - 单链构象多态性（PCR single - strand conformation polymorphism，PCR - SSCP）、反转录 PCR（reverse transcription PCR，RT - PCR）、实时荧光定量 PCR 法（quantitative real - time PCR，qRT - PCR）等。其中，实时荧光定量 PCR 技术不仅实现了对 DNA 模板的定量，而且具有灵敏度高、特异性强、能实现多重反应、自动化程度高、实时准确等特点。

3. DNA 多态性分析 在群体内某个基因座位存在多个等位基因而造成同种 DNA 分子的多样性，是群体水平单一基因座位等位基因变异性的体现，换言之，除单卵双生子外，人群中没有两个个体的基因组 DNA 是完全相同的，称为多态性，可以看作是在分子水平上的个体区别的遗传标志。人类基因组 DNA 具有高度多态性，某些多态性位点与致病基因在染色体上位置很近，并按照孟德尔规律遗传，利用这些多态性位点作为遗传标记，可以间接鉴定致病基因。DNA 的多态性检测最常用的方法是限制性内切酶消化法，如 DNA 限制性片段多态性（restriction fragment length polymorphism，RFLP）、数目变异的串联重复（variable number tandem repeats，VNTR）多态性、单核苷酸多态性（single nucleotide poly-morphism，SNP）、等位基因特异的寡核苷酸探针（allele - specific oligonucleotide，ASO）分析法以及全基因组关联分析等。

（1）RFLP 由 DNA 的多态性，致使 DNA 分子的限制性酶切位点及数目发生变化，导致限制性酶切产生的片段长度和数量发生变化称为 RFLP。突变位点可能导致酶切位点的消失或新切点的出现，引起不同个体 DNA 分子的限制酶切位点及数目发生改变。RFLP 可用 Southern 印迹杂交法检出，现在多采用 PCR - RFLP 法研究基因的限制性片段长度多态性。

（2）VNTR 高度重复的 DNA 片段是数目变异的串联重复多态性形成的主要机制。数目变异的串联重复序列既存在于小卫星 DNA 中，也存在于微卫星 DNA 中。当用限制酶切割 VNTR 时，只要酶切位点不在重复区内，就可能得到长度不同的片段，两个酶切位点之间的串联重复单位数目决定了限制性片段的大小。VNTR 是按照孟德尔方式遗传的，具有高度的变异型，多态信息量大，是一种非常有应用价值的遗传标记。

（3）SNP 是指在基因组水平上由单个核苷酸的变异所引起的 DNA 序列多态性，直接以序列的变异作为检测标记，包括单碱基的转换，以及单碱基的插入或缺失等，SNP 的位点极其丰富，几乎遍及整个基因组。SNP 是人类可遗传的变异中最常见的一种，平均每 500～1000 个碱基对中就有 1 个，估计其总数可达 300 万个甚至更多，其研究将为揭示人类个体之间的遗传差异发挥重要作用。SNP 自身的特性决定了其更适合于对复杂性状与疾病的遗传解剖以及基于群体的基因识别等方面的研究，遗传标记的应用极大地简化了检测过程，拓宽了症状前诊断的运用范围。

（4）等位基因特异寡核苷酸探针直接分析法 ASO 是一段人工合成的约 20 个核苷酸单链 DNA，其序列覆盖目的等位基因发生突变位置的两侧，用于鉴定等位基因的单碱基突变。当突变基因部位和性质完全明了时，可以运用 ASO 对突变进行检测。可以把 PCR 和 ASO 相结合，设计一段 20bp 左右的寡核苷酸片段作为探针，与固定在膜上的经 PCR 扩增的样品 DNA 杂交，诊断是否有突变及突变是纯合子还是杂合子。分析突变时一般需要合成两种探针，其中一个具有正常序列，另一个则具有突变序列，如果待检测的基因样本与正常和突变探针都可杂交，则为杂合子（携带者）；如只有突变探针可以杂交，则为纯合子（患者）；若不能与含有突变序列的寡核苷酸探针杂交，但能与正常的寡核苷酸探针杂交，则为正常个体；若与正常基因及已知突变基因的寡核苷酸探针均不能杂交，则可能为一种新的突变类型。

4. DNA 序列分析　DNA 序列分析是基于现代 DNA 测序（DNA sequencing）技术，通过对目的基因序列测定，并与已知数据库进行比对，从而诊断已知或未知突变基因，是目前检测基因突变最直接最可靠的方法，适用于已知和未知突变的检测，可以确定突变的部位及性质。第一代测序技术包括 Walter Gilbert 和 Allan Maxam 发明的化学降解法和 Sanger 发明的双脱氧测序法，后者较为常用。第二代测序又称为高通量基因组测序，使用焦磷酸测序、DNA 簇、可逆性末端终结或四色荧光标记寡核苷酸的连续连接反应为基础，在短时间内高效检测包含数亿碱基的序列，目前已广泛用于全基因组重测序（whole genome sequencing）、转录组测序（transcriptome sequencing）等方面。近年来，由于二代测序成本的逐渐降低，推动了高通量基因组学技术在临床上的应用。目前，第三代测序技术也在研发中，其最大特点是单分子实时测序，具有快速、精确、低成本的优势，将对肿瘤等体细胞遗传病的诊断、个人单体型图谱的构建以及表观遗传学的发展起到重要作用。

5. DNA 单链构象多态性分析　DNA 单链构象多态性分析（single strand conformation polymorphism, SSCP）是一种分离核酸的技术，可以分离相同长度但序列不同的核酸。单链 DNA 片段复杂的空间折叠构象主要是由其内部碱基配对等分子内相互作用力来维持的，当单链 DNA 中单个碱基发生改变时可引起空间构象的变化，这种差异导致相同或相近长度的单链 DNA 在非变性胶中的电泳迁移率的不同。

6. 基因芯片技术　基因芯片（gene chip）技术是一种高效准确的序列分析技术，又称 DNA 微阵列（DNA microarray），是 20 世纪 80 年代中期提出的一种大规模、高通量分子检测技术。基本原理是核酸杂交，即将许多特定的寡核苷酸或基因片段作为探针，有规律地排列固定于玻片、硅片或尼龙膜等固相支持物上，形成密集的矩阵点，即为芯片。样品 DNA/RNA 通过 PCR 扩增并掺入标记分子，变性后与芯片杂交，图像扫描后经过计算机系统分析处理，可同时对上千种甚至更多基因的表达水平、突变和多态性进行快速、准确的检测。

基因芯片技术既可以检测基因突变，又可以检测基因的多态性，在同时检测多个基因或多个位点方面具有优势，目前已经有多种针对遗传性疾病和肿瘤检测的基因芯片用于临床诊断。如非综合征性耳聋的基因诊断，由于耳聋的遗传异质性强，致病基因位点多，利用基因芯片技术可以一次性检测多个致病基因的已知突变。基因芯片还可以用于多基因遗传病的诊断，当前多基因遗传复杂性疾病的全基因组扫描是国内外分子医学遗传学研究的热点。

7. 变性高效液相色谱　变性高效液相色谱（denaturing high performance liquid chromatography, DHPLC）是一项在单链构象多态性和变性梯度凝胶电泳（denatured gradient gel electrophoresis, DGGE）基础上发展起来的新的杂合双链突变检测技术，可自动检测单碱基替代及小片段核苷酸的插入或缺失，是一种针对可能的未知单核苷酸多态性和突变的筛查技术。近年来应用 DHPLC 技术对一些遗传病开展了基因诊断或突变筛查，包括常染色体隐性遗传的白化病、常染色体显性遗传的 Marfan 综合征、X 染色体连锁遗传的 Duchenne 型肌营养不良以及一些线粒体疾病和甲基化异常疾病。

⊕ **知识链接**

全基因组关联分析

全基因组关联分析（genome capture association studies, GWAS）是指利用基因芯片等高通量的筛选方法，在全基因组层面上，开展多中心、大样本、反复验证基因与疾病的关联研究，全面揭示疾病发生、发展与治疗相关的基因，主要针对无关个体或家系的未知基因和未知突变的全基因组检测。自 2005 年首次报道至今，已在阿尔茨海默病、乳腺癌、糖尿病、冠心病、肺癌、前列腺癌、肥胖、胃癌等一系列复杂疾病中进行了 GWAS，并找到这些疾病相关的易感基因。我国也在银屑病、红斑狼疮、精神病和冠心病等方面开展了 GWAS 研究并取得了一定的成效。

（三）基因诊断技术的应用

1. α-珠蛋白生成障碍性贫血的基因诊断　α-珠蛋白生成障碍性贫血是由于α-珠蛋白基因缺失或突变所致，其中缺失型最常见，主要分布在热带和亚热带地区，在我国过南方也相当常见，发病率较高，已成为一个较严重的公共健康问题。我国常见的3种缺失型α-珠蛋白生成障碍性贫血分别是 $\alpha^{-3.7}\alpha/\alpha\alpha$、$\alpha^{-4.2}\alpha/\alpha\alpha$ 和 --/αα（东南亚缺失型）。α链是由两对基因控制，如果一条16号染色体上的2个缺失1个，称为 α^+-珠蛋白生成障碍性贫血；如果一条16号染色体上2个基因都缺失，称为 α^0-珠蛋白生成障碍性贫血，这两种α-珠蛋白生成障碍性贫血基因可以组合引起不同的α-珠蛋白生成障碍性贫血。在目标基因的两端及内部分别设计引物，进行PCR扩增后电泳，可以检测缺失突变，确定受检者的基因型，对可疑胎儿进行产前诊断。如中国学者于1991年建立了缺口PCR（Gap-PCR），该方法设计两对引物，一对引物和缺失序列的两侧翼序列互补，如果存在基因缺失，正常相距较远的引物结合位点变近，扩增的PCR产物片段变短；另一对引物则位于缺失区域，如果完全缺失，则无产物片段，在杂合子或完全正常的情况下，正常等位基因片段才会扩增出来。本方法主要用于检测已知大片段缺失。

2. 镰状细胞贫血的基因诊断　镰状细胞贫血症是β-珠蛋白基因内部发生突变，第6位密码子由GAG变为GTG，改变了限制性内切酶MstⅡ的酶切位点。MstⅡ切割序列是CCTNAGG，能识别正常人CCTGAGG，但不能识别突变后的序列CCTGTGG（A→T）。正常人DNA和患者DNA经MstⅡ酶切后，用标记的β-珠蛋白基因为探针进行Southern杂交时，正常人出现1.15kb和0.2kb杂交片段，患者产生1.35kb片，杂合子则形成1.35kb、1.15kb、0.2kb三个片段（图15-1）。

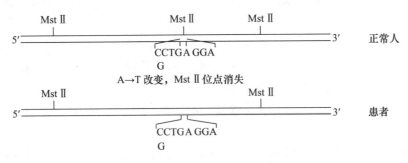

图15-1　镰状细胞贫血的基因诊断示意图

3. 血友病A的基因诊断　血友病A为X连锁隐性遗传病，主要临床表现为遗传性凝血障碍所致的出血倾向。其发病机制为凝血因子Ⅷ基因突变，突变产物可能是不完整的、无活性的或不稳定的因子Ⅷ肽链，导致临床症状轻重不一。在凝血因子Ⅷ基因的内侧及旁侧有多组限制性片段长度多态性位点可供基因诊断，可检出部分基因缺失的患者和女性携带者，还可进行产前诊断。

第二节　症状前诊断

症状前诊断（presymptomatic diagnosis）是对有较高遗传病发病风险的个体的进一步检查、诊断，使他们在出现症状前能够得到明确诊断，对其组织器官尚未出现器质性病变前进行有效治疗和预防，也有助于遗传咨询。研究发现，某些常染色体显性遗传病存在延迟显性的现象，即某些带有显性致病基因的杂合体，在生命的早期不表现出相应性状，当发育到一定年龄时，致病基因的作用才表现出来。如亨廷顿病就是一种延迟显性遗传的疾病，其致病基因位于4号染色体上（4p16），杂合体（Aa）青春期无任何临床表现，多在30~40岁才发病，多数以舞蹈动作为首发症状，开始不自主运动较轻，以后症状不断进展，并伴随智力衰退，最终发展成为痴呆。如能在患者症状前明确诊断，可以指导婚育，避免致病基因向后代的传递，减少遗传病的发生率。目前开展的新生儿筛查（neonatal screening），也是症状前诊断的形式之一。目前，我国列入新生儿筛查的疾病包括苯丙酮尿症、甲状腺功能低下、听力障碍等，在南方地区还有葡萄糖 – 6 – 磷酸脱氢酶缺乏症的筛查。

症状前的诊断首先通过家系调查和系谱分析，评估家系中各成员的杂合子风险，其次，对高风险个体进行进一步检查，以明确诊断。目前，用于症状前明确诊断的方法主要依赖于基因诊断，且能诊断的疾病较少，表 15 – 2 为几种可进行症状前诊断的常染色体显性遗传病。

表 15 – 2　几种常染色体显性遗传病的症状前诊断

疾病	诊断方法	诊断目的
亨廷顿病	基因诊断	遗传咨询
家族性高胆固醇血症	生化检查，基因诊断	遗传咨询、预防冠心病
成人多囊肾	超声检查，基因诊断	遗传咨询、早期治疗
马方综合征	基因突变筛查	遗传咨询、早期预防
肌强直性营养不良	肌电图、基因诊断	遗传咨询
急性间歇性卟啉病	生化检查、基因诊断	遗传咨询、预防
奥尔波特综合征	基因诊断	遗传咨询、预防尿毒症

第三节　产前诊断

产前诊断（prenatal diagnosis）又称出生前诊断或宫内诊断（intrauterine diagnosis），是采用羊膜穿刺术或绒毛膜取样术等技术，对羊水细胞、绒毛膜及脐带血中胎儿细胞的染色体或基因进行遗传学分析，以判断胎儿染色体或基因是否正常，在出生前诊断是否患有某种遗传病或先天畸，是预防遗传病患儿出生的有效手段，也是遗传病预防的重要环节。随着影像诊断、生化检测和基因诊断技术的发展，产前诊断得到越来越广泛的应用。

一、产前诊断的适应证

根据遗传病的危害程度和发病率高低，通常认为有以下情形之一者应进行产前诊断：①35 岁以上的孕妇；②母体血清学筛查异常；③有不良孕产史，包括畸胎史、智力障碍或染色体异常儿分娩史、习惯性流产、死胎或新生儿死亡史等；④有遗传病家族史或遗传病儿分娩史；⑤夫妇之一染色体畸变，特别是平衡易位携带者或生育过染色体病患儿；⑥遗传性疾病基因携带者；⑦夫妇之一有开放性神经管畸形或生育过这种畸形患儿；⑧夫妇之一有先天性代谢缺陷或生育过这种患儿；⑨夫妇之一有致畸因素接触史。但应当注意，已出现先兆流产、妊娠时间过长、有出血倾向的孕妇不宜做产前诊断。

二、产前诊断的主要技术

产前诊断主要从以下几个方面进行：生化检查、染色体检查、基因诊断以及物理诊断。物理诊断是利用仪器直接观察胎儿形态特征的一种诊断方法，如超声波检查、电子监护等。

超声波检查是一种相对安全无创的检测方法，操作简单便捷，能够详细检查胎儿的外部形态和内部结构，了解胎儿重要脏器的发育情况。其中以 B 型超声波法（B 超）应用最广，可以较准确地检测出胎儿的胎龄、多胎妊娠、胎儿的活力、胎儿畸形。现已能够准确诊断的胎儿畸形有无脑儿、脊柱裂、先天性心脏病、多囊肾、内脏外翻等。B型超声波法还可应用于胎盘定位、羊水定量、诊断多胎妊娠、引导羊膜穿刺、绒毛和脐血标本采集等。

生化检查、染色体检查及基因诊断都需要获取胎儿的样本后再进行检查。

产前诊断根据胎儿或胚胎遗传物质获取方式的不同，可以分为无创性和有创性两类。有创性的产前诊断有绒毛膜取样术、羊膜穿刺术、脐带穿刺术以及胎儿镜检查等。

（一）绒毛取样术

绒毛取样术（chorionic villus sampling，CVS）在妊娠早期诊断中最为常见，一般在妊娠10~11周进行。该技术是在B超引导下，用特制的绒毛取样器，从孕妇阴道经子宫颈进入子宫，沿子宫壁到达取样部位，吸取绒毛（图15-2）。绒毛取样术的优点是检查时间早，根据检测结果需要做出选择性流产时，给孕妇带来的损伤和痛苦较小；缺点是经子宫颈取样，标本容易被污染，胎儿和母体易感染，操作难度大，流产风险增加等。获取的绒毛组织可根据产前诊断的需要进行生化检查、染色体检查或基因诊断。

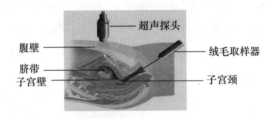

图15-2 绒毛取样术示意图

（二）羊膜穿刺术

羊膜穿刺术（amniocentesis）是产前诊断的基本方法之一，即在B超的监护与引导下，用注射器经孕妇腹壁、子宫到羊膜腔无菌抽取胎儿羊水的方法（图15-3）。羊水中含有一定数量的胎儿脱落细胞，多为成纤维细胞和上皮细胞，可以通过体外培养进行细胞增殖，从而进行胎儿染色体检查、生化检查、性染色质检查和基因诊断，主要适用于染色体病、遗传代谢病、神经管缺陷等的诊断。如羊水中甲胎蛋白（AFP）浓度过高时，提示胎儿可能有无脑、开放性脊柱裂、脊髓脊膜膨出和脑积水等异常。羊膜穿刺的适宜时间一般在妊娠15~17周，此时羊水较多，羊水中的活细胞比例较大，发生感染、流产和其他妇科并发症的风险相对较小。

（三）脐带穿刺术

脐带穿刺术（cordocentesis）是在B超引导下，用细针经腹壁、子宫壁进入胎儿脐带，抽取胎儿脐带血液。本方法取样最佳时间在妊娠18周后至分娩前都可以进行，这一技术可用于妊娠中晚期胎儿遗传物质的检测，常作为因错过绒毛膜取样或羊膜穿刺最佳时机的补救措施。脐血可做染色体检查，还可以诊断胎儿的血液系统疾病。

（四）胎儿镜检查

胎儿镜检查（festoscopy）又称羊膜腔镜或宫腔镜检查。胎儿镜进入羊膜腔后，可以直接观察胎儿是否有畸形、发育状况，可以同时抽取羊水或胎儿血样进行检查，还可以进行宫内治疗（图15-4）。但操作难度较大，容易引起感染、出血、流产以及胎盘早期剥离等多种并发症，孕中期胎儿镜的功能已由诊断转向宫内治疗领域。

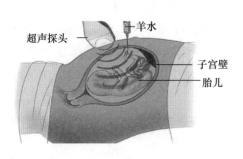

图 15-3 羊膜穿刺示意图

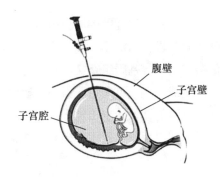

图 15-4 胎儿镜检查示意图

（五）分离孕妇外周血中的胎儿细胞及游离的胎儿 DNA/RNA

由于有创性产前诊断对胎儿及母体带来一定的风险，近年来无创性产前诊断技术的研制与开发取得了实质性进展。相对于绒毛取样、羊膜穿刺等，所谓的无创只是相对而言的，抽取母体外周血更容易被接受。1959 年，有研究证实胚胎滋养层细胞存在于母血循环中。1969 年，Walknowska 等在孕妇外周血中发现了核型为 46，XY 的淋巴细胞，为无创性产前基因诊断研究开辟了新的道路。在母体外周血中存在的胎儿细胞包括滋养层细胞、胎儿淋巴细胞、胎儿有核红细胞等。胎儿有核红细胞是公认的较适合进行遗传诊断的胎儿细胞，其表面有多种胎儿特异性的抗原标志物可供鉴别，且半衰期相对较短，不受上次妊娠（包括流产）的影响。但是，母体外周血中的胎儿细胞非常稀少，分离富集的方法繁琐复杂、相对价格昂贵及较高的假阳性等，这些限制了其大范围的推广和应用。

孕妇外周血胎儿游离 DNA 产前筛查又称无创 DNA，是产前筛查的一种。1997 年，Lo 等利用实时定量 PCR 的方法首次证实胎儿 DNA 存在母体外周血循环。相对于母血中胎儿细胞，胎儿游离 DNA 含量相对较高，在孕早期就可检测到，且分娩后很快被清除，不会受前次妊娠的影响。由于孕妇外周血中胎儿游离 DNA/RNA 的提取及分析过程相对简单，该方法在临床应用中非常具有优势。目前，胎儿游离DNA/RNA 的应用主要有检测胎儿 Rh 血型 D 抗原、胎儿非整倍体染色体病、检查某些父源性常染色体显性遗传病、异常妊娠等。如先兆子痫等孕妇外周血中胎儿 DNA 水平变化明显且早于临床症状出现，可望作为高危妊娠的早期筛查指标之一。

2014 年 7 月，国家食品药品监督管理总局首次批准第二代基因测序诊断产品上市。其中，华大基因开发的胎儿染色体非整倍体无创产前基因检测产品，通过采集 5ml 孕妇外周血，提取其中胎儿游离DNA，采用第二代高通量测序技术进行测序，结合生物信息分析，得出胎儿患染色体非整倍体（13、18、21 - 三体）的风险率。非整倍体无创产前检测具有无创取样、无流产风险、灵敏度高、准确性高的特点。

三、植入前遗传学诊断

植入前遗传学诊断（pre - implantation genetic diagnosis，PGD）是辅助生殖技术与细胞分子生物学技术相结合的一种特殊类型的产前诊断技术。辅助生殖技术在植入母体子宫前，对体外受精发育到 4～8 细胞期的胚胎，通过显微操作技术取出单个细胞，应用 PCR、FISH 等技术进行染色体检查或基因分析，以筛选出正常胚胎进行植入。

与常规产前诊断相比，植入前诊断能把人类遗传病控制在胚胎发育的最早阶段，从源头上阻断了遗传病的传递，避免了产前诊断可能引起的感染、出血和流产等并发症，提高了有遗传风险的夫妇获得健康子代的机会，是遗传病产前诊断的重大突破。

PGD 现已用于一些遗传病的诊断，主要包括单基因遗传病、三联体重复异常的疾病、染色体异常性疾病等。近年来其应用范围进一步拓展，如在有地中海贫血等需要长期输血疾病的患儿家庭进行胚胎植入前诊断的同时进行 HLA 配型，以利于脐血和骨髓干细胞移植来治疗现存患儿。近年来，单细胞 PCR、荧光原位杂交、比较基因组杂交、基因芯片等技术扩展了 PGD 检测疾病谱的范围。PGD 本身仍存在一些技术上的挑战，例如可安全获得用于检测的遗传物质数量有限，限制了对样本的进一步确认；早期胚胎的嵌合现象可能使误诊率增加等。但其在优生优育中蕴含的巨大潜力是不可低估的，随着人类对疾病基因的深入了解以及诊断技术的提高，相信不久的将来，PGD 也将成为临床上常规的诊断技术。

答案解析

目标检测

1. 什么是临症诊断？
2. 基因诊断的方法及原理是什么？
3. 染色体检查的适应证及人群有哪些？
4. 简述产前诊断的主要技术。

（夏金婵）

书网融合……

本章小结

微课

题库

第十六章　遗传病的治疗

PPT

📖 学习目标

  1. 掌握　基因治疗的概念、目标、策略、途径和方法。

  2. 熟悉　遗传病治疗的主要方法；药物治疗的基本原则。

  3. 了解　遗传病治疗的现状；基因治疗的临床应用、存在的问题与风险。

  4. 学会遗传病治疗的主要方法，具备判断常见遗传病能否治疗的能力。

随着分子生物学技术特别是重组 DNA 技术在医学中的广泛应用，人们对人类遗传病的研究取得了许多重要成果，使遗传病的治疗有了突破性的进展，已从传统的手术治疗、饮食疗法、药物疗法等跨入了基因治疗，为遗传病的根治开辟了广阔的前景。

第一节　手术治疗

手术治疗是指当遗传病发展到出现各种临床症状尤其是器官组织出现了损伤时，用外科手术的方法对病损器官进行切除、修补或替换，从而有效地减轻或改善症状的方法。手术治疗主要包括手术矫正和组织器官移植两类。

一、手术矫正

手术矫正是手术治疗遗传病的主要手段，包括对遗传病所产生的畸形进行矫正、修补或切除。如唇裂 ± 腭裂、多指（趾）、并指、先天性幽门狭窄、先天性心脏病、外生殖器畸形等疾病，均可采用手术进行修补或矫正；而家族性结肠息肉、睾丸女性化患者的隐睾等有较高的恶变率，通过早期手术可防止癌变，预后效果较好。又如遗传性球形红细胞增多症患者的红细胞呈球形，红细胞膜渗透脆性增高，在通过脾窦和肝窦时遭挤压极易破裂而引起溶血性贫血，若对该病患者实施脾切除术可延长红细胞的寿命，获得较好的治疗效果。再如对家族性高胆固醇血症（高脂蛋白血症Ⅱa型）患者进行回肠－空肠旁路术，可使肠道胆固醇吸收减少，从而降低患者的血胆固醇浓度。

对某些遗传病胎儿施行的宫内手术矫正，具有重要意义。例如，胎儿脑积水常导致智力发育障碍，通过塑料导管将过多的脑积液引流至羊膜腔，可防止胎儿的脑组织萎缩；先天性尿道狭窄胎儿因尿道发育异常使尿流不畅，致使肾内压升高，终至无尿，同时因胎儿尿液不能进入羊水，导致羊水量不足，胎儿吞入的羊水少致使肺发育不良。对此类胎儿施行的外科手术治疗是从宫内取出胎儿，进行尿道修复术后再放回子宫内继续发育。如果等患儿出生后再进行手术治疗，则会因患儿肾、肺等脏器已经出现严重的功能障碍而致死亡。但该种治疗方法风险较大，能否实施取决于对母体及胎儿总体生理状况和健康状况的正确判断。对于多发畸形的胎儿不适宜做宫内手术，应实施人工流产。

二、组织器官移植

随着免疫学的发展，免疫排斥问题得到了较好的控制，组织器官移植技术也日趋成熟。组织和器官移植技术是针对某些遗传性疾病采用细胞、组织及器官移植的方法进行治疗。例如，对胰岛素产生不足引起的糖尿病进行胰岛细胞移植；对重型 β 珠蛋白合成障碍性贫血、多种先天性免疫缺陷病以及溶酶体贮积病等进行骨髓移植；对家族性多囊肾和遗传性肾炎等患者可进行肾移植治疗；对遗传性角膜萎缩症患者可施行角膜移植术治疗。另外，通过酶移植（enzyme transplantation）可持续提供遗传病患者所缺乏的酶，可治疗某些遗传性代谢缺陷病。例如，对 α_1 – 抗胰蛋白酶缺乏症患者施行肝移植治疗后，可使血中抗胰蛋白酶达到正常水平；通过肾移植可治疗胱氨酸尿症患者；成纤维细胞移植可治疗黏多糖病。

第二节　药物治疗

遗传病发展到已经出现各种症状时，机体器官已造成一定损害，此时主要采用药物治疗进行对症处理。药物治疗主要是针对分子代谢病，治疗原则是"去其所余，补其所缺"。按药物治疗实施时间不同分为出生前治疗、症状前治疗及现症治疗。

一、出生前治疗

出生前治疗是指对胎儿施行宫内治疗，可以阻止或大幅度地减轻胎儿出生后的遗传病症状。例如，产前检查若发现羊水中甲基丙二酸含量增高，提示胎儿可能患甲基丙二酸尿症，该病会造成新生儿发育迟缓和酸中毒，如果在胎儿出生前给母体注射大量的 VB_{12}，能使胎儿得到正常发育（此法也可用于出生后的患婴）。若给先天性肾上腺皮质增生症女胎的孕母服用地塞米松，可有效防止患儿生殖器官畸形的发生。若对确诊为 VB_2 依赖型癫痫胎儿的孕妇服用 VB_2，可避免胎儿出生后发生癫痫。若药物不能通过胎盘则可直接注入羊膜腔，让胎儿在吞咽羊水时吞食药物。例如，将甲状腺素直接注入羊水，可治疗遗传性甲状腺肿。

二、症状前治疗

某些遗传病患者要发育到某一年龄段才会表现出症状，若能在症状出现前准确诊断，即可采用症状前药物治疗预防遗传病发生，从而达到治疗的效果。例如，若能在出生后 3 个月内确诊甲状腺功能低下者，即可开始给予甲状腺素制剂治疗，可较有效地防止患儿智力和体格发育障碍，但需要终身服用。若能对苯丙酮尿症、枫糖尿病、同型胱氨酸尿症或半乳糖血症进行症状出现前的准确诊断，及时采取药物治疗，亦会收到较好的疗效。

三、现症治疗

现症治疗是指遗传病患者病情已发展到一定程度，各种症状已经出现，机体组织器官已经受到损害时，才对其进行的对症治疗。

（一）去其所余

由于遗传性代谢缺陷患者体内某种酶促反应障碍，导致有毒代谢产物贮积过多，此时可使用各种理化方法排除过多的有毒代谢物或抑制其生成。

1. 应用代谢抑制剂　由于酶活性过高所造成的生产过剩病，可采用代谢抑制剂抑制酶活性，降低代谢率。例如：用别嘌呤醇（allopurinol）抑制黄嘌呤氧化酶，可减少体内尿酸的形成，可用于治疗原发性痛风和莱施 – 奈恩（Lesch – Nyhan）综合征。

2. 血浆置换或血浆过滤　血浆置换（plasmapheresis）可除去大量含有毒物质的血液，用于重型高胆固醇血症、溶酶体贮积病、某些遗传性溶血性贫血的治疗。血浆过滤（plasma filter）是将患者的血液引入含有特定的亲和结合剂的容器内，由于亲和结合剂与血浆中的"毒物"选择性结合后不能通过回输滤器，而使患者的血液得到清理，再将净化后的血液重新输入患者体内后，获得治疗效果。例如，将家族性高胆固醇血症患者的血液引入含肝素的输血瓶内混匀，使患者血中的低密度脂蛋白（LDL）与肝素形成不溶性复合物，当回输时不能通过回输滤器进入患者体内，使患者血液中的胆固醇水平下降。

3. 应用螯合剂 某些遗传病患者体内出现金属离子代谢障碍，利用螯合剂能使金属离子生成性质完全不同的螯合物，从而降低和控制金属离子浓度。肝豆状核变性（Wilson病）是一种铜代谢障碍性疾病，利用青霉胺可与铜离子结合形成螯合物的特性，给患者服用青霉胺可除去患者细胞中堆积的铜离子，达到良好的治疗效果；地中海贫血患者长期输血，易发生含铁血黄素沉积症，使用去铁胺B与铁蛋白形成螯合物可去除多余的铁。

4. 应用促排泄剂 家族性高胆固醇血症患者的血清胆固醇过多，可采用口服消胆胺（cholestyramine）促进胆固醇转化为胆酸，然后从胆道排除，使患者血中的胆固醇水平降低。

5. 平衡清除法（equilibrium depletion） 溶酶体贮积病患者体内的沉积物可弥散入血，并保持血与组织之间的动态平衡。如果将一定的酶制剂注入血液以清除底物，则平衡被打破，组织中的沉积物可不断进入血液而被清除，周而复始，"毒物"逐渐被去除。

（二）补其所缺

多数分子病和遗传性代谢缺陷病是由于基因缺陷，导致机体内某种物质（酶、蛋白质或代谢终产物等）缺乏。对这类疾病可采取"补其所缺"的原则进行治疗，使症状得到改善。但这种补充需终生进行才能维持疗效。

1. 补充激素或抗体 X染色体异常的女性患者可以补充雌激素，改善第二性征发育和体格发育。垂体性侏儒患者可给予生长激素；先天性肾上腺皮质增生症患者，可用给予类固醇激素；家族性甲状腺肿患者给予甲状腺制剂；糖尿病患者注射胰岛素等均可使症状得到明显改善。甲型血友病患者给予抗血友病球蛋白治疗；为先天性无丙种球蛋白血症患者注射丙种球蛋白制剂，可明显减少感染次数。

⇒ **案例引导**

> **案例** 患者，女，14岁，学生，2年前因割破手指而流血不止，以后经常流鼻血，关节青紫肿痛，活动受限。近半个月来，面部左侧大片青紫，左眼上下眼睑瘀血呈青紫色，视力减退，膝关节肿大，步履困难。前来医院就诊，经检查确诊为血友病。
>
> **讨论** 血友病能治疗吗？临床上是如何进行治疗的？

2. 补充酶 补充酶的方法有很多，主要介绍以下几种。

（1）**补充外源性酶** 对于酶缺陷引起的遗传性代缺陷谢病患者，通常采用酶疗法即给患者体内输入纯化酶制剂。如给脑苷脂病（Gaucher病）患者注射β–葡萄糖苷酶制剂，可降低患者肝和血液中的脑苷脂含量，使症状得到缓解；又如给重型α_1–抗胰蛋白酶缺乏症患者采用每周注射4g强化的α_1–抗胰蛋白酶，连续治疗4周后便可获得满意的效果。理论上讲，酶疗法使用的纯化酶制剂应具有抗原性低、半衰期长、导向（靶细胞）性好等特点。但直接输入的酶制剂往往受体内的免疫破坏而逐渐失效，难以进入细胞发挥作用，而且酶制剂价格高、难以大量供应，使临床应用和治疗效果受到影响。

（2）**诱导酶合成** 对某些酶缺陷的遗传病，可采用药物诱导缺陷酶的合成来改善代谢水平，达到治疗的目的，此法弥补了补充外源性酶难的问题。如新生儿非溶血性高胆红素Ⅰ型（Gilbert综合征）患者肝细胞内缺乏葡萄糖醛酸尿苷转移酶，致使胆红素在血中滞留而导致黄疸、消化不良等症状，若给予患者苯巴比妥诱导该酶合成，可使症状消失。又如，雄性激素可诱导α_1–抗胰蛋白酶合成，因此，可

用于治疗 α_1 – 抗胰蛋白酶缺乏症患者。

（3）载体导入酶 为了延长酶的半衰期，同时提高疗效，可将纯化酶制剂装入载体，如红细胞胞影（除去血红蛋白的红细胞）或脂质体中。再输给患者，载体容易通过胞吞作用进入细胞并逐渐释放酶，可收到好的治疗效果。

（4）酶受体介导分子识别法（receptor – mediated molecular recognized process） 对纯化酶进行改造后再用靶细胞表面特殊受体的抗体包裹后注入患者体内，使之易被靶细胞识别和结合。如将 α – 糖苷酶与 LDL 结合并引入肝外有 LDL 受体的细胞，可治疗 II 型糖原沉积病。

3. 补充维生素 维生素是酶促反应的辅助因子，当维生素合成不足或缺陷酶与维生素的亲和力降低，将导致代谢异常，可通过补充相应的维生素予以纠正。例如，先天性叶酸吸收不良患者血中叶酸水平低，用叶酸治疗后反应迅速且疗效良好；混合型羧化酶缺乏症、丙酸血症可用生物素治疗；而线粒体心肌病可给予维生素 C 治疗；甲基丙二酸尿症可采用维生素 B_{12} 治疗；用维生素 B_2 可治疗支链酮酸尿症。

第三节　饮食治疗

饮食治疗多用于治疗遗传性酶缺陷所致的氨基酸、脂肪酸及糖代谢异常，饮食疗法的原则是"禁其所忌"，即通过限制底物的摄入量来治疗因为酶缺乏不能对底物进行代谢的患者。这类患者由于体内某种底物或中间产物堆积，易导致患者发育障碍，出现各种临床症状，甚至死亡。通过控制饮食，减少患者对所忌物质的摄入或产物的形成，避免代谢产物堆积，从而防止疾病发生。

一、出生前治疗

经产前诊断确诊的有遗传性代谢缺陷病的患胎，可在出生前采用饮食治疗。例如，对有半乳糖血症风险的胎儿，体内半乳糖和 1 – 磷酸半乳糖堆积，导致智力发育障碍，肝、肾损伤，白内障等。若能在胎儿出生前采取限制孕妇乳糖和半乳糖的摄入量，胎儿出生后禁喂食乳类食物，患儿发育会趋于正常。又如，对苯丙酮尿症患胎从妊娠前半年开始就采用低苯丙氨酸类饮食治疗，可控制血苯丙氨酸浓度，避免苯丙氨酸及其衍生物对患胎大脑的损伤，避免流产、死胎、宫内发育不良、患儿出生后智力发育障碍等。有研究发现，女性苯丙酮尿症患儿在童年期经治疗后表型虽正常，但成年后若不限制苯丙氨酸摄入则会使患者体内苯丙氨酸浓度升高。

二、现症治疗

现症患者的饮食治疗要求早诊断、早治疗。如可通过新生儿筛查苯丙酮尿症，一旦确诊，立即对患儿采取低苯丙氨酸类饮食（如低苯丙氨酸奶粉、大米、大白菜、菠菜、马铃薯、羊肉等）治疗，同时可服用苯丙氨酸氨基水解酶胶囊，该酶可催化苯丙氨酸在未被肠道吸收前即转化成苯丙烯酸而被选择性清除，这样可使患儿大脑的生长发育趋于正常。待患儿大脑基本发育成熟后，再放宽对饮食的限制。1953 年，Bickle 等人用低苯丙氨酸饮食法治疗一位苯丙酮尿症患儿，治疗后患儿体内苯丙氨酸明显减少，智力发育正常，大学毕业后还成为了一位医生。又如，我国长江以南遗传性 G6PD 缺乏症发病率较高，患者进食蚕豆或服用抗疟药物后可诱发溶血性贫血，严重时可危及生命。对这类患者的治疗一是禁食蚕豆类食品，二是禁止服用抗疟药物、解热镇痛药、呋喃类药物、磺胺类药物、砜类药物、丙磺舒、氯霉素、维生素 K 等药物。又如给家族性高胆固醇血症的杂合子患者采取服用糠麸治疗，可减少肠道对胆固醇的吸收，延缓动脉粥样硬化症状形成和减轻动脉粥样硬化症状。

　　案例　患者，男，6 天。为第三胎，正常产，出生状况良好，体重 3.7 kg；身长 51 cm。哺乳正常，第 3 天出现呕吐，3 ~ 5 次/日，渐而拒乳，大便稀 6 ~ 7 次/日。周身皮肤黄染逐渐加重，比同龄儿黄疸明显加深。疑似诊断"半乳糖血症"收入儿科治疗。患儿父母系近亲结婚。前两胎均在生后一个月内死亡。体检：发育正常、营养中等，呼吸平稳、巩膜及周身皮肤中毒黄染。心率：132 次/分，心音有力，节律规整，双肺呼吸音清，腹软、肝大，拥抱反射存在，吸吮反射减弱，觅食反射减弱。实验室检查：白细胞计数 11.0×10^9/L，中性粒细胞 60%，淋巴细胞 40%，红细胞计数 5.6×10^{12}/L，血红蛋白 140 g/L，网织红细胞 1.2%，血小板计数 160×10^9/L。尿比重 1.022 ~ 1.026，尿蛋白（±），尿糖（++），尿黏液酸试验（+），血糖 2.60 mmol/L，肝功能除黄疸指数 70U 外余均正常。确诊为半乳糖血症。

　　讨论　如何对该患儿进行治疗？

第四节　基因治疗 ⓔ 微课

　　基因治疗（gene therapy）又称"分子外科手术"，是运用重组 DNA 技术修复患者细胞内有缺陷的基因，使细胞恢复正常功能的治疗技术。基因治疗是治疗遗传病的理想方法，只有纠正了致病基因才能达到根治的目的。基因治疗的主要目标包括：①治疗体细胞的基因缺陷，使患者症状得到缓解或消失；②治疗生殖细胞的基因缺陷，使其有害基因不再在人群中散布。虽然基因治疗在基因有效转录、安全表达等方面还不尽如人意，但它还是具有诱人的应用前景。

一、基因治疗的策略

　　基因治疗的策略依据疾病发生的分子机制不同而不同，概括起来有以下几种。

（一）基因增强

　　基因增强（gene augmentation）指利用基因转移技术，将外源正常基因导入并随机整合于靶细胞基因组中，弥补异常基因的功能缺陷，但无法去除或修复有缺陷的基因。该法适用于基因缺失或功能缺陷等引起的遗传性疾病，技术较成熟，目前临床上开展的基因治疗多采用此法，但外源基因向靶细胞基因组的随机插入有可能造成新的基因突变。

（二）基因置换

　　基因置换（gene replacement）是将外源正常基因定点导入靶细胞的基因缺陷部位，原位替换异常基因，使致病基因得到永久更正。该法避免了发生新插入突变的潜在风险，是最理想的基因治疗方法，但技术难度大，目前尚处于研究阶段。

（三）基因矫正

　　基因矫正（gene correction）指原位纠正缺陷基因的单个碱基突变，而无需替换整个基因，即可达到基因治疗的目的。此法适用于对单个碱基突变引起的单基因遗传病治疗，但技术难度大，目前亦尚处于研究阶段。

（四）基因失活

　　基因失活（gene inactivation）指封闭疾病相关基因从而阻止其产物的形成。主要技术有反义核酸技术、反基因策略、肽核酸、基因敲除和 RNA 干扰等，适用于基因突变产生异常蛋白或基因过量表达而导致的遗传病。

1. 反义核酸技术 应用碱基互补配对的原理，人工合成与目的基因 mRNA 序列互补的反义 RNA，与特异的 mRNA 互补结合后阻止 mRNA 与核糖体结合，从而阻断基因的表达。有的反义核酸还能切割杂交分子，从而摧毁异常的 mRNA。但不断补充反义核酸费用高而且麻烦，故其临床应用受到局限。选择功能强大的启动子，构建真核表达载体，可在细胞内源源不断地转录产生反义核酸片段，是一种较理想的反义治疗途径。

2. 肽核酸 肽核酸（peptide nucleic acid，PNA）是 DNA 类似物，它与核酸特异性识别和互补结合的能力强，可对 DNA 复制、转录、翻译等进行有针对性的调控。

3. 反基因策略 反义核酸序列特异性地与 DNA 双螺旋相结合，形成特殊的三链 DNA，在基因复制或转录水平上调控基因表达。

4. 核酶 核酶是天然的具有催化功能的小分子 RNA，能像酶一样识别并切断异常 mRNA 的特定序列，从而阻断蛋白质合成，减少有害基因产物。

5. RAN 干扰 细胞中导入外源性双链 RNA（double – stranded RNA，dsRNA）时，可产生小分子干扰 RNA（small interfering RNA，siRNA），后者与多种核酸酶组成 RNA 诱导沉默复合物（RNA – induced silencing complex，RISC），激活的 RISC 通过碱基配对与细胞内核酸酶作用，高效特异性地降解同源序列，从而导致基因表达沉默。RNA 干扰（RNA interference，RNAi）是抵御外来基因和病毒感染的进化保守机制，在维持基因组的稳定性方面发挥了重要作用。采用 RNAi 技术可以特异性剔除或关闭特定基因的表达，故被认为是一种特异、高效、经济的抑制基因表达的新技术方法。

二、基因治疗的途径

根据外源基因导入的细胞类型不同，将基因治疗途径分为生殖细胞基因治疗和体细胞基因治疗。

生殖细胞基因治疗（germ cell gene therapy）是对患者的生殖细胞进行基因治疗，使其后代发育成正常个体并世代传递。该方法可从根本上解决后代的遗传缺陷问题，但适用范围小，只适用于排卵周期短而次数多的动物，而且受精卵易受显微注射和基因转移手术的损伤，难以发育成幼体，同时生殖细胞的基因转移还涉及伦理学问题。因此，现在人类的基因治疗途径一般不考虑生殖细胞基因治疗。

体细胞基因治疗主要采取转基因治疗（gene transfer therapy），即将正常的外源基因导入受体细胞，并且随机整合到核 DNA 中进行表达，以补偿异常基因的功能缺陷。体细胞基因治疗不必矫正所有的体细胞，只需集中于该基因特定表达的体细胞即可。基因导入方法有以下两种。

（一）直接法

直接法又称为直接活体转移法或一步法。是通过肌内注射或喷雾等方法将目的基因直接注入患者靶组织中，使其进入相应的靶细胞并进行表达。直接活体转移法无需使用载体，操作简便，容易推广，但导入效率低，疗效短，且存在免疫排斥等问题。但随着基因治疗药物的产业化，直接活体法逐渐成为转基因治疗的发展方向。

（二）间接法

间接法又称为回体转移法或两步法。首先取患者的靶细胞进行离体培养，利用基因转移载体将目的基因导入离体培养细胞中，待外源目的基因正常表达后，再将基因修饰后的离体培养细胞回输到患者体内，使带有外源正常基因的细胞表达特定的基因产物，达到治疗的目的。回体转移法比较安全，效果容易控制，但步骤多，技术难度大且复杂，不容易推广应用。

三、基因治疗的方法

由于基因治疗的对象是人，要求安全、有效，需要谨慎使用，故用于基因治疗的遗传病应具备下列条件：危害严重，而且有一定发病率；无其他治疗方法或现行治疗方法无效；已明确与发病相关的基因缺陷性质；目的基因已被分离、克隆，而且该基因的表达与调控机制及条件清楚；导入基因有合适的受体细胞，并能在体外有效表达；具有安全有效的转运载体和方法，能确保基因治疗的安全、可靠等。

基因治疗包括四个主要步骤：制备目的基因、选择靶细胞、目的基因转移、目的基因在受体细胞中有效表达。

（一）制备目的基因

目的基因分为两类，一类是与致病基因相对应的有功能的特定正常基因，另一类是与致病基因无关但有治疗作用的基因如细胞因子基因、自杀基因等。目前，制备目的基因的途径有多种：①从染色体DNA中分离；②从基因组DNA文库中分离；③从cDNA文库中分离；④用PCR技术从基因组DNA中分离。

（二）选择靶细胞

靶细胞（target cell）是能够接受目的基因的细胞，目前，已有多种类型的体细胞被选作基因治疗的靶细胞，包括骨髓细胞、造血干细胞、成纤维细胞、淋巴细胞、肌细胞、肝细胞、内皮细胞及肿瘤细胞等。靶细胞应符合以下条件：①取材容易，自体移植无排斥反应，具有增殖优势且生命周期长；②较为坚固，耐受处理，经转化和一定时间培养后输回体内仍能成活；③易被外源基因转化；④具有外源基因表达的组织特异性，目的基因能持续表达。

（三）目的基因转移

目的基因转移主要是通过基因转移载体将目的基因安全有效地转移到靶细胞内，这是基因治疗成功的关键。基因治疗中用的载体主要有病毒载体和非病毒载体两大类。选择载体时需考虑载体所携带启动子的启动效率、对机体的毒性、转染率以及携带外源片段的大小等。

1. 非病毒载体转移　该类载体不受基因插入片段大小的限制，使用简单、容易获得，但转染效率低，稳定性差。采用的方法有磷酸钙共沉淀、电穿孔、显微注射、脂质体介导、受体介导转移、直接注射及基因枪等。

2. 病毒载体转移　病毒载体要求低毒、高效、容量大，可控制基因转导及表达。

用作载体的病毒主要有逆转录病毒、腺病毒、单纯疱疹病毒和腺相关病毒等，其中腺相关病毒安全性高，宿主范围广，可用于介导长期性的基因表达，被认为是最有希望的病毒载体系统之一，但转染能力不如腺病毒。

（四）目的基因表达

外源基因的表达与调控是目前基因治疗的难点和研究热点，虽然外源基因导入靶细胞并在靶细胞中表达已获得成功，但表达效率仍有很大的差别。位于目的基因前端的启动子常常是表达效率的关键。所以，要使目的基因高效表达，关键首先在于选择合适的载体，尤其是寻找适合目的基因的高表达启动子。目前，人们正在通过定点插入以及连接强启动子等方法来提高目的基因的表达水平。

四、基因治疗的临床应用

基因治疗已在镰形细胞贫血症、血友病等单基因遗传病的治疗中取得了显著的疗效。目前，基因治疗范围已扩展到复杂因子疾病，如肿瘤、艾滋病、乙肝等。随着人们预防和保健意识的增强，基因治疗还可用来预防病毒性疾病及人类亚健康状态的治疗，如肥胖、秃顶、疲劳、衰老等。英国的 Michael 曾总结了 1989～2004 年间全球所有获准的基因治疗临床试验，发现 66% 的基因治疗临床试验都是针对肿瘤的，9.8% 针对单基因遗传病，8.3% 针对心血管疾病。原因可能是肿瘤和心血管疾病都是目前患病人数最多的致死性疾病。迄今为止，只有 20 种疾病被列为基因治疗的主要对象，部分疾病研究已经进入了临床试验阶段。

（一）单基因病的基因治疗

1. 腺苷脱氨酶（adenylate deaminase，ADA）缺乏症　一种严重的免疫缺陷病，为常染色体隐性遗传，腺苷脱氨酶的缺乏可使 T 淋巴细胞因代谢产物的累积而死亡，从而导致严重的联合性免疫缺陷病（SCID）。通常导致婴儿出生几个月后死亡。该病是 1990 年世界首例实施临床基因治疗并获得成功的遗传缺陷病。受治者是一名 4 岁女童，因 *ADA* 基因缺陷，体内不能合成 ADA，导致严重的先天性联合免疫缺陷，患儿出生后只能待在特殊的封闭环境内生活。美国国立健康研究院（NIH）的研究人员用含有正常 *ADA* 基因的反转录病毒载体，转染离体培养的患儿淋巴细胞，然后将转染后的淋巴细胞经静脉回输到患儿体内。经反复几次治疗后，患儿体内 ADA 水平达正常值的 25%，并能在室外正常活动。这种治疗方法获得了较长时间的治疗效果。1991 年、1999 年先后又有 3 位患者接受了这一基因治疗方案，并取得良好疗效。近年来，ADA 缺乏症已成为遗传病基因治疗的首选疾病。

2. 血友病 B　血友病 B 是一种 X 连锁隐性遗传病，因基因突变导致凝血因子Ⅸ（FⅨ）的缺乏。该病传统的治疗手段为替代治疗（输注血浆提取物或重组 FⅨ 制剂），但反复输注外源性 FⅨ 可引起机体形成 FⅨ 抑制物，血制品输注易导致相关疾病，且医疗费用昂贵。基因治疗则为血友病的长期缓解乃至治愈带来了希望。1991 年，我国复旦大学遗传研究所的薛京伦等人对两例血友病 B 患者进行了基因治疗。他们将正常人 FⅨ 因子基因经反转录病毒导入患者离体培养的皮肤成纤维细胞中，再将这些细胞回输到患者体内。经几次治疗后，一例患者体内凝血因子成倍上升，凝血活性提高，出血症状得到了明显改善，不需再进行输血治疗；另一例患者的凝血因子增加但凝血活性未提高。

3. α₁ - 抗胰蛋白酶缺乏症　血中抗蛋白酶成分 - α₁ - 抗胰蛋白酶（简称 α₁ - AT）缺乏引起的一种先天性代谢病，临床上导致新生儿肝炎，婴幼儿和成人肝硬化、肝癌和肺气肿等。晚期 α₁ - AT 缺乏性肝病患者需要进行肝移植，但近年来基因治疗的发展可以减少患者对于肝移植的需求，方法是通过对患者肝细胞基因组内导入正常的 α₁ - AT 基因，使细胞能合成正常的 α₁ - AT。应用腺病毒载体把 α₁ - 抗胰蛋白酶基因转移到呼吸道上皮细胞，可阻止慢性阻塞性肺病的发展。

4. 囊性纤维化（cystic fibrosis，CF）　CF 是一种白种人中最常见的致死性常染色体隐性遗传病（位点是 7 号染色体长臂 3 区 1～2 带），患者因全身外分泌腺细胞分泌的黏液不能被及时清除，引起阻塞和感染，患者 98% 死于肺部感染，其次为肝硬化、糖尿病等。1987 年，华裔科学家徐立致等得到了 CF 致病基因的克隆，该基因编码囊性纤维化跨膜调控子（Cystic Fibrosis Transmembrane Regulator，CFTR），为 CF 基因治疗奠定了基础。1994 年美国科学家利用经过修饰的腺病毒载体，成功地将治疗遗传性囊性纤维化病的正常基因 *CFTR* 转入患者肺组织中。

5. 家族性高胆固醇血症（Familial hyperchoslerolemia，FH）　FH 又称家族性高 β 脂蛋白血症，是一种低密度脂蛋白（LDL）受体缺陷引起的疾病，是常染色体显性遗传，既是脂类代谢的疾病，也是受体病。把 LDL 受体基因转移到肝细胞是治疗该病的有效方法。在临床研究中，应用反转录病毒载体已经把 LDL 受体基因转移到 FH 患者的肝细胞中，使患者症状得到了缓解。

（二）肿瘤的基因治疗

近年来肿瘤的基因治疗迅速发展为肿瘤治疗领域中最有希望的热点。用基因转移技术将正常基因或野生型（wild type）基因等外源基因导入宿主细胞，直接修复或纠正肿瘤相关基因的结构与功能缺陷，或者通过增强宿主的免疫防御功能杀伤肿瘤细胞。在肿瘤基因治疗中，目的基因选择的余地很大，可以采用反义 mRNA 降低肿瘤基因的表达，或采用野生型 $p53$ 基因抑制肿瘤的生长和缓解因 $p53$ 突变导致的耐药，或将细胞因子/肿瘤相关抗原的基因转入靶细胞以增强机体抗肿瘤免疫能力。如用 $HLA2B7$ 治疗直肠癌；用抑癌基因 $p53$ 治疗头颈部肿瘤、非小细胞肺癌等；用细胞因子基因 $IL2$ 治疗转移性的乳腺癌等等。肿瘤的基因治疗不需要外源基因持续表达，而只需要较短的疗程，甚至一过性表达也可达到杀伤肿瘤细胞的目的。

这里列举几种肿瘤基因治疗方法。

1. 自杀基因治疗　自杀基因（suicide gene）治疗是一种特殊形式的基因治疗，指将基因导入靶细胞中，其表达的酶可催化无毒的药物前体转变为细胞毒物质，从而导致携带该基因的受体细胞被杀死通过定向导入某些病毒或细菌的药物前体转化酶基因，使原来无毒的化疗药物前体在肿瘤细胞内转换为强毒性产物，从而导致肿瘤细胞自杀。该基因可以在肿瘤特异启动子控制下，限制其对不同组织的毒性，也可以直接注入靶组织以限制其非特异性毒性。由于这种药物对正常细胞无毒，而肿瘤细胞由于导入"自杀基因"编码的酶能把药物转化为有害物质，阻碍 DNA 复制，可选择性地杀伤肿瘤细胞。例如，碱基类似物丙氧鸟苷（gancilovir，GCV）和无环鸟苷（acyclovir，ACV）可在单纯疱疹病毒胸腺嘧啶核苷激酶（HSV – tk）作用下异常磷酸化，在参与 DNA 合成时阻断 DNA 的正常复制，导致细胞死亡。因此，人们将 $HSV – tk$ 基因称为"自杀基因"。已有人用 $HSV – tk$ 为目的基因对 8 例恶性神经胶质瘤患者进行了治疗，方法是先用逆转录病毒将 $HSV – tk$ 转移到离体培养的肿瘤细胞（$HSV – tk^+$）中，再将这些 $HSV – tk^+$ 细胞回输给患者，然后用 GCV 或 ACV 进行治疗。因逆转录病毒载体只转染分裂细胞，而脑中肿瘤发生部位只有肿瘤细胞及其供给肿瘤营养的血管内皮细胞进行分裂，因此用这种方法治疗脑肿瘤特别有效。"自杀基因"疗法还可产生一种"旁观者效应"（bystander effect），即转染自杀基因的肿瘤细胞被药物杀死后，未被转染的肿瘤细胞也会被杀死。研究表明，$HSV – tk^+$ 细胞中产生的毒性代谢物可通过细胞间隙连接对周围的 $HSV – tk^-$ 肿瘤细胞起作用，治疗时不需要向所有的肿瘤细胞中转移 $HSV – tk$ 基因。一般只要 10% ~ 20% 的 $HSV – tk^+$ 肿瘤细胞，就足以导致无 $HSV – tk$ 基因转移的肿瘤细胞（$HSV – tk^-$）随之死亡，肿瘤完全消退。

2. 基因替代治疗　用一些抑制肿瘤或诱导凋亡的基因替代那些缺失或变异、缺陷的基因，可以达到抑制肿瘤细胞增殖的效果。许多肿瘤与抑癌基因缺失密切相关，从而导致抑癌基因编码的抑制肿瘤生长和诱导肿瘤细胞凋亡的蛋白缺乏。目前研究较多的抑癌基因有 $p53$、$p16$、RB 基因等，而最常用的抑癌基因是 $p53$。研究发现，人类恶性肿瘤中至少有 50% 发生了 $p53$ 基因改变。将野生型 $p53$ 基因导入靶细胞，其表达的 $p53$ 蛋白能将有 DNA 损伤的细胞阻断在 G_1 期并可诱导细胞凋亡，能够使人体肿瘤消退，还能在培养基中抑制人癌细胞的生长或让人活体组织中分离出来的恶性细胞失去对裸鼠的致瘤性。也有一些临床试验应用 $p53$ 联合放疗、化疗等常规手段进行治疗，取得了较好的效果。

（三）艾滋病的基因治疗

艾滋病是由 HIV 感染引起的。HIV 是一种反转录病毒，与靶细胞膜上的 CD4 分子结合后进入细胞，HIV 基因组 RNA 在反转录酶的作用下，反转录成 cDNA，然后整合到宿主染色体。

HIV 感染基因治疗的策略主要有抗病毒基因治疗（细胞内免疫）和基因免疫治疗两个方面。前者指将人工构建的一个重组基因导入易感细胞内，该重组的基因可在转染的细胞中表达病毒基因的反义核酸或病毒蛋白的突变体，以便有效地干扰野生病毒的复制和增殖。后者包括体内直接注射 DNA（基因免疫接种），以及转移针对 HIV – 1 抗原特异性的携带自杀基因的 $CD8^+T$ 细胞，以治疗 HIV 感染。

（四）乙型肝炎的基因治疗

HBV 慢性感染的发病率很高，而且病死率也很高，目前尚没有特效的治疗方法。最新研究表明乙肝的基因治疗是可行的。用无唾液酸基血清类黏蛋白与多聚－L－赖氨酸结合，把特异双链 DNA 或者单链 DNA（反义顺序）输入到无唾液酸基黏蛋白的肝细胞。应用反义寡脱氧核苷酸已经成功地抑制了体内 HBV 的复制，把反义序列经静脉注射到感染的北京鸭体内，与对照组比较，发现 2 种不同的反义寡脱氧核苷酸，对病毒复制的抑制都超过 90%。

（五）血管疾病的基因治疗

把外源性基因成功地转移到动脉血管壁细胞，给动脉性疾病的病理生理学研究带来了一线曙光。在一个特定的部位把转移基因转移到血管壁细胞，转移基因所编码的重组蛋白在该处持续地表达，从而达到治疗的效果。重组 DNA 技术的发展，已经设计出了一些新的载体，以较高的转化率将 DNA 导入血管内皮和肌细胞内。

（六）免疫缺陷的基因治疗

原发性免疫缺陷多有遗传背景，如淋巴细胞功能协同抗原（LFA－1）缺损是近年来发现的免疫分子缺损，LFA－1 是一种白细胞黏附分子。LFA－1 存在于淋巴细胞、单核细胞和粒细胞表面，由 α、β 链以共价键连接而成。LFA－1 缺损是 β 链缺损所致。Hibbs 等采用二步法把 β 链的 cDNA 输给黏附分子缺损（LAD）患者的 B 细胞，B 细胞可表达 LFA－1 分子，使 LFA－1 缺损得到纠正。

近年来，基因治疗的产业化取得了突破性进展，如重组腺病毒－p53 抗癌注射液及基因疫苗的工厂化生产。基因疫苗是指将编码抗原的外源性基因插入质粒后导入宿主细胞，使其表达抗原蛋白，进而诱导机体产生免疫应答，抗原基因在一定时限内持续表达，不断刺激机体免疫系统，从而达到预防疾病的目的。基因疫苗的质粒无免疫原性，不引发自身免疫反应，而且制备简单，大量生产成本低，易于储存和运输，使用方便。

⊕ 知识链接

我国的基因治疗研究

早在 20 世纪 70 年代，吴旻院士就对遗传性疾病等的防治提出了基因治疗的问题，1985 年他再次撰文指出基因治疗的目标是肿瘤。我国是较早开始基因治疗临床试验的国家，基因治疗的基础研究与临床试验与世界基本同步。复旦大学薛京伦教授研究团队从 1987 年就开展了对血友病 B 的基因治疗研究，1991 年对两例血友病 B 的患者进行了基因治疗的特殊临床试验，这也我国第一个基因治疗临床试验方案，并获得成功。这是继美国 ADA－SCID 试验后仅一年时间的世界上第二次人类基因治疗试验，也是第一次人类血友病基因治疗试验。之后我国对单基因遗传病、恶性肿瘤、心血管疾病、神经性疾病、艾滋病等多种重大疾病分别进行了基因治疗的基础和临床试验研究。上海交通大学肿瘤研究所利用胸腺激酶（thymidine kinase，TK）基因转移治疗恶性脑胶质瘤是国内首次进行临床试验的肿瘤基因治疗方案。我国在心血管基因治疗方面也取得了一定进展，利用血管内皮生长因子（vascular endothelial growth factor，VEGF）治疗梗死性心血管疾病在北京安贞医院进行了特殊的临床试验，这是我国第一个批准进行临床试验研究的基因治疗方案，也是继美国之后第二个开展心血管疾病基因治疗的国家。目前我国有 20~30 个项目已经完成或正在进行临床试验，并建立了国家"863"计划生物领域病毒载体研发基地。

五、基因治疗存在的问题

1999 年 9 月，美国宾夕法尼亚（Pennsylvania）大学对一名鸟氨酸氨甲酰基转移酶（ornithine transcarbamylase，OTC）部分缺乏症患者 Jesse Gelsinger 施行基因治疗，4 天后患者出现发热、凝血而死亡，成为死于基因治疗实验的第一个病人。Jesse 的悲剧引发了对基因治疗利益与风险的反思。2002 年底，两名 10 岁的受治儿童出现了白血病样表现，进一步研究表明与逆转录病毒整合到 *LMO2* 原癌基因启动子附近，从而引发了 *LMO2* 的异常表达有关。这些意外事故加剧了关于基因治疗前景的争论，使得欧洲和美国的研究人员以及基因治疗界开始谨慎地调研其中的风险/效益比。

尽管基因治疗针对性强，疗效好，具有传统治疗无法比拟的优越性，但仍存在较多的问题。首先，基因治疗的许多关键性问题尚未解决：大多数遗传病的发病分子机制不明而无法获得目的基因，缺乏高效的载体系统，基因操作可能引起新的基因突变，目的基因表达的可控性差等。因此，研究疾病发病的分子机制，提高基因转移效率、靶向性和安全性，深入研究基因的表达及其调控是目前基因治疗研究中应该解决的技术问题。其次，基因治疗将改变细胞中的遗传物质，并世代传递，将带来人类适应环境的能力下降。而且，应用病毒载体进行基因治疗也存在安全性问题。

尽管基因治疗有着这样那样的不足，但它所蕴藏着的巨大潜力，随着人类基因组计划的完成，基因治疗方法的不断改进，基因治疗必将取得突破性进展，为人类健康带来不可估量的效益。在今后的基因治疗中，提供更多可利用的基因、设计定向整合的载体、导入基因的高效表达和导入基因的调控等是研究的重点和方向。

答案解析

目标检测

1. 遗传病的主要治疗方法有哪些？
2. 药物、食物治疗遗传病应掌握哪些原则？
3. 基因治疗的策略是什么？基因治疗的主要步骤有哪些？
4. 基因治疗存在哪些问题？

（李永芳）

书网融合……

本章小结

微课

题库

第十七章 遗传病的预防

PPT

📖 **学习目标**

1. **掌握** 遗传咨询的概念、遗传病再发风险的估计。
2. **熟悉** 遗传咨询的主要步骤。
3. **了解** 随访和扩大咨询的目的、新生儿筛查及遗传携带者的检出。
4. 学会遗传病的预防策略，具备遗传病预防的基本能力。

　　遗传病是遗传物质改变而引起的疾病。目前，采用人工方法降低或杜绝遗传病的发生与发展是控制遗传病的重要手段。遗传疾病一般特点是发病，且困扰患者终生，大多数难以治疗或治疗费用昂贵。因此，遗传病的预防显得尤为重要。

第一节　遗传病的普查和登记 📱微课

一、遗传病的普查

　　预防和控制遗传病在群体中流行，首先要对某一地区进行选择性普查，了解该地区内遗传病种类、遗传方式和遗传异质性。普查应由专业性队伍完成，其中应包括临床各专科的医生及医学遗传学专业人员。普查选点要具有代表性，应包括农村、城市、山区和平原等不同生态系统的人群，以避免人为选点误差。样本人数需占普查地区人口的 0.1% ~ 1%，至少包括 10 万人口，受查率要求在 95% 以上。另外，普查的遗传病要有明确的诊断标准。利用普查获得的数据计算出各种遗传病的发病率、基因频率、携带者频率和突变率等。同时，应对遗传病患者进行详细的登记，以便进一步观察和研究。

二、遗传病的登记

　　通过普查，对所发现的具有危害的遗传病要进行登记。遗传病的登记内容主要包括：①个人病情资料，包括性别、年龄、身高、体重、籍贯、职业、迁入本地时间、患疾病名称、开始发病时间、病情变化情况等；②个人发育史资料，包括父母是否近亲结婚、母亲分娩方式、妊娠早期是否用药、是否有感染或放射线接触史等；③婚姻和生育史资料，包括配偶的性别、年龄、身高、体重、籍贯、职业、迁入本地时间、与本人是否近亲、是否有自发流产、早产、人工流产等；④亲属的人数及发病情况的有关资料，包括同胞数、患病数、发病年龄、病情演变、生育和健康状态等。

第二节　遗传咨询

　　遗传咨询（genetic counseling）是指通过咨询医生和咨询者共同商讨就某种遗传病在一个家庭中的

发生、再发风险和防治面临的全部问题，并在医生指导帮助下合理解决这些问题的全过程。其目的在于及时发现和确定遗传性疾病患者和携带者，并对其生育患病后代的发生危险率进行预测，商讨应采取的预防措施，从而减少遗传病患儿出生，降低遗传性疾病发生率，获取优生效果，提高人群遗传素质和人口质量。所以，遗传咨询是预防遗传病的重要环节之一。

一、遗传咨询的主要步骤

虽然遗传咨询对象不同，遗传咨询的步骤有所不同，但各类遗传咨询有其相似之处，以下以遗传病患者的咨询为例，以此介绍遗传咨询的一般步骤。

（一）确定是否为遗传病

遗传病患者或疑患遗传病的咨询者前来咨询时，遗传咨询师应先对患者所患病情进行明确诊断。根据患者的症状和体征，建议患者做辅助性检查，以及必要的、有针对性的实验室检查。然后，根据咨询者家系调查资料、系谱分析、双生子分析、患者病史、细胞遗传学检查等结果，判断咨询者是否是遗传病患者及所患疾病的遗传方式。当咨询者被确诊患有遗传性疾病后，还需进一步分析其致病基因的来源，这对预测遗传病再发风险具有重要的意义。

（二）遗传方式的确定

大多数遗传病的遗传方式是已知的，因此一旦确诊后就能了解咨询者所患遗传病的遗传方式。但对于有表型模拟和遗传异质性的疾病，需要通过家系调查来分析其病的遗传方式。家系调查是遗传咨询中极为重要的的步骤，如视网膜色素变性患者在连续几代的垂直传递中，有亲代－子代遗传，可确定为常染色体显性遗传。

（三）对再发风险作出估计

致残、致愚、甚至致死的遗传病诊断确定后，应对那些要求生育二胎的咨询者的再发风险要进行估计。

（四）提出对策和措施

遗传咨询师对遗传病作出诊断或推算出再发风险率后，就可在此基础上对遗传病患者及其家属提出相应的对策和措施，以供其参考与选择。这些对策包括：产前检查、不再生育、过继或认领、人工授精、试管婴儿、终止恋爱、人工流产、避孕、积极治疗及预防等。

当然，以上只是咨询医师提出可供咨询者选择的若干方案，并要陈述各种方案的优缺点，让咨询者做出选择，而咨询医师不应代替咨询者做出决定。

（五）随访和扩大咨询

为了确保咨询者提供信息的可靠性，观察遗传咨询的效果和总结经验教训，有时需要对咨询者进行回访，以便改进工作。如果从全社会或本地区降低遗传病发病率的目标出发，咨询医师应利用随访的机会，在扩大的家庭成员中，就某种遗传病的传递规律、有效治疗方法、预防对策等方面，进行解说、宣传，特别是查明家庭中的携带者，可以扩大预防效果。

⊕ **知识链接**

三代"试管婴儿"

随着生育知识的普及,"试管婴儿"早已被人们所熟知。始于20世纪70年代的"试管婴儿",如今已经衍生了三代不同的技术。

第一代"试管婴儿"是体外受精和胚胎移植。将卵子和精子先分别在玻璃器皿上培养2天,然后让卵子受精,待受精卵分裂成为4~8个细胞的早期胚胎,再移植入人的子宫内继续成长发育直至分娩。1978年,第一例"试管婴儿"出世,名叫露易丝·布朗,如今已是40多岁的中年人了。

第二代"试管婴儿"是胞质内单精子注射。这是一种精确而细巧的技术。在显微镜下,卵子被一个特殊的固定器固定,然后用纤细的针管吸取一个精子,并穿透卵细胞外面的透吸带和卵细胞膜,将精子注入卵子的细胞质内,使之发育成有4~8个细胞的早期胚胎;再将胚胎移植入人的子宫内继续生长发育,直至分娩。1993年,第二代试管婴儿在比利时首先试验成功。

第三代"试管婴儿"实际是胚胎着床前的遗传诊断。与第一、二代"试管婴儿"一样,要经过体外受精获得胚胎。当胚胎发育到4~8个细胞的小胚胎时,在显微镜下取出1或2个细胞进行遗传学检查,并保持其完整性。如果明确胚胎没有遗传病,再将它移植到人的子宫内,使之继续生长发育。此法在1989年已取得成功。

三代"试管婴儿"对解决女性不孕和男性不育,以及预防遗传性疾病起到了一定的作用。但是,任何事情均有两面性,三代"试管婴儿"也各有千秋。

二、遗传咨询的种类和内容

根据咨询对象不同,遗传咨询分为婚前咨询、生育咨询、一般咨询及行政部门咨询四类。

(一) 婚前咨询

婚前咨询一般涉及的问题有:①男女双方或一方,或亲属中有遗传病患者,担心婚后是否会生出同样遗传病患儿;②男女双方有一定的亲属关系,咨询两人能否结婚,如果结婚对后代的影响有多大;③男女双方中有一方患某种疾病,咨询是否为遗传病、是否可以结婚、后代发病风险有多大等。

(二) 生育咨询

生育咨询是已婚男女在孕前或孕后前来进行咨询,一般涉及的问题等如下。①夫妻双方之一或亲属中有某种遗传病患者,咨询他们生育该病患儿的机会有多大、如何防治等。②曾生育过智力低下或残疾儿,或患儿因病早亡,询问再生育能否出现同样的情况。③女方为习惯性流产者,是否有遗传方面的原因、可否再生育、如何防治。④结婚多年不育,咨询是否有遗传因素。⑤孕妇孕期患过病、服用过某些药物、接触过化学毒物或在有放射线污染的岗位上工作过,咨询是否会影响胎儿健康。

(三) 一般咨询

一般咨询是针对遗传学中的一般问题进行咨询,包括:①本人或亲属所患疾病是否是遗传病;②性别畸形能否结婚、能否生育、如何处理;③已知患有某种遗传病能否治疗;④疑对方有婚外情,对所生子女有怀疑,要求做亲子鉴定等。

(四) 行政部门咨询

卫生行政部门或计划生育部门在制定有关优生政策时常需咨询从事医学遗传工作者的意见。例如对某些优生法规、条例的制定是否合理；某地区常见遗传病的控制有何对策，某些遗传病的调查应如何进行等。

另外，遗传咨询的注意事项如下。①耐心和同情心。咨询者要有耐心和同情心，以取得咨询者及其家属对咨询医师的信任与合作，使其能够主动详尽地提供一切可能提供的病症和家系资料，使诊断和再发危险率的估计能更加接近实际。②伦理问题。临床常规性遗传咨询、基因诊断、遗传筛查常常涉及伦理问题，世界卫生组织已于 1998 年发布了《医学遗传学与遗传服务中伦理道德的建议国际准则》，其基本原理涉及为患者提供非指令性遗传咨询；尊重患者自主和知情同意；遗传信息的隐私保密问题等。遗传咨询切勿损伤咨询者的自尊，应鼓励患者树立信心，积极防治遗传性疾病。③科学分析。所谓某种遗传病再发危险，咨询医师只强调表示下一代发病可能性，不能够也不应该作出肯定或否定的保证，应由咨询者自己做决定。此外，还有许多遗传病是咨询医师前所未见的，要确诊非常困难，有时甚至是不可能的，特别在缺乏先证者（已夭折）的情况下更是如此。所以要求咨询师一定要有实事求是的科学态度，向咨询者说清楚，求得咨询者的理解和合作。④咨询登记。为保证咨询质量，应建立个案记录，咨询登记，以便查找，有利于咨询者再次咨询时参考。

⇒ **案例引导**

> **案例** 患者，女，曾生育过一先天愚型患儿，现再次妊娠，惧怕再生同病患儿前来咨询。
> **讨论** 如何对患者进行生育风险评估？

三、遗传病再发风险的估计

再发风险率又叫复发风险率，是指曾生育过遗传病患儿的孕妇再生育同种患儿的概率。遗传病再发风险的估计是遗传咨询的核心内容，也是遗传咨询门诊与一般医疗门诊的主要区别点。

（一）单基因遗传病再发风险的估计

根据亲代基因型是否确定，单基因遗传病再发风险的估计分为两种情况。

1. 亲代基因型明确推定时再发风险率的评估 如果根据咨询者提供的信息，能明确推定亲代的基因型时，子代再发风险率可按孟德尔定律和系谱的特点进行推算。

（1）常染色体显性（AD）遗传病 AD 遗传病患者一般为杂合子。如果夫妻一方是患者，子女再发风险率为 1/2（或 50%）。如果夫妻双方都为患者，子女再发风险率为 3/4（或 75%）。双亲正常其子女一般不发病。

应注意：AD 遗传病的表现是否存在不完全外显，即外显率低于 100%。这时外显率降低会造成许多遗传病与孟德尔定律预期值不符，此时即使没有发病个体，但仍可能带有致病基因，其子女发病风险率仍为 1/2（或 50%）。

（2）常染色体隐性（AR）遗传病 如果夫妻均正常，子女患病，那么父母都是杂合子，并且他们的孩子中平均有 1/4（或 25%）的人会患病，1/2 是杂合子，1/4（或 25%）正常。如果夫妻一方是患者，另一方为肯定的携带者，则子女再发风险率为 1/2（或 50%）。

（3）X 连锁隐性（XR）遗传病 XR 遗传时，若母亲为携带者，男孩患病概率为 1/2（或 50%），女孩将有 1/2 为携带者；父亲若为患者，女孩全部为携带者，男孩全部正常。如果双方都携带此致病基因，后代患病风险增大。

（4）X 连锁显性（XD）遗传病 XD 遗传病的女性患者子女发病风险同 AD 遗传。由于男性是半合子，他的 Y 染色体只传给儿子，X 染色体传给女儿，所以父亲是患者，他的女儿全部是患者，儿子全部正常；如果母亲是患者，她所生的儿子和女儿各有 50% 是患者，50% 正常。

2. 亲代基因型不明确推定时再发风险率的评估   如果夫妇双方或一方基因型根据家系所提供的信息不能确定，而家系中又提供有其他信息。这时要估计子代发病的危险率较为复杂，可根据 Bayes 逆概率定理进行计算。Bayes 法计算时常用的几个概念如下。

（1）前概率（prior probability）   是按照有关遗传理论或按遗传病的遗传方式，列出有关成员可能有的基因型及产生这种基因型的概率。此概率是根据孟德尔定律得出的理论概率。

（2）条件概率（conditional probability）   根据已知咨询者家庭成员的健康状况，如正常子代数、患儿数、实验室检查结果等，列出上述遗传假设下产生这种特定情况的概率。

（3）联合概率（joint probability）   为某一基因型前提下前概率和条件概率所说明的两个事件同时出现的概率，即前概率与条件概率之乘积。

（4）后概率（posterior probability）   是假设条件下的联合概率除以所有假设条件下联合概率之总和，也就是联合概率的相对概率（relative probability）。必须注意的是，在特定的遗传情况下，要把各种可能的假设条件，即各种可能的基因型均考虑在内。

例 Hurler 综合征又名 α – L 艾杜糖醛酸酶缺乏症，为 AR 遗传病，患者智力迟钝，角膜混浊，身体比例失常，有时伴有先天性心脏病。图 17 – 1 是一个 Hurler 综合征的系谱。

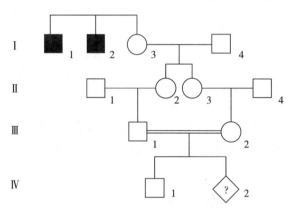

图 17 – 1   一例 Hurler 综合征系谱图

图中，III$_1$ 和 III$_2$ 是表兄妹结婚，他们身体健康，已有一个正常的孩子，因知道他们外婆的两个哥哥 I$_1$ 和 I$_2$ 都患 Hurler 综合征，问他们以后再生孩子复发风险有多大？

首先按遗传概率计算，I$_3$ 是携带者的概率为 2/3。II$_2$ 和 II$_3$ 分别有 1/3 的概率也带有致病基因。III$_1$ 和 III$_2$ 是携带者的概率均为：$1/3 \times 1/2 = 1/6$。因此，III$_1$ 和 III$_2$ 生出患儿的风险为：$1/6 \times 1/6 \times 1/4 = 1/144 = 0.69\%$。

若按 Bayes 法计算，则 III$_1$ 和 III$_2$ 同为携带者的前概率为：$1/6 \times 1/6 = 1/36$。条件为已生出一个健康的孩子，这在他们同时是携带者的假设条件下，只有 3/4 的可能为正常，这就是他们同时是携带者的概率。据此，可算出他们同为携带者的联合概率和后概率，最后算出他们生出患儿的风险（表 17 – 1）。根据表中数据，II$_1$ 和 II$_2$ 生出患儿的风险为：$3/143 \times 1/4 = 3/572 = 0.52\%$。

表 17 –1   Hurler 综合征家系中 III$_1$ 和 III$_2$ 同为杂合子的概率计算

概率	III$_1$ 和 III$_2$ 同为携带者 Aa	III$_1$ 和 III$_2$ 不同为携带者
前概率	$1/6 \times 1/6 = 1/36$	$1 - 1/36 = 35/36$
条件概率	3/4	1
联合概率	$1/36 \times 3/4 = 3/144$	35/36
后概率	$(3/144) / (3/144 + 35/36) = 3/143$	140/143

再发风险率估计是遗传咨询的一项重要工作。通常按 Bayes 法计算出的发病风险比仅按遗传规律计算的风险要低。一般规定：发病风险高于 10％，即为高风险，应劝阻其生育；发病风险低于 1％，即为低风险，可不劝阻其生育；发病风险为 1％～10％（尤其是 4％～6％）则为中度风险，可根据病情严重程度，予以适当指导。

（二）多基因遗传病再发风险的估计

多基因遗传病是遗传因素和环境因素共同作用所致，故多基因遗传病的再发风险只能通过群体发病率和家系中受累者的多少来加以估计，这种估计概率称为经验危险率（empirical risk）。

多基因遗传病的发病具有以下特点，即亲缘关系越近，再发风险率越大；家系中患病人数越多，再发风险率越大；该病遗传率越高，一级亲属的再发风险率也越高。近年来，一些实用的多基因遗传教学模型的相继建立，加上计算机的普及，使多基因遗传病再发风险率的估计更加趋于准确。

（三）染色体病再发风险的估计

染色体病是由于染色体的数目或结构异常所导致的疾病。其畸变主要发生在亲代生殖细胞的形成过程，因此再发风险实际上是经验危险率或称群体发病率。该病的再发风险与双亲的核型密切相关。

（1）夫妻双方核型正常，已生育染色体数目异常的患儿，其再生子女的复发风险率并不高于或稍高于一般群体中的发病率。如果母亲年龄在 25～35 岁，已生一个患儿，其再生患儿风险为 1％～2％。

（2）夫妻一方为同源染色体的平衡易位、整臂易位和插入易位携带者，一般不可能生育出正常的后代，只能形成部分三体型和部分多体型患儿。

（3）夫妻一方为非同源染色体的平衡易位、整臂易位和插入易位携带者或夫妻一方为臂间或臂内倒位携带者，出生后代中有 1/4 正常、1/4 为携带者、1/2 为部分三体和部分多体患者。

第三节　遗传筛查

遗传筛查（genetic screening）即从一个群体中鉴别和选择出某种基因或基因型的过程。人类主要针对遗传缺陷的产前检测以及新生儿常染色体隐性遗传异常、异常杂合子检测和出生后各阶段遗传病易感性筛查。遗传筛查包括遗传携带者的检出和新生儿筛查。

一、遗传携带者的检出

遗传携带者（genetic carrier）是指表型正常，但带有致病基因并把致病基因传给后代的个体。一般包括常染色体隐性（AR）遗传病杂合子；染色体平衡易位或倒位携带者；常染色体显性（AD）遗传病的未显者或迟发外显者。携带者筛查（carrier screening）指当某种遗传病在某一群体中有高发病率，为了预防该病在群体中的发生，采取经济实惠、准确可靠的方法，在群体中筛出表型正常的携带者后，对其进行的风险评估和婚育指导。

隐性遗传病杂合体的检出人群中隐性遗传病患者的发病率并不高，但杂合体比例却高得惊人。例如：苯丙酮尿症纯合体在人群中为 1：10000，杂合体（携带者）则为 1：50，是纯合体的 200 倍。对发病率极低的遗传性疾病，通常不做杂合体的群体遗传筛查，仅对患者亲属及其对象进行筛查，即可收到较好效果。对于检测出的携带者进行婚姻和生育指导，对预防纯合体患儿的出生有实际意义。

染色体平衡易位者的检出由于染色体平衡易位多无遗传物质的丢失，故平衡易位者并不表现疾病。但其生育染色体异常患儿的概率为 50％以上，甚至达到 100％。生育死亡机会也很大。

检出遗传携带者的方法包括以下几类。

（一）家系分析法

首先确定遗传病的遗传方式，然后根据遗传规律，分析该家系中每个成员的基因型。在家系分析时，有些成员的基因型容易确定，有些成员两种基因型都有可能（可疑携带者），必须做进一步的检查和估计风险。

（二）风险估计

家系分析只是根据遗传理论确定每个成员的基因型，但对可疑携带者需要进一步做风险估计，尤其是目前尚无试验方法检出携带者的遗传病，对可疑携带者的风险估计非常重要。

（三）实验室检查

对可疑携带者可进行实验室检测，以确定其基因型。目前实验室检查可以从生化水平、细胞水平、分子水平等方面来进行。

1. 生化水平的检测　适用于隐性遗传病尤其是分子代谢病杂合子的检出。隐性基因的表达存在剂量效应，即杂合子基因产物的剂量介于显性纯合子和隐性纯合子之间。如半乳糖血症杂合子体内半乳糖 - 1 - 磷酸尿苷转移酶的活性只有正常人的一半左右。

2. 细胞水平的检测　主要包括染色体核型分析和组织学观察。如通过染色体核型分析可检出平衡易位携带者，通过细胞和组织学观察可检出红细胞轻度镰状细胞贫血症携带者。

3. 分子水平的检测　利用 DNA 或 RNA 技术直接检测突变基因，从而检出杂合子。此方法适合对一些致病基因的性质和异常基因产物还不清楚的遗传病或用一般生化方法不能准确检出的遗传病。如甲型和乙型血友病、苯丙酮尿症等。

二、新生儿筛查

（一）新生儿筛查定义

新生儿筛查（neonatal screening）是指在新生儿群体中，用快速、敏感的实验室方法对新生儿的遗传代谢病、先天性内分泌异常以及某些危害严重的遗传性疾病进行筛查的总称。其目的是对那些患病的新生儿在临床症状尚未表现之前或表现轻微时通过筛查得以早期诊断、早期治疗，防止机体组织器官发生不可逆的损伤，避免患儿发生智力低下、严重的疾病或死亡。

新生儿筛查一般是用静脉血或尿液作为材料。血样的采集是在出生后 3～4 天，从足跟部采血，用滤纸吸全血，形成血斑。尿样的采集是在新生儿的尿布中夹着滤纸或直接收集新鲜尿液 1～2 ml。

（二）新生儿筛查主要项目

目前，我国列入新生儿筛查的疾病包括苯丙酮尿症（PKU）、先天性甲状腺功能低下等。有些省市还在此基础上增加了 G6PD 缺乏症、半乳糖血症、先天性肾上腺皮质增生症等。下面以 PKU 和先天性甲状腺功能低下为例进行说明。

1. 苯丙酮尿症的筛查　苯丙酮尿症的疾病是由于患者体内缺少苯丙氨酸羟化酶，致使人体不能代谢苯丙氨酸，导致其体内就会出现苯丙氨酸堆积，从而引起人体器官受损，特别是大脑，严重影响孩子的智力。如果能及早发现，及早采用低苯丙氨酸奶粉替代一般婴儿奶粉或母乳，可避免体内苯丙氨酸的堆积而产生苯丙酮，从而阻止大脑的损害。

苯丙酮尿症临床常可导致智力发育异常。临床一般采用 Guthrie 细菌生长抑制试验半定量测定，其原理是苯丙氨酸能促进已被抑制的枯草杆菌重新生长，以生长圈的范围测定血中苯丙氨酸的含量，亦可在苯丙氨酸脱氢酶的作用下进行比色定量测定，其假阳性率较低。当血斑中苯丙氨酸含量大于 $360\,\mu mol/L$ 时即可诊断为苯丙酮尿症。明确诊断后，立即进行饮食疗法，减少苯丙氨酸的摄取。

2. 先天性甲状腺功能低下的筛查　先天性甲状腺功能低下的疾病是由于先天性甲状腺功能发育迟缓，不能产生足够的甲状腺素，致使包括大脑在内的人体器官发育受阻，出现以呆傻为主要表现的发育落后。及早合理补充甲状腺素片，可避免人体的受损。

先天性甲状腺功能减低症多数是由于甲状腺发育异常所致。患儿促甲状腺素（TSH）水平升高而游离甲状腺素（FT_4）水平降低，因此可采取血斑滤纸的提取液以酶免疫荧光分析法（FEIA）或酶联免疫吸附法（ELISA）测定 TSH 和 FT_4 含量。血 TSH 增高，FT_4 降低者，即可诊断为先天性甲状腺功能减低症。一旦确证，立即服用甲状腺素治疗。

答案解析

目标检测

1. 如何进行遗传咨询？
2. 如何估算染色体病的再发风险？
3. 请简述携带者检出的意义和主要方法。

（何光志）

书网融合……

本章小结

微课

题库

附录　正态分布 X 和 a 值表

q (%)	X	a	q (%)	X	a	q (%)	X	a
0.01	3.719	3.958	0.51	2.569	2.886	1.01	2.323	2.662
0.02	3.540	3.789	0.52	2.562	2.880	1.02	2.319	2.658
0.03	3.432	3.687	0.53	2.556	2.873	1.03	2.315	2.655
0.04	3.353	3.613	0.54	2.549	2.868	1.04	2.312	2.652
0.05	3.291	3.554	0.55	2.543	2.862	1.05	2.308	2.649
0.06	3.239	3.506	0.56	2.536	2.856	1.06	2.304	2.645
0.07	3.195	3.465	0.57	2.530	2.850	1.07	2.301	2.642
0.08	3.156	3.428	0.58	2.524	2.845	1.08	2.297	2.639
0.09	3.121	3.396	0.59	2.518	2.839	1.09	2.294	2.636
0.10	3.090	3.367	0.60	2.512	2.834	1.10	2.290	2.633
0.11	3.062	3.341	0.61	2.506	2.828	1.11	2.287	2.630
0.12	3.036	3.316	0.62	2.501	2.823	1.12	2.284	2.627
0.13	3.011	3.294	0.63	2.495	2.818	1.13	2.280	2.624
0.14	2.989	3.273	0.64	2.489	2.813	1.14	2.277	2.620
0.15	2.968	3.253	0.65	2.484	2.808	1.15	2.273	2.617
0.16	2.948	3.235	0.66	2.478	2.803	1.16	2.270	2.615
0.17	2.929	3.217	0.67	2.473	2.798	1.17	2.267	2.612
0.18	2.911	3.201	0.68	2.468	2.793	1.18	2.264	2.609
0.19	2.894	3.185	0.69	2.462	2.789	1.19	2.260	2.606
0.20	2.878	3.170	0.70	2.457	2.784	1.20	2.257	2.603
0.21	2.863	3.156	0.71	2.452	2.779	1.21	2.254	2.600
0.22	2.848	3.142	0.72	2.447	2.775	1.22	2.251	2.597
0.23	2.834	3.129	0.73	2.442	2.770	1.23	2.248	2.594
0.24	2.820	3.116	0.74	2.437	2.766	1.24	2.245	2.591
0.25	2.807	3.104	0.75	2.432	2.761	1.25	2.241	2.589
0.26	2.794	3.093	0.76	2.428	2.757	1.26	2.238	2.586
0.27	2.782	3.081	0.77	2.423	2.753	1.27	2.235	2.583

续表

q（%）	X	a	q（%）	X	a	q（%）	X	a
0.28	2.770	3.071	0.78	2.418	2.748	1.28	2.232	2.580
0.29	2.759	3.060	0.79	2.414	2.744	1.29	2.229	2.578
0.30	2.748	3.050	0.80	2.409	2.740	1.30	2.226	2.575
0.31	2.737	3.040	0.81	2.404	2.736	1.31	2.223	2.572
0.32	2.727	3.030	0.82	2.400	2.732	1.32	2.220	2.570
0.33	2.716	3.021	0.83	2.395	2.728	1.33	2.217	2.567
0.34	2.706	3.012	0.84	2.391	2.724	1.34	2.214	2.564
0.35	2.697	3.003	0.85	2.387	2.720	1.35	2.212	2.562
0.36	2.687	2.994	0.86	2.382	2.716	1.36	2.209	2.559
0.37	2.678	2.986	0.87	2.378	2.712	1.37	2.206	2.557
0.38	2.669	2.978	0.88	2.374	2.708	1.38	2.203	2.554
0.39	2.661	2.970	0.89	2.370	2.704	1.39	2.200	2.552
0.40	2.652	2.962	0.90	2.366	2.701	1.40	2.197	2.549
0.41	2.644	2.954	0.91	2.362	2.697	1.41	2.194	2.547
0.42	2.636	2.947	0.92	2.357	2.693	1.42	2.192	2.544
0.43	2.628	2.939	0.93	2.353	2.690	1.43	2.189	2.542
0.44	2.620	2.932	0.94	2.349	2.686	1.44	2.186	2.539
0.45	2.612	2.925	0.95	2.346	2.683	1.45	2.183	2.537
0.46	2.605	2.918	0.96	2.342	2.679	1.46	2.181	2.534
0.47	2.597	2.911	0.97	2.338	2.676	1.47	2.178	2.532
0.48	2.590	2.905	0.98	2.334	2.672	1.48	2.175	2.529
0.49	2.583	2.898	0.99	2.330	2.669	1.49	2.173	2.527
0.50	2.576	2.892	1.00	2.326	2.665	1.50	2.170	2.525
1.51	2.167	2.522	1.81	2.095	2.457	3.10	1.866	2.255
1.52	2.165	2.520	1.82	2.092	2.455	3.20	1.852	2.243
1.53	2.162	2.518	1.83	2.090	2.453	3.30	1.838	2.231

续表

q（%）	X	a	q（%）	X	a	q（%）	X	a
1.54	2.160	2.515	1.84	2.088	2.451	3.40	1.825	2.219
1.55	2.157	2.513	1.85	2.086	2.449	3.50	1.812	2.208
1.56	2.155	2.511	1.86	2.084	2.447	3.60	1.799	2.197
1.57	2.152	2.508	1.87	2.081	2.445	3.70	1.787	2.186
1.58	2.149	2.506	1.88	2.079	2.444	3.80	1.774	2.175
1.59	2.147	2.504	1.89	2.077	2.442	3.90	1.762	2.165
1.60	2.144	2.502	1.90	2.075	2.440	4.00	1.751	2.154
1.61	2.142	2.499	1.91	2.073	2.438	4.10	1.739	2.144
1.62	2.139	2.497	1.92	2.071	2.436	4.20	1.728	2.135
1.63	2.137	2.495	1.93	2.068	2.434	4.30	1.717	2.125
1.64	2.135	2.493	1.94	2.066	2.432	4.40	1.706	2.116
1.65	2.132	2.491	1.95	2.064	2.430	4.50	1.695	2.106
1.66	2.130	2.489	1.96	2.062	2.428	4.60	1.685	2.097
1.67	2.127	2.486	1.97	2.060	2.426	4.70	1.675	2.088
1.68	2.125	2.484	1.98	2.058	2.425	4.80	1.665	2.080
1.69	2.122	2.482	1.99	2.056	2.423	4.90	1.655	2.071
1.70	2.120	2.480	2.00	2.054	2.421	5.00	1.645	2.063
1.71	2.118	2.478	2.10	2.034	2.403	5.10	1.635	2.054
1.72	2.115	2.476	2.20	2.014	2.386	5.20	1.626	2.046
1.73	2.113	2.474	2.30	1.995	2.369	5.30	1.616	2.038
1.74	2.111	2.472	2.40	1.977	2.353	5.40	1.607	2.030
1.75	2.108	2.470	2.50	1.960	2.338	5.50	1.598	2.023
1.76	2.106	2.467	2.60	1.943	2.323	5.60	1.589	2.015
1.77	2.104	2.465	2.70	1.927	2.309	5.70	1.580	2.007
1.78	2.101	2.463	2.80	1.911	2.295	5.80	1.572	2.000
1.79	2.099	2.461	2.90	1.896	2.281	5.90	1.563	1.993
1.80	2.097	2.459	3.00	1.881	2.268	6.00	1.555	1.985

q（%）	X	a	q（%）	X	a	q（%）	X	a
6.10	1.546	1.978	8.80	1.353	1.815	11.5	1.200	1.688
6.20	1.538	1.971	8.90	1.347	1.810	11.6	1.195	1.684
6.30	1.530	1.964	9.00	1.341	1.804	11.7	1.190	1.679
6.40	1.522	1.957	9.10	1.335	1.799	11.8	1.185	1.675
6.50	1.514	1.951	9.20	1.329	1.794	11.9	1.180	1.671
6.60	1.506	1.944	9.30	1.323	1.789	12.0	1.175	1.667
6.70	1.499	1.937	9.40	1.317	1.784	12.1	1.170	1.663
6.80	1.491	1.931	9.50	1.311	1.779	12.2	1.165	1.659
6.90	1.483	1.924	9.60	1.305	1.774	12.3	1.160	1.655
7.00	1.476	1.918	9.70	1.299	1.769	12.4	1.155	1.651
7.10	1.468	1.912	9.80	1.293	1.765	12.5	1.150	1.647
7.20	1.461	1.906	9.90	1.287	1.760	12.6	1.146	1.643
7.30	1.454	1.899	10.0	1.282	1.755	12.7	1.141	1.639
7.40	1.447	1.893	10.1	1.276	1.750	12.8	1.136	1.635
7.50	1.440	1.887	10.2	1.270	1.746	12.9	1.131	1.631
7.60	1.433	1.881	10.3	1.265	1.741	13.0	1.126	1.627
7.70	1.426	1.876	10.4	1.259	1.736	13.1	1.122	1.623
7.80	1.419	1.870	10.5	1.254	1.732	13.2	1.117	1.620
7.90	1.412	1.864	10.6	1.248	1.727	13.3	1.112	1.616
8.00	1.405	1.858	10.7	1.243	1.723	13.4	1.108	1.612
8.10	1.398	1.853	10.8	1.237	1.718	13.5	1.103	1.608
8.20	1.392	1.847	10.9	1.232	1.714	13.6	1.098	1.605
8.30	1.385	1.842	11.0	1.227	1.709	13.7	1.094	1.601
8.40	1.379	1.836	11.1	1.221	1.705	13.8	1.089	1.597
8.50	1.372	1.831	11.2	1.216	1.701	13.9	1.085	1.593
8.60	1.366	1.825	11.3	1.211	1.696	14.0	1.080	1.590
8.70	1.359	1.820	11.4	1.206	1.692	14.1	1.076	1.586

续表

q (%)	X	a	q (%)	X	a	q (%)	X	a
14.2	1.071	1.583	16.9	0.958	1.492	19.6	0.856	1.411
14.3	1.067	1.579	17.0	0.954	1.489	19.7	0.852	1.408
14.4	1.063	1.575	17.1	0.950	1.485	19.8	0.849	1.405
14.5	1.058	1.572	17.2	0.946	1.482	19.9	0.845	1.403
14.6	1.054	1.568	17.3	0.942	1.479	20.0	0.842	1.400
14.7	1.049	1.565	17.4	0.938	1.476	20.1	0.838	1.397
14.8	1.045	1.561	17.5	0.935	1.473	20.2	0.834	1.394
14.9	1.041	1.558	17.6	0.931	1.470	20.3	0.831	1.391
15.0	1.036	1.554	17.7	0.927	1.467	20.4	0.827	1.389
15.1	1.032	1.551	17.8	0.923	1.464	20.5	0.824	1.386
15.2	1.028	1.548	17.9	0.919	1.461	20.6	0.820	1.383
15.3	1.024	1.544	18.0	0.915	1.458	20.7	0.817	1.381
15.4	1.019	1.541	18.1	0.912	1.455	20.8	0.813	1.378
15.5	1.015	1.537	18.2	0.908	1.452	20.9	0.810	1.375
15.6	1.011	1.534	18.3	0.904	1.449	21.0	0.806	1.372
15.7	1.007	1.531	18.4	0.900	1.446	22.0	0.772	1.346
15.8	1.003	1.527	18.5	0.896	1.443	23.0	0.739	1.320
15.9	0.999	1.524	18.6	0.893	1.440	24.0	0.706	1.295
16.0	0.994	1.521	18.7	0.889	1.437	25.0	0.674	1.271
16.1	0.990	1.517	18.8	0.885	1.434	26.0	0.643	1.248
16.2	0.986	1.514	18.9	0.882	1.431	27.0	0.613	1.225
16.3	0.982	1.511	19.0	0.878	1.428	28.0	0.583	1.202
16.4	0.978	1.508	19.1	0.874	1.425	29.0	0.553	1.180
16.5	0.974	1.504	19.2	0.871	1.422	30.0	0.524	1.159
16.6	0.970	1.501	19.3	0.867	1.420	31.0	0.496	1.138
16.7	0.966	1.498	19.4	0.863	1.417	32.0	0.468	1.118
16.8	0.962	1.495	19.5	0.860	1.414	33.0	0.440	1.097

续表

q (%)	X	a	q (%)	X	a	q (%)	X	a
34.0	0.412	1.078	40.0	0.253	0.966	46.0	0.100	0.863
35.0	0.385	1.058	41.0	0.228	0.948	47.0	0.075	0.846
36.0	0.358	1.039	42.0	0.202	0.931	48.0	0.050	0.830
37.0	0.332	1.020	43.0	0.176	0.913	49.0	0.025	0.814
38.0	0.305	1.002	44.0	0.151	0.896	50.0	0.000	0.798
39.0	0.279	0.984	45.0	0.126	0.880			

参考文献

[1] 左伋. 医学遗传学 [M].7 版. 北京：人民卫生出版社，2018.

[2] 陈竺. 医学遗传学 [M].3 版. 北京：人民卫生出版社，2015.

[3] 杜传书. 医学遗传学 [M].3 版. 北京：人民卫生出版社，2014.

[4] 梁素华，邓初夏. 医学遗传学 [M].5 版. 北京：人民卫生出版社，2019.

[5] Nussbaum RL, Mclmmes RR, Willard HF. Thompson & Thompson Genetics In Medicine [M].8th ed. Philadephia：Elsevier. 2016.

[6] 李莉. 医学遗传学 [M]. 北京：人民卫生出版社，2020.

[7] 马用信，税青林. 医学遗传学 [M].2 版. 北京：科学出版社，2017.

[8] 王培琳，傅松滨. 医学遗传学 [M].4 版. 北京：科学出版社，2016.

[9] 龙莉，杨明. 医学遗传学 [M]. 北京：科学出版社，2018.

[10] 杨保胜，李刚. 医学遗传学 [M].2 版. 北京：高等教育出版社，2019.

[11] 傅松滨. 医学遗传学 [M].4 版. 北京：北京大学医学出版社，2018.

[12] 顾鸣敏，王铸钢. 医学遗传学 [M].3 版. 上海：上海科学技术文献出版社，2013.

[13] 丁明孝，王喜忠. 细胞生物学 [M].5 版. 北京：高等教育出版社，2020.

[14] 梅钧. 医学免疫学 [M]. 北京：中国医药科技出版社，2014.

[15] Jean McGowan – Jordan, Ros J. Hastings, Sarah Moore. ISCN 2020：An International System for Human Cytogenomic Nomenclature (2020) [M], Switzerland：S. Karger AG. 2020.

[16] 刘瀚旻，李胜利，朱军. 中国出生缺陷图谱 [M].2 版. 北京：人民卫生出版社，2021.

[17] 王昊.《人类细胞基因组学国际命名体系（ISCN2020）》更新内容的介绍与解读 [J]. 中华医学遗传学杂志，2021，38（12）：1165 – 1170.

[18] 张儒，赵天宇，田艳艳，等."细胞编程和重编程的表观遗传机制"重大研究结合结题综述 [J]. 中国科学基金，2018，32（03）：217 – 281.